Pain Relief With Trigger Point Self-Help

トリガーポイント治療
セルフケアのメソッド

著者 **Valerie DeLaune**
監訳 **伊藤和憲**
翻訳 **皆川陽一**
　　　齊藤真吾

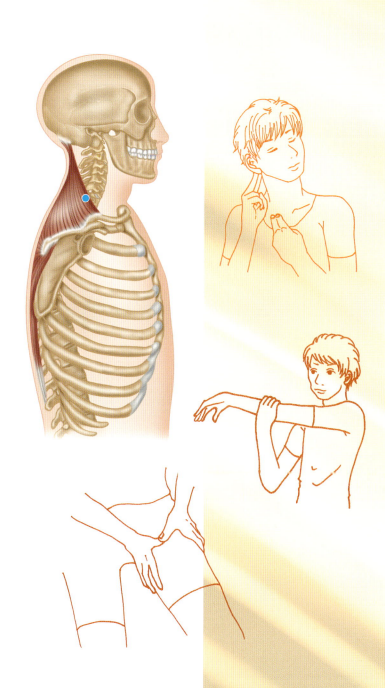
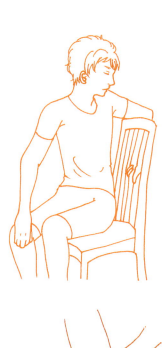
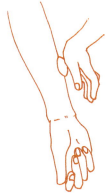

緑書房

Pain Relief With Trigger Point Self-Help
by Valerie DeLaune

Copyright © 2011 by Valerie DeLaune

First published in 2011 by
Lotus Publishing
North Atlantic Books

Drawings: Amanda Williams
Photographs: Skip Gray, Don Douglas
Pain Relief Guides: SarahGraphics

Pain Relief With Trigger Point Self-Help is sponsored by the Society for the Study of Native Arts and Sciences, a nonprofit educational corporation whose goals are to develop an educational and cross-cultural perspective linking various scientific, social, and artistic fields; to nurture a holistic view of arts, sciences, humanities, and healing; and to publish and distribute literature on the relationship of mind, body, and nature.

MEDICAL DISCLAIMER: The following information is intended for general information purposes only. Individuals should always see their health care provider before administering any suggestions made in this book. Any application of the material set forth in the following pages is at the reader's discretion and is his or her sole responsibility.

Japanese translation rights arranged with
North Atlantic Books/Lotus Publishing
through Japan UNI Agency, Inc.

Japanese translation ©2015 copyright by Midori-Shobo Co., Ltd.

North Atlantic Books/Lotus Publishing 発行の Pain Relief With Trigger Point Self-Help の日本語に関する翻訳・出版権は株式会社 緑書房が独占的にその権利を保有します。

ご 注 意

本書中の診断、治療、ケアに関する情報については、細心の注意をもって記載されています。しかし、記載された内容がすべての点において完全であると保証するものではありません。実際に使用する場合は、施術者、医療従事者の指導のもと、注意深く行ってください。本書記載の情報による不測の事故等に対して、著者、監訳者、編集者ならびに出版社は、その責を負いかねます。（株式会社　緑書房）

Pain Relief With Trigger Point Self-Help

Valerie DeLaune, LAc

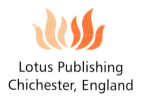

Lotus Publishing
Chichester, England

North Atlantic Books
Berkeley, California

謝　辞

　本書は、トリガーポイントや関連痛を記録し、その症状の研究を絶え間なく行ったJanet TravellとDavid G. Simons（ともに故人）の功績がなければ、出版することができなかったでしょう。これまでトリガーポイントに関しては、TravellとSimonsが原因や治療に関する医師向けの書籍を2冊出版したのを皮切りに、開業医向けや一般向けなど、様々な書籍が出版されてきました。本書は、トリガーポイントについての深い知識をもたない一般の方や施術者を対象に執筆したものです。

　Travellは、トリガーポイント注射などの新しい疼痛治療の研究・開発を行っていました。当時、開業医であった彼女は、腰痛のために階段も昇ることができず松葉杖姿であったJohn F. Kennedy上院議員の治療を担当していました。彼は、大統領選挙中であり、テレビ演説で有権者に健康であるように思わせる必要がありました。Kennedyが松葉杖で生活しているという事実は、大統領選挙の障害になると考えられたため、彼女がKennedyを治療することとなったのです。その後、Travellは女性で初めてホワイトハウスの医師となりました。Kennedy大統領の死後も、Johnson大統領の時代まで担当を続け、その後辞職しましたが、その1年半後には情熱が戻り、慢性の筋・筋膜痛に関する教育・講演・執筆を行いました。そして、彼女は90歳代まで仕事を続け、1997年8月1日、95歳で亡くなりました。

　SimonsがTravellと出会ったのは、1960年代、テキサスブルックス空軍基地にある航空宇宙医学校での講演でした。SimonsはTravellと協力して、疼痛治療の海外文献を研究し始めました。その頃、トリガーポイントに類似した現象を発見している人はいましたが、それぞれ異なる用語を使用していました。Simonsは、研究と臨床の両面からトリガーポイントの生理学的根拠を実証し、トリガーポイントを科学的に説明するために研究を続けました。2010年4月5日、88歳で亡くなるまで、彼はトリガーポイントの生理学的研究やトリガーポイントの研究論文の精査を続け、Travellとともにトリガーポイントマニュアルを共同執筆し、改訂も行いました。

　また、私にトリガーポイントの基礎を教え、TravellとSimonsの著書を紹介してくれた神経筋治療の指導者Jeanne Alandに心から感謝しています。私は、Jeanneが数年前に亡くなったことを知りました。

　3人の死は惜しまれますが、彼らの大変な努力と献身的な仕事に対して深く感謝しています。彼らの仕事は、症状の軽減が認められた数十万人の患者や研究を通して今も生き続けています。

その他の方々への感謝

　彼らの他にも、多くの研究者がトリガーポイントの研究に貢献しており、医師や施術者はトリガーポイントについて学び、患者にその情報を伝えています。私は、本書を出版するにあたり、患者の痛みの軽減に携わっている研究者や医師、施術者などの全ての方々に感謝を述べたいと思います。特に、PartⅠの「筋紡錘説」や学術用語について正確でわかりやすい言葉で説明してくれたJuhani Partanenに感謝しております。また、本書を執筆するように勧め、素晴らしいイラストを手配してくれたロータス出版のJonathan Hutchingsにも感謝しています。彼のサポートがなければ、本書は存在しなかったでしょう。編集者のSteve D. Brierleyは、文章の校正など、素晴らしい仕事をしてくれました。Amanda Williamsは、解剖図や関連痛に関する仕事だけでなく、解剖学的な質問に対して細かく説明してくれました。サラグラフィックスのSarah Olsenは、前回の書籍と同様に、関連痛パターンのグラフィックデザインに携わり、素晴らしい仕事をしてくれました。Wendy Craigはわかりやすい文章にするために、部分的に修正を加えてくれました。本書は私たち全員の誇りであり、彼らがいなければつくりあげることができなかったでしょう。

　最後に、本書を執筆している間に訪ねた友人、アラスカ流の温かいもてなしをしてくれた友人、さらに旅行先でRV車に電気コンセントを貸してくれた友人にも感謝します。

　　アラスカのJoan Pardes、Doug Sturm、Eva、犬のScout
　　アラスカのMorrisの犬　Art、Cecily、Nikki
　　ワシントンのJudy Lungren、Rick Noll
　　モンタナのScott Edgerton
　　モンタナのJanet Krivacek、Randy Gage、犬のBailey
　　ワイオミングのMarc Soderquist
　　コロラドのLisa Horlick

　そして、私が飼っているオオカミ犬Sashaの友情がなければ、私の人生は間違いなく、少しも面白くなく、ありがたみももてなかったことでしょう。

序

トリガーポイントを理解していなければ、適切な治療をすることはできません

　トリガーポイントと関連痛の基本的な知識がなければ、医療従事者は慢性的な痛みに対して有効な治療はできないでしょう。私は、医療従事者がトリガーポイントについての知識をもたないために痛みが慢性化した何百もの症例を治療してきました。数十年に及ぶ研究があるにもかかわらず、筋・筋膜性疼痛症候群の原因でもあるトリガーポイントは、見落とされやすい所見の1つとなっています。痛みの治療で最も重要なことは、トリガーポイントはよく似たパターンで他の領域に関連痛を生じさせることです。そのため、関連痛パターンを理解することは、実際の痛みの原因であるトリガーポイントがどこにあるかを探すヒントとなり、私たちに貴重な情報を与えてくれます。

　トリガーポイントを治療すると、痛みが軽減する可能性がある人がいますが、彼らはトリガーポイントを理解している施術者の診察を受けていないため、その痛みを治すことができず、失望感を抱いています。今のところ、トリガーポイント治療をよく実践している施術者は、マッサージ師、理学療法士、物理療法士でしょう。しかし、彼らはトリガーポイントに関する知識があっても、持続因子については多くのことを学んでいません。持続因子とは、トリガーポイントを引き起こし、活性化させるもので、長期間にわたって症状を軽減させるためには、対処しなければならないものです。

　そのため、トリガーポイントについて学び、セルフケアを行うことが重要です。本書の内容を理解すれば、現在、診察を受けている医療従事者よりもトリガーポイント治療について詳しくなるでしょう。トリガーポイントを理解している施術者を見つけることができないときは、本書を診察にもっていき、あなたのトリガーポイントと関連痛パターンを施術者に伝えてはいかがでしょうか。

痛みが消えるのを待たずに治療しましょう

　慢性的な痛みが生じている状況を改善するためにも、できるだけ早くトリガーポイントを治療することが大切です。しかし、多くの患者さんから「そのうち、痛みが消えるのではないか」という声を耳にします。実際に、痛みが数日間で消えることもあります。しかし、痛みが消えるのを待つほど、多くの筋肉が慢性的な痛みや機能障害を生じ、悪循環に陥ってしまいます。筋肉が障害を受けてトリガーポイントが形成されると、関連する領域に痛みが生じたり、締めつけられるような感覚があったり、随伴性トリガーポイントが形成されたりします。このとき、トリガーポイントは他の領域へ関連痛を生じさせることもあれば、しばらくの間だけ症状が軽減することもあります。しかし、症状がない領域には、随伴性トリガーポイントがあるので、これが再活性化し、痛みや他の症状が生じる可能性があります。

痛みが軽減しないと思い込むことはやめましょう

　親と同じ疾患になると、遺伝のために起こったと思い込み、その症状に慣れるしかないと考えてしまいます。しかし、実際には、疾患の原因は遺伝だけではありません。食習慣や運動習慣、ストレスへの対処法、日常の動作などが、あなたの健康に影響を及ぼし、疾患の原因になっている可能性があります。

　私は、遺伝が原因で起こった疾患であったとしても、その症状が改善しないと思ったことはありません。仮に、知識の乏しい施術者に、その症状に慣れなければならないと言われたとしても、様々な治療方法を検討していけば、症状が改善する可能性があると思っています。遺伝的な因子をもっている場合も、自分の症状の管理方法を学ぶことによって、生活の質（QOL）を改善できる可能性があります。

治療期間はどのくらいか？

　治療を始めるとき、「治療にはどのくらいの期間がかかりますか？」とよく尋ねられます。その症状が長く続いていれば続いているほど、多くの病状をもっており、中枢性感作を介して多くの筋肉に影響を与えています（1章を参照）。そのため、このような場合は治療が複雑になるので、長期間の治療が必要になるでしょう。一方、身体の状態がよく、最近受けたばかりの軽い怪我であれば、短期間の治療ですむでしょう。

　私の経験では、週1回の施術者の治療に加えて家でセルフケアを行っている人は、施術者の治療のみを受けている人に比べて、およそ5倍も早く症状が改善しているように思います。また、TravellとSimonsは「患者に行う治療は最小限にし、患者自身がどのような治療を行うべきかを教えることが大切である。そして、患者は症状を管理

し、運動を増やすことにより、身体的にも精神的にも症状の改善が認められるだろう」と述べています。症状が軽減するまでにかかる治療期間は、あなたの持続因子を特定し、どれだけ早く治療にかかれるかによって決まってきます（2〜4章を参照）。

　短期間で症状を軽減させる治療方法が望まれますが、通常は15分あるいはそれ以下の治療で痛みが完全に取り除かれることはありませんし、そのようなことができる技術や施術者は存在しないでしょう。ですので、本書を活用して、トリガーポイントのある筋肉を探し出し、痛みが取り除かれるまでセルフケアを行う必要があります。

　Part Ⅱの筋肉・筋肉群に記載したセルフケアを始める前に、Part Ⅰを必ず読んでおきましょう。Part Ⅰの2〜4章に示した持続因子のうち、対処する必要があるものには、蛍光ペンなどでチェックしておきましょう。原因であるトリガーポイントや関連したトリガーポイントが消失するまで、持続的な痛みは軽減しません。持続因子を取り除くには、自分自身で適切に対処しなければなりません。一度に全ての持続因子を取り除くことはできないので、時間をかけて行いましょう。トリガーポイントの発見と治療方法に関するガイドラインは、Part Ⅱの5章を参照してください。また、トリガーポイントが存在する筋肉を発見するためのガイドラインは、Part Ⅱの6章を参照してください。

　TravellとSimonsは、「持続因子を除去せずに、筋・筋膜疼痛症候群の治療をすると、患者は治療と再発を繰り返し、終わりのない悪循環に陥ってしまう。通常、ストレスはトリガーポイントを活性化させ、他の要因はその活性を持続させる。そのため、一部の患者にとって、持続因子はとても重要であり、それらの因子を除去すれば、局所的な治療をしなくても、痛みが軽減する可能性がある」と述べています。

　まず、マッサージ師や理学療法士などのトリガーポイント治療の訓練を受けている施術者に、トリガーポイントが存在する部位を特定してもらい、彼らの治療の補助として、本書を使用することをお薦めします。施術者に頼らずにトリガーポイントを見つけ出すには、時間がかかるでしょう。しかし、本書のガイドラインを用いれば、ほとんどのトリガーポイントを自分自身で見つけ出すことができます。本書は、様々なアドバイスを提示し、あなたの痛みを探し出し、治療できるように構成されています。痛みを軽減するためは、痛みの原因は何か、そして様々な要因をどのように治療していくかということが大切になります。

どの時期に医療機関を受診するべきか？

　本書で紹介したセルフケアを行っても痛みが軽減しなければ、医療機関を受診する必要があります。もしかしたら、トリガーポイント以外の何かが痛みを引き起こしていたり、その一因となっている可能性があります。レントゲン検査やMRI検査などを行い、変形性関節症、疲労骨折、靭帯損傷、腱損傷などの、痛みを生じる可能性がある疾患を確認する必要があります。

　トリガーポイントによる関連痛の症状は、他の疾患の症状と似ていたり、他の疾患を併発している可能性もあります。そのため、症状の根本的な原因を確定するためには、いくつかの検査が必要となります。Part Ⅱの筋肉・筋肉群の章には、「鑑別診断」という項目があります。この項目に記載された内容は、医療従事者でなければ、理解することは難しいでしょう。しかし、あまり心配せずに読んでください。この項目は、あなたが医療従事者の診察を受けるときの参考になるでしょう。

　以下のいずれかの痛みがある場合は、重篤な疾患の可能性を除外するために医療機関を受診する必要があります。

- ■ 痛みが突然発症し、激しい外傷がある。特にその部位で痛みとともに音が鳴る。
- ■ 痛みが2週間以上続いている（重篤な疾患を除外している場合を除く）。
- ■ 時間とともに、痛みの強さが増加したり、異なる症状が認められる。痛みの変化は、より重篤な疾患の原因や異常の指標となることがある。
- ■ 痛みに加え、発赤、腫脹、異常感覚を伴う。
- ■ 治療できない発疹あるいは潰瘍がある。
- ■ 血行不良や痛みのある静脈瘤が生じていたり、手足が冷たくなっている。

　このような場合は、医療機関を受診して、重篤な疾患の可能性を除外してください。構造的な問題あるいは慢性疾患から生じる痛みと診断された場合は、トリガーポイントのセルフケアや持続因子を取り除く対処法を行えば、痛みの大部分あるいは全てを軽減できる可能性があります。しかし、医療従事者の診断にかかわらず、できる限り、全ての根本的な持続因子を見つけ出してそれを取り除き、トリガーポイントを治療するという基本的な治療方針は変わりません。

目　次

謝辞 4

序 5

Part I　トリガーポイントとは何か？　その原因とは？ 9

1. トリガーポイントと慢性痛 10
2. 持続因子：人間工学、身体力学、衣服 14
3. 持続因子：栄養摂取、食べ物と飲み物 19
4. 持続因子：医学的条件 27

Part II　トリガーポイントの圧迫とストレッチ 37

5. トリガーポイントの発見と治療方法：ガイドライン 38
6. トリガーポイントの発見ガイド 44
7. 頭、首の痛み 51
8. 僧帽筋 55
9. 後頸筋群 60
10. 胸鎖乳突筋 67
11. 側頭筋 72
12. 後頭前頭筋 76
13. 咬筋 82
14. 内側翼突筋 86
15. 外側翼突筋 89
16. 顎二腹筋 92
17. 体幹の痛み 95
18. 胸腰部傍脊柱筋群 97
19. 肩甲挙筋 104
20. 菱形筋 107
21. 下後鋸筋 110
22. 腸腰筋 113
23. 大胸筋／鎖骨下筋 118
24. 胸骨筋 124
25. 腹筋群 126
26. 前鋸筋 134
27. 肋間筋／横隔膜 137
28. 腰方形筋／腸腰靭帯 141
29. 梨状筋 148
30. 大殿筋 153
31. 中殿筋 157
32. 骨盤底筋群 161

#	項目	頁
33.	肩、上腕、肘の痛み	165
34.	棘上筋（きょくじょうきん）	167
35.	棘下筋（きょくかきん）	170
36.	上後鋸筋（じょうこうきょきん）	174
37.	肩甲下筋（けんこうかきん）	177
38.	広背筋	180
39.	小円筋	184
40.	大円筋	187
41.	上腕三頭筋／肘筋（ちゅうきん）	190
42.	斜角筋（しゃかくきん）	194
43.	小胸筋	200
44.	三角筋	204
45.	烏口腕筋（うこうわんきん）	208
46.	上腕二頭筋	211
47.	前腕、手首、手の痛み	215
48.	手関節伸筋群／腕橈骨筋（わんとうこつきん）／指関節伸筋群	217
49.	回外筋（かいがいきん）	222
50.	長掌筋（ちょうしょうきん）	225
51.	手関節屈筋群／指関節屈筋群	228
52.	上腕筋	233
53.	母指内転筋／母指対立筋	236
54.	手の骨間筋／小指外転筋	239
55.	下肢、膝、足の痛み	243
56.	ハムストリングス	246
57.	膝窩筋（しっかきん）	250
58.	腓腹筋（ひふくきん）	253
59.	ヒラメ筋／足底筋	259
60.	後脛骨筋（こうけいこつきん）	265
61.	長趾屈筋群	268
62.	小殿筋	271
63.	大腿筋膜張筋	277
64.	腓骨筋群（ひこつきんぐん）	281
65.	大腿四頭筋	285
66.	縫工筋（ほうこうきん）	292
67.	股関節内転筋群	295
68.	恥骨筋	299
69.	前脛骨筋	302
70.	長趾伸筋群	306
71.	足の浅層筋群	310
72.	足の深層筋群	315

参考文献 ... 319

索引 ... 320

監訳をおえて ... 326

Part I

トリガーポイントとは何か?
その原因とは?

1 トリガーポイントと慢性痛

筋肉の解剖学と生理学

　筋肉は筋細胞や筋線維、さらには結合組織と一緒に1つの束となって構成されています。各筋線維には多数の筋原線維が含まれており、ほとんどの骨格筋に約1,000～2,000の筋原線維が含まれています。また、各筋原線維には端から端まで交互に並ぶ一連の筋節が存在しており、この筋節が筋肉の収縮を起こす場所として知られています。

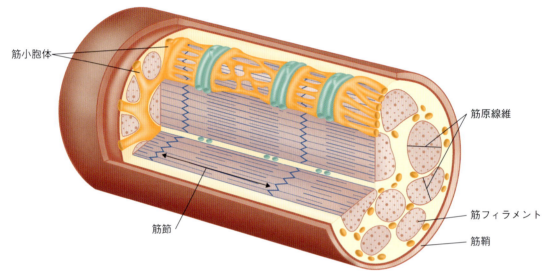

各骨格筋線維は、1つの円筒形の筋細胞である。

　筋紡錘は筋腹に存在する感覚受容器で、1つの筋肉に1つの神経が入り込んでいます。各筋紡錘には3～12本の錘内筋線維が存在し、筋肉の伸張度合いを調節しています。身体の位置を変えるとき、その情報は感覚ニューロンを介して中枢神経系に伝達され、脳で処理されます。その際、必要に応じて運動神経終板ではカルシウムイオンが放出されるため、筋小胞体を通じて神経伝達物質であるアセチルコリンが放出され、錘外筋線維が収縮します。筋線維の収縮が必要なくなれば、運動神経終末からのアセチルコリンの放出は止まり、カルシウムイオンは筋小胞体に取り込まれます。

トリガーポイントに関する生理学：収縮と炎症

　トリガーポイントの形成に関するメカニズムの1つに「トリガーポイント統合仮説」というものがあります。怪我などにより、運動神経終板から放出されるアセチルコリンが大幅に増加すると、過剰なカルシウムイオンが筋小胞体に放出されます。この状態では、筋肉の一部が拘縮し、局所の血液循環障害を生じ、その結果必要なエネルギーを供給することができないといったエネルギー危機が起こります。

　血液循環障害が生じると、カルシウムポンプは栄養と酸素を受けることができず、筋小胞体にカルシウムイオンを送り返すことができなくなるため、筋線維は収縮したままとなります。さらに感作物質が放出されて痛みと自律神経系の刺激が生じると、運動神経終末から過剰なアセチルコリンが放出され、正のフィードバックにより、筋節は収縮したままとなります。

　もう1つの仮説として、「筋紡錘説」というものもあります。これはトリガーポイントの主な原因が、炎症を起こした筋紡錘であるとする説（Juhani V. Partanen, Tuula A. Ojala, and Jari P. A. Arokoski、2009年）です。痛み受

容器は、筋紡錘に連絡している脊髄反射経路を経由して、筋紡錘が支配する運動単位に持続的な筋収縮が認められます。そのため、痛みが続く限り、この持続的な筋収縮も続き、筋紡錘の支配領域の筋線維が極限までエネルギーを使い果たすことで、錘外筋線維の硬直（サイレントスパズム）が生じ、トリガーポイントの原因として知られている「索状硬結」が形成されるという考えです。また、筋紡錘そのものは血液供給が少ないため、炎症代謝産物の放出が紡錘内で高まり、持続した炎症を導くことになります。

さらに新しい考え方として、Jay P. Shah ら（2008 年）は、活動性トリガーポイントの周囲では炎症性メディエーター、神経ペプチド、カテコールアミン、サイトカイン（一次感作物質および免疫系化学物質）を含む 11 個の生化学物質が上昇し、その部位の pH が身体の他の部位と比較して強い酸性状態であることを報告しています。また、Ulrich Issbener, Peter W. Reeh, Kay H. Steen ら（1996 年）の研究では、筋肉に急性損傷が存在しなくても、局所の pH の酸性状態が感覚受容器（神経系の一部）の痛覚閾値レベルを低下させることを報告しています。このことは、一定領域内の pH が酸性であるほど、他と比較して強い痛みを感じることを示唆しています。今後の研究として、全身の pH が酸性状態であった場合はどうなるか、上記の生化学物質がトリガーポイントの発生要因であるかについて、さらに検討する必要があります。

そのため、これからも多くの研究を行い、トリガーポイントが形成される正確なメカニズムと生理学的な検討を行っていく必要があります。

中枢性感作、トリガーポイント、慢性痛について

自律神経系は、血管や分泌腺の不随意運動に関与するだけでなく、アセチルコリンの分泌も支配しています。不安や緊張は自律神経系の活動を増大させ、トリガーポイントとその随伴症状をさらに悪化させる可能性があります。

中枢神経系は脳と脊髄からなり、その機能は身体の活動や反応を統合・調整することです。身体にかかる急性ストレスは、熱いコンロから手を離したり、危険な状況から逃れたり、痛みを通じて怪我をした身体を休ませたりすることを伝える役割があり、私たちが身を守ることに役立っています。しかし、情動的あるいは精神的ストレスが数日続くと、中枢神経系の障害、特に交感神経系や視床下部−下垂体−副腎（HPA）系に不適反応が生じることが知られており、このことを中枢神経系の感作と呼んでいます。

痛みの情報は、脊髄灰白質と脳幹内の一部にあるニューロンが中継しており、筋肉内に存在する特定の種類の神経受容体に反応します。痛みはそこで増幅し、それから他の筋肉に伝搬されます。その結果、最初の病変部を越えて痛みの領域が拡大します。持続的な痛みは、これらのニューロンにおいて長期間あるいは持続的な変化の原因となり、神経伝達物質を通して隣接ニューロンに影響を与えます。このときに放出される物質には、下記のものがあります。

- **ヒスタミン**：血管の拡張と透過性を引き起こす化合物。
- **セロトニン**：血管を収縮させる神経伝達物質。
- **ブラジキニン**：末梢血管を拡張し、小血管の透過性を増加させるホルモン。
- **サブスタンス P**：痛みの閾値の調整に関与する化合物。

これらの物質は、局所的にアセチルコリンが放出されることで神経系を刺激し、トリガーポイントの持続化をさらに増強させます。

中枢性感作は、通常、痛みに対する防御機能を弱めたり、脳の機能が十分に発揮できないような神経系の異常を引き起こしている可能性があります。その結果、低レベルの身体的・精神的ストレッサーによって痛みは簡単に誘発され、さらに痛みを増悪・持続させることになります。そのため、中枢神経系の感作によって引き起こされる長期的な痛みは、身体的・精神的ストレスの原因となっている可能性があります。逆に、長期間にわたり身体的・精神的ストレッサーにさらされると、中枢神経系の感作の原因となる可能性があり、痛みの持続因子となっているかもしれません。このような中枢神経系の変化は、持続的に痛みを引き起こすため、ストレッサーが存在しなかったとしても、痛みの悪循環やトリガーポイントの形成を引き起こすことになります。

中枢性感作のように中枢神経系が関与すると、トリガーポイントの原因となる持続因子を取り除いたとしても、トリガーポイントは存在したままであるため、再び活性化する可能性があります。そのため、痛みを治療せずに長い間放置しておくと、それらに関与している多くの筋肉やニューロンは新しい領域に痛みを引き起こし、それと同時に多数のニューロンを巻き込んで、より重大な問題に発展し、痛みが慢性化することが予想されます。そして、その症状は複雑化することで、痛みがより強くなり、治療に長い時間がかかってしまうでしょう。

治療を開始する時期が遅ければ遅いほど、完治することは難しくなり、トリガーポイントが慢性的・周期的に再活性化される可能性が高まります。そのため、最初のストレッサーや持続因子に対する早期の対処が、広範囲に広がる筋肉や中枢神経系の病変を解決することとなります。

トリガーポイントの有無はどのように知ることができるのか？

トリガーポイントが存在しているときの大きな特徴として、筋肉にある索状硬結に圧痛が認められることと、関連痛が生じることの2つがあります。また、筋力低下、可動域の制限、さらには筋肉とは関連がなさそうな症状も多数認められることがあります。

筋肉内における圧痛、硬結、索状硬結

トリガーポイントを圧迫すると、通常、圧痛があります。これは筋原線維が持続的に収縮しているため、カスケード効果を介して感作された神経伝達物質が放出されることによって起こります。つまり、持続的な筋収縮が起こると、カリウムイオンや乳酸のような代謝産物の量が増え、ブラジキニン、ヒスタミンなどの炎症因子のレベルが高まる原因となります。また、痛覚神経線維を活性化させ、サブスタンスPのような痛覚伝達物質の分泌につながります。

痛みの強さは、各筋肉のストレス量によって異なる可能性があります。また、この強さは2～4章で述べる持続因子が存在しているかどうかによっても変化し、中枢神経系を感作させます（上記を参照）。

筋線維の両端には、腱が付着する骨あるいは筋肉（付着部）があります。正常な筋肉では、通常、硬結あるいは索状硬結は存在せず、圧迫を加えても圧痛は認められません。そのため、筋肉が正常なときは硬さが気にならず、触っても柔らかく感じます。しかし、慢性痛が存在する人には、こわばった筋肉が認められます。また、健康な筋肉は運動を行ったとしても、収縮していないときのように柔軟性をもっていますが、慢性痛が存在する人は、運動をしたり筋力トレーニングを行うと、筋肉が硬く、こわばりを感じるとよく訴えます。しかし、トリガーポイントを含む筋肉は弛緩していることもあるため、筋肉に硬さやこわばりがないからといって、トリガーポイントが存在しないと思い込まないようにしましょう。

関連痛

トリガーポイントは、トリガーポイントが存在している領域だけでなく、他の領域にも痛みを放散させることが知られており、これを関連痛と呼んでいます。トリガーポイントの55％以上は、関連痛の領域内にトリガーポイントが存在していません。典型的な関連痛パターンは、記録や図式化されており、本書ではPart IIの筋肉・筋肉群の章で記載しています。

トリガーポイントの探し方を知っている人を除いて、多くの人は痛みを感じている領域からしかトリガーポイントを探そうとしません。しかし、痛みを感じているところを治療するだけでは痛みは軽減しません。例えば、腸腰筋のトリガーポイント（腹部の深部にある）は、腰部の領域に痛みを生じることがあります。もし、腸腰筋のトリガーポイントを確認せずに、痛みがある腰方形筋の領域だけを治療しているのであれば、症状は軽減しません。Part IIでは、トリガーポイントの探し方や、筋肉の治療方法などについて解説しています。

筋力低下と筋疲労

トリガーポイントが存在すると、筋肉をうまく動かせなくなったり、筋力低下や筋肉の運動失調が起こることがあります。このような場合、多くの人が衰えた筋肉を鍛えなければならないと考えますが、トリガーポイントが存在する筋肉を強化することはできません。なぜなら、これらの筋線維はすでに収縮しているため、使用できる状態ではないからです。最初にトリガーポイントを不活性化しなければ、コンディショニング運動＊を行ったとしても、トリガーポイントが存在する筋肉の周囲にまで影響を及ぼし、その筋肉は筋力低下や機能異常をきたしてしまいます。

トリガーポイントが存在する筋肉は、容易に疲労し、筋肉の使用をやめてもすぐに弛緩した状態には戻りません。トリガーポイントは他の筋肉を緊張させる原因となり、関連痛を生じている領域では筋力低下や疲労感が認められ、痛みに対する反応としてその領域全体に緊張が生じる原因となることがあります。

＊訳者注　運動能力や体力を増加させる身体の動きにより、運動障害が起こりにくくなります。

その他の症状

　トリガーポイントは、通常、筋肉の障害とは関連のない症状を引き起こすことがあります。例えば、腹筋にあるトリガーポイントは、頻尿、膀胱痙攣、夜尿症、慢性下痢、頻繁なげっぷやおなら、吐き気、食欲不振、胸やけ、食物アレルギー、月経痛、噴出性嘔吐を引き起こし、睾丸痛や臓器の痛みに加えて、腹部、中背部、腰部に関連痛を引き起こす可能性があります。

　また、トリガーポイントは、関節のこわばり、全身の筋力低下・筋疲労、攣縮、振戦、感覚のない領域、異常感覚など、様々な症状の原因となっていることがあります。これらの症状が筋肉のトリガーポイントによって引き起こされているとは誰も思わないでしょう。

身体の反対側への影響（感作）

　長期間痛みが続くと、最終的に身体の両側に影響が及ぶということは珍しいことではありません。例えば、右側の腰に痛みがある場合は、左側の腰にも圧痛点がある可能性があります。また、反対側を圧迫すると、痛みがより強いこともあります。これは片側に何か原因があることで、反対側にも影響が及んでいるためと考えられます。

　その原因には、悪い姿勢や履き物、筋肉の使いすぎによる損傷、退行性疾患、炎症性疾患、慢性疾患、中枢性感作などが考えられます。そのため、痛みのある部位の両側に対し、施術者の治療を受けた上で、両側のセルフケアを行うことをお薦めします。

　どのような筋肉であっても、また片側しかトリガーポイントが存在しないとわかっていても、両側の治療をしっかりと行うことが大切です。

活動性トリガーポイントと潜在性トリガーポイントの特徴

　トリガーポイントが活性化していると、痛みが放散したり、他の症状や可動域の制限が認められます。一方、トリガーポイントが潜在的であると、可動域の減少や筋力低下は認められるかもしれませんが、痛みを伴うことはないでしょう。しかし、トリガーポイントが活性化した場合は、トリガーポイントの数が増加するというよりも、強烈な痛みが生じます。

　怪我などで形成される筋肉のトリガーポイントは、通常、最初から活性化しています。身体力学的に悪い姿勢、筋肉の使いすぎ、神経根刺激、あるいは2～4章で解説する持続因子も、活動性トリガーポイントを形成する可能性があります。一方、潜在性トリガーポイントは最初から活性化しているわけではなく、徐々に発症するので、その存在にはほとんど気がつきません。多くの潜在性トリガーポイントは、簡単に活動性トリガーポイントになる可能性があります。また、活動性トリガーポイントの関連痛は、消失すると潜在性トリガーポイントとなることもあります。しかし、新たに症状が生じたり、今まであった症状をすっかり忘れ、不適切な動作などを行うと、潜在性トリガーポイントは簡単に再活性化し、症状が悪化することがあります。

　2～4章に示すいくつかの持続因子は、潜在性トリガーポイントを活性化させる可能性があり、筋肉に影響を及ぼすことによって新しいトリガーポイントを形成することが考えられます。

何がトリガーポイントの原因となり、持続させるのか？

　トリガーポイントは、急性外傷や損傷後に形成されたり、ストレスや身体力学的な理由から徐々に形成されたりします。トリガーポイントの誘発因子や持続因子には、機械的ストレス、怪我、栄養不足、精神的要因、睡眠障害、急性感染症、慢性感染症、臓器機能障害、臓器疾患および内科的疾患などが知られており、これらに関しては、2～4章で解説します。

　持続因子について理解することで、持続因子を調節できるようになるでしょう。症状と関連がある持続因子に正しく対処できれば、さらなる治療を加えることなく、一部あるいは完全に痛みを軽減させることができます。その一方で、持続因子を取り除くことができなければ、痛みが全く軽減しないかもしれません。そのため、少なくとも自分自身の持続因子について、しっかりと学びましょう。そして、その症状を完全に取り除くことができなくても、痛みを軽減させるためには、何が大切かを考えた上で行動しましょう。

　2～4章で述べた内容を全て行うことは現実的には難しいと思いますが、自分にあてはまる持続因子の一覧表をつくる価値はあるでしょう。そして、一覧表から最も重要だと思うものを選び、それから治療していきましょう。

2 持続因子：人間工学、身体力学、衣服

　人間工学に基づいて設計されていない家具や、自分の姿勢にあっていない家具を使用したり、身体にあっていない衣服を着たりすることが、トリガーポイントの原因や持続因子となります。このような原因で形成されたトリガーポイントは、その多くが治療対象となります。しっかりと設計された家具を購入したり、身体に負担のかかる動作を控えたり、身体にあった衣服を上手に着こなすことは、症状の回復を早め、持続的な症状の軽減をもたらしてくれます。

人間工学

　人間工学に基づいて設計されていない家具や、自分の姿勢にあっていない家具は、慢性的な機械的ストレスを与え、トリガーポイントの形成と持続的な痛みの発生といった悪循環を導く原因となっています。そのため、あなたが使っている家具を見直すことが、痛みを軽減させる重要な要因の1つとなります。

事務所の家具

　事務所あるいは職場で身体にあっていない家具を使用することは、筋肉の痛みの主な原因となります。また、事務職でなくても、家に帰ってからパソコンや机の前で長時間過ごす人は多いでしょう。このような場合、筋肉にかかる負荷を最小限に抑えるために様々な対処が必要です。
　事務所の家具の配置を改善したり、身体にあった家具を提案してくれる専門業者もいます。雇用者は、専門業者に依頼することはコストの面からためらうかもしれません。しかし、身体にあわない家具を使い続ければ、働けなかった時間分の給料や労災補償を請求され、結果として多額のお金を支払うことになるでしょう。このため、家具の配置の改善は、雇用者にとって経済的ともいえるのです。ただ、雇用者がそれを支払わないのであれば、あなたの身体を守るために、自分自身で購入することも考えるべきです。

解決策

■パソコンの位置

　パソコンの画面は、約45～60cm離して正面に置き、目の位置が画面中央のわずか下となるようにします。コピー機やプリンタは、頭を上げ下げしたり、身体を横に曲げなくても使えるように画面の横に置きましょう。画面がまぶしくないか、照明が適切であるか、目に負担がかからないかなど、明るさを確認してください。
　キーボードトレイがある場合は、高さを調節しましょう。前腕は床と平行とし、手首は真っ直ぐにし、リストレストを利用してください。イスは、背中をもたせかけることができるように机との距離を近づけ、肘と前腕は肘かけあるいは机の上に置きましょう。「マウス障害」と呼ばれる症状がよくみられますが、これは長時間パソコンのマウスを使用することにより、腕と肩に痛みをきたすものです。この腕と肩の痛みは、適切な腕の支えなしで長時間マウスを使用することで起こります。そのため、キーボードを打たないときは、腕を動かしたり、腕の力を抜くようにしましょう。また、定期的に休憩をとり、パソコンを使わない仕事とパソコンを使う仕事を交互に行うように工夫しましょう。

■イス

　肘と前腕は、ちょうどよい高さの肘かけに均等に置きましょう。そのためには、肘かけを身体が片側に傾

かないように調整しますが、肩が引き上がるほど高くならないように気をつけてください。高さを調整できる肘かけが理想的ですが、そのようなイスが購入できず、低すぎる場合は肘かけにタオルやスポンジなどを巻きつけることで調整してもよいでしょう。また、膝は机の下に合わせ、イスは背もたれにもたれかかれる程度の距離にします。よいイスは、腰部と背中の両方を補助してくれます。

イスは安定性が大切であるため、キャスターが付いているものは避けましょう。座席の先端で太ももが圧迫されないように床に足を水平に置き、殿部の領域が全体的に圧迫されない高さとし、殿部をフィットさせるために座席に少しくぼみをつくりましょう。

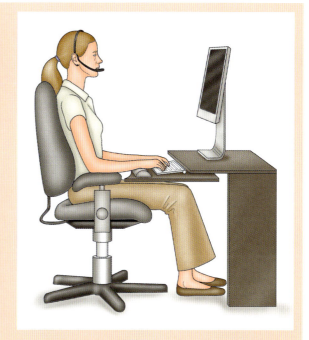

■ **他のオフィス家具**

書類を読んだり、計画を立てるときに、首を曲げたり、前かがみになってしまう場合は、傾斜のつけられるテーブル（スロープテーブル）を使用しましょう。傾斜のつけられるテーブルは、頚部と腰部の筋肉をある程度ストレッチすることができるので、痛みが軽減するでしょう。しかし、このような家具を使用したとしても、定期的に休憩をとるようにしましょう。

■ **ヘッドホン**

電話用のヘッドホンの使用は、背中、首および頭の痛みを軽減させるのに役立ちます。電話の受話器を片手で握って話していると、受話器を肩と耳の間に挟んで話すこととなり、この姿勢は頚部の筋肉や僧帽筋に対して過剰な負荷がかかります。そのため、仕事や家の電話、携帯電話など、全ての電話にヘッドホンを使用するようにしましょう。

■ **ランバー・サポート***

ランバー・サポートは猫背の姿勢を修正してくれます。カイロプラクティックの診療所には、様々な厚さのランバー・サポートが置いてあります。車に1枚、自宅でよく座るイスに1枚、ランバー・サポートを購入することをお薦めします。ランバー・サポートは、映画館、飛行機、レンタカーなどでも使ってください。

背中に支えがなく、前かがみになって座るようなタイプのイスには、座るのは避けたほうがいいでしょう。スポーツイベントやピクニックなど、いつもとは異なる場所に行くときは、Crazy Creek Chair® をもっていくか、何か同じように背中を支えるものを準備してください。このイスは大型のスポーツ用品店やネット通販で購入すれば、それほど高価ではなく、持ち運びがとても楽なので、1つはもっておくことをお薦めします。または、折り畳み式の軽量のイスを購入してもよいでしょう。

＊訳者注 イスに座るときに、腰への負担を軽減するための道具。

就寝時の家具

私たちは、毎日ベッドで1日の約1/3の時間を過ごしています。そのため、枕とベッドが身体にあっているかどうかを確認することは非常に重要なことです。なお、ソファなどの長イスで眠るようなことは避けてください。

解決策

■ **枕**

首を動かすことができるクッション性のあるスポンジや弾力性のある材料でつくられている枕を使用している場合は、使用をやめましょう。これは、枕からの振動がトリガーポイントをさらに悪化させる可能性があるためです。形状記憶の枕は、きめが細かく、特に中央でくぼんで頚部を補助してくれます。また、寝る

とき、枕は脊椎を一直線上に保つように頭を補助しなければならないので、枕は高すぎても低すぎてもいけません。カイロプラクティックの診療所には、一般的によく設計された枕が置かれています。旅行先にも、使い慣れた枕をもっていきましょう。様々な種類の枕を比較して、身体にあった枕を見つけてください。

■ ベッド

　柔らかすぎるベッドは、筋肉の障害を起こす原因となる可能性があります。しかし、多くの人は自分が柔らかいベッドを使用していることをわかっていません。自分のマットレスは十分硬いと思っている人も、質問をすると、痛みは特にベッドで寝ているときに起こり、床の上にマットを敷いて寝ると痛みが軽減することがあると答えます。そのため、寝ているときに痛みが増悪する場合は、床にキャンプマットを敷き、1週間その上で寝てみてください。キャンプマットが快適に感じる場合は、現在使用しているマットレスの硬さは十分とはいえません。そのマットレスが効果があると評判のよい物であったとしても、あなたにはあっていないでしょう。そのときは、異なった種類のマットレスの購入を検討してください。

　コットン100％の布団はとても硬く、最適と感じる人もいます。また、マットレスの表面を硬くするために、スプリングとマットレスの間にベニヤ板を敷くことも効果があるかもしれません。しかし、マットレスは本来約5～7年しかもたないので、その時期が経過したらマットレスを交換してください。

　あなたのパートナーの体重が重い場合、少しも寝返りができず、知らないうちに筋肉が緊張していることがあるので、一緒にベッドに寝ている夫婦は、マットレスを別にした方がいいでしょう。

身体力学

　家の机あるいは長イスで猫背になって座っていたり、ベッドの上で本を読んでいると、筋肉に不快な感覚を覚えることがあります。悪い姿勢（例：不適切な姿勢をとる）、長期間動かない（例：休憩をとらずに座り続ける）、反復運動（例：パソコンの使用）、不自然な姿勢で身体を維持する（例：歯科医や整備士）、過度のすばやい動きやぎこちない動きを行う（例：スポーツ）などは、トリガーポイントの原因となり、持続因子となる可能性があります。

解決策

■ **姿勢に注意しましょう**

　後方の人と会話をするときは、頭を回転させるより、身体全体が相手の正面を向くように身体を回転させましょう。座るときには、どのような場所でも背部に補助を入れ、ベッドのような背もたれがないところで本を読むことはやめましょう。

■ **下半身に着ている衣服や座り方を確認してください**

　後ろのポケットに財布などを入れたまま座ると、背中が傾くことがあるため、やめましょう。ガーデニングを行うときは、よく身体を伸ばし、定期的に立ってストレッチをしてください。車に乗るときは、座席の真ん中に座っているかを確認してください。古い車の座席は、両端が弯曲しているものがあり、中央に座っていないことがあります。中央に座らないと、骨盤が傾く可能性があります。

■ **定期的に休憩をとりましょう**

　長時間、座っていたり、腰をかがめる必要がある場合は、必ず定期的に休憩をとりましょう。部屋の端にタイマーを置いておくと、そのアラームを消しに立ち上ることになるため、忘れずに休憩をとることができるでしょう。

■ **適切に物を持ち上げましょう**

　物を持ち上げるときは、腰よりも膝を曲げ、胸に物を近づけて持ち上げましょう。

■ **緊張しているときはリラックスするように心がけましょう**

　ストレスを受けている状況下では、肩が上がっていたり、股関節や腕、さらには腹部などの筋肉が緊張していることがあります。このときの自分の身体の様子を時間をかけて注意深く観察し、どの部位が緊張状態であるのかを確認しましょう。緊張状態が持続している場合は、深呼吸をして呼気時に緊張している部位を意識的にリラックスさせましょう。これは、毎日数回行いましょう。また、特定の部位が緊張してしまう習慣を改善するために、自分の身体をコントロールできるようにする必要があるでしょう。

■徐々に関節可動域を広げていきましょう

痛みから身を守るために筋肉が硬くなっている場合は、トリガーポイントを不活性化させるために、徐々に関節可動域（ROM）を広げる必要があります。なお、怪我が回復していなかったり、動作によって痛みが生じる場合は、運動を行ってはいけません。この状態で関節可動域を広げる運動を行うと、トリガーポイントが活性化したり、継続してしまいます。

■スポーツ

自転車に乗るときは、ハンドルの高さを調節しましょう。ハンドルが短い場合は、長いハンドルにかえるなどの工夫を行い、できるだけ背筋を伸ばして座るようにしましょう。また、エアロバイクを使用するときは、背筋を伸ばして座るように心がけましょう。重い物を持ち上げるときは、過度に重い物は避けてください。頭を真っ直ぐに保ちながら肩を後ろに寄せるようにして物を持ち上げましょう。なお、頭を回転させる運動、腹筋運動、スクワットは避けてください。

水泳は身体に効果的な有酸素運動ですが、僧帽筋に過度なストレスがかからないような泳ぎ方をする必要があります。スポーツに関するトリガーポイントについては、Part IIの各章で詳しく解説します。

■ベッドで本を読むことは避けましょう

ベッドで本を読むことはあまりよいことではありません。しかし、ベッドで本を読まなければならないときは、片側に顔を向けた姿勢よりも、胴体と同じ方向に頭と顔を向けた姿勢のほうがよいでしょう。なお、ベッドの隣に心地のよいイスを用意しておくとさらによいでしょう。また、頭が回転したり、傾かないように、読書灯を置く位置などを工夫してください。

■寝るときの姿勢と起き上がり方

寝るときは、片側に顔を向けた姿勢よりも、胴体と同じ方向に頭と顔を向けた姿勢のほうがよいでしょう（写真A）。寝返りを打つときは、頭を上げずに枕の上で頭を回転させてください。横になっている状態から起き上がるときは、頭から起き上がらず、まず頭を横あるいは前に回転させてから、腕を使って起き上がりましょう。

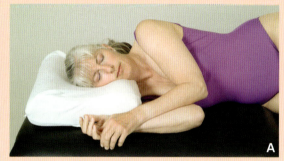

衣服

「何を着るか」「衣服をどのように身に着けるか」などは、簡単に調整することができますし、衣服を変えるだけで、他の治療を行わなくても、症状が軽減することがあります。

解決策

■衣服はきつくないですか？

締めつけられるような衣服は、筋肉の障害の原因となることがあります。衣服を脱いだときに、ゴムひもの痕やくぼみが皮膚に残る場合は、衣服が身体を締めつけすぎており、血液循環が途絶えている可能性があります。ブラジャー、靴下、ネクタイ、ベルトなどがきつくないかを確認してください。

特に、ブラジャーは注意が必要です。スポーツブラは、中程度から小さい胸の女性にとって役に立ちます。店員が製品に関して熟知している専門店で、サイズがきちんとあったブラジャーを選んで、購入しましょう。

■バッグ、リュックサック（アウトドア用のリュックサック）

バッグは、片方の肩にかけるよりも、斜めがけにして持ったほうがよいでしょう。斜めがけができるように、バッグはひもが長く、軽量のものを選んでください。

リュックサックは、両肩に肩ひもをかけて背負いましょう。なお、バッグやリュックサックが軽量であっても、無意識にひもが肩から滑り落ちるものは、肩を常に少し上げていなければならないため、よくありません。また、アウトドア用のリュックサックを使用する場合は、腰ひもの上に荷物の大部分が収まるようにしましょう。

■ **履き物**

　ハイヒールあるいはウエスタンブーツを履くのをやめましょう。サンダルは、ずれないように無意識に足の趾で握りしめていることがあるので、履くのをやめましょう。靴は、足の甲でひもを結ぶものを履きましょう。ただし、つま先の先端がとがっていたり、足先の先端に空間がほとんどないような靴は避けてください。年齢を重ねるにつれて、足幅が広くなるので、これまでぴったりだった靴でも、小さくなっていることがあります。足にあわない靴や底が擦り減っているような靴は捨て、運動靴のような幅が広いものを購入しましょう。

　足が回外している人の靴底は、外側が擦り減り、足が回内している人の靴底は、内側が擦り減っています。回外あるいは回内している一部の人には、足をしっかりと支える足底板は必要不可欠ですが、足底板は全身の筋肉に影響を与えるため、足の回外・回内の有無にかかわらず、ほとんどの人に効果があるでしょう。しかし、適切な足底板が入っている靴はめったにありません。適切に調整した特注の矯正装具は、わずかに母趾球へ体重が移動しただけで、肩や頭部の位置まで変化を起こします。また、適切な矯正装具を着用すると、頚部と腰部の弯曲が正常となり、肩を引いた状態で胸が広がる姿勢となるでしょう。

　なお、私が気に入っている靴の矯正装具はSuperfeet®のものです。これは足の回外・回内の予防を補助するための深いヒールカップがあり、素晴らしい足底板にもなります。Superfeet®は特注ではないため、割安で、様々な種類の靴の中敷きがあります。これらの商品については、Superfeet®のHP（www.Superfeet.com）を参照してください。また、矯正装具が必要であると感じたら、足の専門医に診察してもらう必要があるでしょう。

　関節のずれや足の筋肉のアンバランスは、膝、腰、骨盤および背骨に問題を引き起こすことがあります。足のトリガーポイントを治療したり、関連のある持続因子を取り除くことは、身体の他の領域の問題を解決するために必要不可欠です。詳細については、71章、72章を参照してください。

■ **眼鏡**

　パソコンなどの作業による視覚的ストレスは、トリガーポイントが活性化する要因の1つであり、その影響は悪い姿勢によるストレスと組み合わさることでさらに増大します。眼鏡をかけている人は、眼鏡をつくった時期や、読書用メガネ（老眼鏡）でも遠くを見ることができるかどうかを確認してください。遠近両用眼鏡をかけている人は、近くの物を見るときに頭を下に傾けるような動作は避けましょう。また、頭を傾けたり、倒すことで眼鏡のレンズが反射する場合は、照明の位置を変えましょう。

■ **補聴器**

　補聴器が必要ならば、購入してください。正確に音を聞き取ることができないと、常に片側に頭を向けることになり、僧帽筋と頚部の筋肉にストレスがかかります。

機械的な持続因子を取り除くことができた症例

　腰痛、膝痛、左足の痛みを主訴とした患者がいました。彼女は、通常の勤務に加えて1週間に4回ウエイトレスの仕事をしており、夏になると症状が悪化していました。初診で彼女にサンダルを履くことをやめ、矯正装具を着用し、ひも靴または足の甲で固定できる靴を履くようにアドバイスをしました。

　3回目の治療にきたときに、"Anti-Shoe"という278ドルもする靴を購入したことを知り、私はその金額の高さに愕然としました。しかし、彼女は「靴に慣れるまで最初の数日間はふくらはぎが少し痛かったが、その後は信じられないくらい楽になり、一晩中歩いても痛みが出ることはなかった」と言いました。その後、2～3回、他の症状に対して治療を行いましたが、痛みを訴えることはありませんでした。この症例から、この靴は一見高価に思えますが、実際には繰り返し治療を行うよりも、とても安上がりだったことがわかります。

　彼女は痛みが軽減したことを感謝していましたが、「私のアドバイスによって多額の費用がかかってしまいましたね」と尋ねたところ、彼女は「あなたを信じているので、あなたのアドバイスに耳を傾けないほうが損をします」と答えてくれました。

　多くの患者は、施術者に「治療してもらう」ことを求めてきます。しかし、持続因子を取り除くためには、アドバイスされたことを自ら試みたり、従わなければ、症状が改善しないことがあります。つまり、持続的な効果を得るためには、自ら持続因子を取り除かなければならないのです。

3 持続因子：栄養摂取、食べ物と飲み物

　あなたはどのようなものを食べたり飲んだり、あるいは食べなかったり飲まなかったりしていますか？　もしかしたら、それらがトリガーポイントの持続因子となっているかもしれません。もし、食生活が要因となっているのであれば、栄養状態を改善し、水をしっかりと飲み、いくつかの食べ物と飲み物を控えれば、トリガーポイントが形成される頻度が減り、症状が改善できるかもしれません。

　食生活を変えるには、ある程度時間がかかります。まずは、マルチビタミンサプリメントに加え、しっかりと水を飲むといった簡単な方法から始めましょう。また、特定の食べ物を控える場合には、その替わりに必要とされるビタミンやミネラルが豊富に含まれる食べ物を摂取する必要があります。なお、タンパク質は必ず十分に摂取してください。

栄養不足＊

　症状を軽減させる方法として栄養状態を改善することは、簡単で比較的お金もかかりません。TravellとSimonsは、「約半分の患者は、トリガーポイントによる痛みと機能障害に伴う持続的な症状を軽減させるために、ビタミン欠乏や不足に対する治療が必要である」と報告しています。ビタミンの欠乏や不足は、トリガーポイントの症状を改善させるために、とても重要な要因の1つであると考えられています。栄養が不足すると、様々な種類の症状が現れ、トリガーポイントと神経系は過敏な状態となります。血液検査でビタミンとミネラルが正常値より低下している場合、身体の組織は血液検査に異常が現れる以前から栄養不足に陥っているはずなので、より多くの栄養量を必要とするかもしれません。ビタミンB_{12}、ビタミンD、鉄が十分な量まで蓄積されるには数か月もかかるので、マルチビタミンサプリメントやマルチミネラルサプリメントを摂取したとしても、すぐに改善が認められないかもしれません。おそらく、摂取してから数週間以降に徐々に体調が改善するでしょう。

　また、栄養摂取量の不足、栄養吸収障害、不適切な栄養消費、栄養要求量の増加、必要以上の栄養素の体外排泄、必要以上の栄養素の体内分解などのいくつかの要因は、体内の栄養の欠乏や不足を引き起こす原因となります。

いつ何を摂取すればよいか？

　健康によい食生活をしていたとしても、サプリメントを摂取する必要があるかもしれません。それは、多くの農地では同じ場所で同じ作物を繰り返しつくっているので、農地から栄養素が奪われている可能性があるからです。また、化学肥料や農薬の使用も、作物と農地の両方に悪影響を与えている可能性があります。長距離輸送されたり長期間貯蔵されている食べ物は、栄養価が減少している可能性があります。作物を採ってから長い時間が経過すると、栄養素は破壊されてしまいます。そのため、適切な栄養を確保するためには、ほとんどの人がマルチビタミンサプリメントやマルチミネラルサプリメントを摂取する必要があります。特に、後述の「栄養不足のハイリスク群」（p20）に1つでも該当する人は注意しましょう。

　ビタミンA、ビタミンD、ビタミンE、葉酸を過剰摂取すると、欠乏症と同じような症状を引き起こすことがあるので、医師あるいは資格のある医療従事者が指示している場合を除き、大量のサプリメントを摂取する

＊補足　栄養不足とは、正常範囲の下位25％内のレベルを意味します。このレベルになると、わずかな臨床兆候や症状を引き起こす可能性があります。一般に、多くの患者は、栄養素が「正常範囲」であることが多いので、ほとんどの医療機関ではビタミン欠乏やミネラル欠乏について考慮していません。しかし、栄養不足は慢性痛を引き起こしたり、症状を持続させる可能性があるので注意しましょう。

ことはやめましょう。特定の栄養素が吸収できない人は、それらの栄養素を注射あるいは大量に摂取する必要があります。例えば、ビタミン B_{12} が吸収できない人は、必要なビタミンを摂取するために筋肉内注射を受ける必要があります。詳細に関しては、4章「役立つ臨床検査」(p35) を参照してください。また、ビタミンの吸収を促進するためには、食べ物に含まれている物質と結合する必要があるため、食べ物と一緒にビタミンを摂取しましょう。しかし、漢方は、食べ物と一緒に摂取する必要はありません。

セルフケアテクニック

サプリメントを摂取しましょう。何種類かのビタミンが働くためには、他のビタミンを必要とすることがあります。マルチビタミンやマルチミネラルのようなサプリメントを摂取することは、互いのビタミンやミネラルの働きを助けることにつながります。サプリメントを摂取する場合は、複数のビタミンやミネラルが含まれているかどうかを、ラベルで確認しましょう。

なお、TravellとSimonsは、「トリガーポイントの治療に重要なサプリメントは、水溶性であるビタミン B_1、ビタミン B_6、ビタミン B_{12}、葉酸、ビタミンC、カルシウム、マグネシウム、鉄、カリウムである」と報告しています。さらに、現在ではこれらに加え、ビタミンDも必要であるという研究者がいます。そのため、これらのビタミンやミネラルは、特に摂取する必要があるかもしれません。

消化機能障害と栄養吸収障害

消化器系がうまく機能していない場合は、食事を分解するための消化酵素あるいは胃酸が不足しているのかもしれません。身体の交感神経機能が優位になっていると、しばらくの間、消化酵素あるいは胃酸の元となる栄養素を摂取しても改善しません。身体が正常に働くためには、交感神経機能を治療する必要があります。消化器系の問題を解決するために、鍼灸師や漢方医の診察を受け、治療に取り組みましょう。彼らは、独自の健康観と理論に基づいて食事のアドバイスをしたり、組織のバランスを取り戻すために漢方を処方したりしています。

断食は消化器系に対して過酷なものです。漢方やオオバコを利用して治療を行う場合も、食事はやめないでください。また、ローフード（食材の栄養を壊さないようになるべく生に近い状態で食べる健康食のこと）や全粒穀物を食事に取り入れることが、最も健康的な食事であるという考えは誤りです。

実際、食べ物を蒸したり、加熱したほうが消化しやすくなり、消化器系に負担をかけずにすみます（しかし、加熱しすぎはよくありません）。

慢性的な下痢である場合は、下痢の期間、腸から食べ物の栄養素を吸収することはほとんどできません。まずは、下痢の原因を特定し、解消する必要があります。鍼灸、漢方、食事の変更は、しばしばこの問題を解決してくれることがあります。

私は、大量の漢方を摂取したり、自分の症状や体質にあっていない漢方を摂取したために、消化器系が障害された人を多くみてきました。そのため、漢方は、資格を有する施術者のアドバイスを受けて摂取すべきです。友達あるいは家族の１人に有用であったとしても、あなたにはあわないということがよくあります。

栄養不足のハイリスク群

高齢者、妊婦、授乳期間、アルコール依存症、麻薬使用者、経済的生活困難者、うつ病、重病者である人は、栄養不足のハイリスク群である可能性があります。基本的な食物群の摂取をしないで、食事制限したり、摂食障害の傾向がある人は、身体に必要な栄養が不足しています。また、多くの場合、バランスがとれていたとしても、加工食品を摂取するだけでは栄養素が不十分であるかもしれません。なぜなら、加工食品はつくりたての食事と同量の栄養素は含んでいないことが多いからです。

ベジタリアン（菜食主義者）の栄養

ほとんどの人は、厳格な意味でベジタリアン（菜食主義者）ではありません。私は、患者さんから「私は20

年間にわたるベジタリアンです。そして、○○○○の問題はちょうど10年前から始まりました」という訴えをよく聞きます（○○○○は人によって異なります）。

良質なタンパク質の欠乏は、徐々に問題を引き起こすため、症状が現れるまでに数年もかかることがあります。植物性のタンパク質には主にビタミン B_6 のピリドキサルが含まれ、動物性のタンパク質にはピリドキサルやビタミン B_1 のピリドキサミンの両方が含まれています。これらは、料理や貯蔵をすることにより、ビタミンが失われることが知られています。ビタミン B_{12} は乳製品に含まれており、これは動物性タンパク質にのみ含まれています。また、ビール酵母は基質を含み、特別にビタミン B_{12} になる場合を除いて、ビタミン B_{12} は含まれていません。

セルフケアテクニック

タンパク質の摂取量を増やしましょう。まず、少なくとも良質なタンパク質源である卵を食べてください。また、ベジタリアンの人の多くは、食品を組み合わせることを苦手にしています。たとえ1週間に1回のわずかな量の卵や魚の切り身であっても、良質な動物性タンパク質を食生活に加えることにより、ほんの数か月でその状態を改善させることができます。卵や魚の切り身でなくても、1週間に1回食事の中に良質の動物性タンパク質を加えていれば、多くの人は数か月内に症状の改善が認められるでしょう。

ビタミン類

ビタミンCとビタミンB群の適切な摂取は、トリガーポイントを消失させるために大切です。ビタミンB群と葉酸は、体内で適切に吸収・作用するために互いに不可欠な物質であり、同時に摂取する必要があります。また、ビタミンDにおける最近の研究では、これらのビタミンは筋・筋膜痛の治療にとても重要な要素であることが報告されています。本書の目的から取り上げるのは一部のビタミン類のみですが、F. Balch と A. Balch の著書＊には、様々な食料に含まれるビタミン類、ミネラル類、アミノ酸類、抗酸化物質、酵素類についても総合的に説明されています。また、罹患率の高い疾患に関する項目では、それぞれの症状を治療するのに必要なサプリメントとアドバイスが一覧表で示されています。

＊『Prescription for Nutritional Healing』、James F. Balch M. D., & Phyllis A. Balch C. N. C. 著、2000年

ビタミンC

ビタミンC（アスコルビン酸）は、運動後の痛みを減少させ、あざの原因となる毛細血管の脆弱性を治します。身に覚えのないあざがよくみられる人は、あざのできやすい体質かもしれません。このビタミンはコラーゲン（結合組織）の生成と骨形成に必要不可欠です。また、神経伝達物質であるノルエピネフリンとセロトニンの合成や、ストレスに対する身体反応にも必要とされています。免疫系機能にも重要であり、感染症によって引き起こされるトリガーポイントの活性を減少させます。ビタミンCは食物アレルギーによって生じる下痢を止める作用がありますが、過剰に摂取すると、水様性の下痢あるいは非特異性尿道炎を生じる可能性があります。ビタミンCは体内で1日400 mg以上は使われないといわれています。そして、1日1,000 mgのビタミンCの摂取は、腎臓結石生成のリスクを増加させることから、ビタミンCの大量摂取は推奨されていません。しかし、エストロゲンあるいは経口避妊薬を投与している女性は、1日500 mgのビタミンCを必要とする場合があります。

ビタミンC欠乏の初期症状として、衰弱、倦怠感、怒りっぽい、関節あるいは筋肉のうずくような痛み、簡単にあざができるなどがあります。また場合によっては、体重の減少が生じます。また、壊血病のようなビタミンC欠乏の重症例は、先進国ではあまりみられませんが、これらの症状では皮膚が赤くなったり、腫れたり、歯肉が出血したり、歯が抜けたりします。ビタミンCは、喫煙者、アルコール依存症、老人（組織のビタミンCは年齢とともに減少する）、主に人工乳などを与えられている乳児（通常、6〜12か月）、慢性的な下痢、精神疾患、流行しているダイエットを行っている人で不足する可能性が高いと考えられています。

セルフケアテクニック

ビタミンCの供給源となる食べ物は、柑橘系の果物、搾りたてのジュース、生のブロッコリー、生の芽キャベツ、コラード、カブラ菜、グアバ、生のパプリカ、キャベツ、ジャガイモなどです。なお、制酸薬（胃腸薬

の一種）と一緒にビタミンCを摂取することは避けてください。ビタミンCはアスコルビン酸であり、制酸薬の目的は酸を中和することなので、制酸薬はビタミンCを中和し、その効果がなくなってしまいます。

ビタミン B_1

　ビタミン B_1（チアミン）は、正常な神経機能や筋細胞内のエネルギー産生に必要不可欠なビタミンです。ビタミン B_1 の欠乏は、痛みの感覚や温度感覚の鈍麻、さらには振動感覚が検出できなくなるなどの症状が生じると考えられています。ビタミン B_1 の欠乏状態では、夜間にこむら返りがあったり、多少の発汗があったり、便秘や疲労感があります。また、ビタミン B_1 は最適なホルモン濃度でないと働かない可能性があります。詳細に関しては、4章「臓器機能障害と疾患」（p33）を参照してください。

　過度のアルコールの摂取はビタミン B_1 の吸収を減少させます。また、肝疾患があると、ビタミン B_1 の吸収は減少します。紅茶に含まれているタンニン、制酸薬の使用、マグネシウム欠乏症もビタミン B_1 の吸収を抑える可能性があります。なお、ビタミン B_1 は食べ物を加工したり、100℃以上の高い温度で加熱すると、破壊されることがあります。また、利尿薬を服用したり、大量に水を飲むと、ビタミン B_1 が急激に排出される可能性があります。

セルフケアテクニック

　ビタミン B_1 供給源となる食べ物は、脂肪の少ない豚肉、腎臓、レバー、牛肉、卵、魚、ナッツ、穀物や胚芽からなる全粒粉シリアルなどです。

ビタミン B_6

　ビタミン B_6（ピリドキシン）は、神経機能、エネルギー代謝、アミノ酸代謝、ノルエピネフリンやセロトニンなどの神経伝達物質の合成に重要であり、痛みの感覚に強い影響を与えます。ビタミン B_6 の欠乏は、貧血、ビタミン B_{12} の吸収と貯蔵の減少、ビタミンC排出の増加、ビタミン B_3（ナイアシン）合成を阻害し、ホルモンのバランスを崩す可能性があります。ビタミン B_6 は、他のビタミンB群を機能するのに必要であるため、この欠乏は他のビタミンB群の欠乏症状を引き起こすことになります。特に、高齢者はビタミン B_6 の摂取が必要となりますが、若者でもタンパク質の摂取が増えたときは必要量が増加します。熱帯性スプルー（熱帯性下痢）やアルコール摂取は、ビタミン B_6 の吸収を妨げます。経口避妊薬の使用はビタミン B_6 の必要量を増加させ、耐糖能を弱めます。特に、うつ病の既往がある場合は、ビタミン B_6 のサプリメントを摂取しないと、うつ病が改善しない可能性があります。副腎ステロイドの使用、過度のアルコール摂取、妊娠、授乳、抗結核剤の使用、尿毒症および甲状腺機能低下症もビタミン B_6 の必要量が増加します。

セルフケアテクニック

　ビタミン B_6 の供給源となる食べ物は、レバー、腎臓、鶏肉（白身の肉）、オヒョウ（大型のカレイ）、マグロ、ペルシャクルミ、きな粉、白インゲン豆、バナナ、アボカドなどです。酵母、脂肪の少ない牛肉、卵黄、全粒小麦にも、ある程度ビタミン B_6 が含まれています。

ビタミン B_{12}

　ビタミン B_{12}（コバラミン）と葉酸は、消化管にみられる赤血球、分裂の早い細胞、神経線維の一部を形成するのに必要な脂肪酸の合成に使用されます。ビタミン B_{12} は脂肪代謝と糖質代謝に必要不可欠です。ビタミン B_{12} が欠乏すると、トリガーポイントへ向かう酸素が減少し、巨赤芽球性貧血（悪性貧血）が起こる可能性があり、機能不全の悪循環により痛みが増悪するようになります。また、ビタミン B_{12} が欠乏すると、非特異的なうつ病、疲労、音や接触に対して過剰な驚愕反応を起こしたり、トリガーポイントの感受性を増加させるなどの症状を引き起こすことがあります。

　なお、ビタミン B_{12} の欠乏は、慢性的にトリガーポイントがある人や高齢者によく認められます。いくつか

の薬物はビタミンB_{12}の吸収を弱める可能性があるので注意してください。

> **セルフケアテクニック**
>
> ビタミンB_{12}の供給源となる食べ物は、動物性食品あるいはビタミン補助食品などです。

葉酸塩

人工的に合成された葉酸である葉酸塩は、ビタミンB群の1つです。葉酸が欠乏すると、疲れやすくなったり、よく眠れなかったり、落ち込んだり、うつ状態になったりする可能性があります。また、レストレスレッグ症候群（むずむず脚）、広い範囲での筋肉痛、下痢、四肢の感覚消失などを起こす可能性があります。さらに、頻繁に寒気がしたり、正常の基礎体温（約37℃）がわずかに下回ることがあります。葉酸あるいはビタミンB_{12}の欠乏は、赤血球が正常より大きくなる巨赤芽球性貧血（悪性貧血）になる可能性もあります。

現在、世界中で多くの人は、葉酸の推奨量よりも摂取量が下回っています。葉酸が欠乏している人は、人種、文化、国にもよりますが、人口の15〜30％、あるいはそれ以上といわれています。なお、この問題が起こる原因の1つとして、食べ物の葉酸量の50〜95％は、加工したり、調理することで失われてしまうことがあげられます。そのため、葉酸を多く含む食品を食べたとしても、その恩恵を受けられないことがあります。葉酸は消化器官において活性型に変化されます。しかし、この変化はエンドウ豆などの豆類および酸性食品によって抑制されます。そのため、これらを食べるときは、葉酸を多く含む食品とは別に食べたほうがよいでしょう。また、制酸薬と同時に葉酸のサプリメントを摂取してもいけません。

高齢者、腸に障害がある人、妊娠している人、授乳している人、あるいは日頃から薬物やアルコールを摂取している人は、葉酸が欠乏するリスクが高いでしょう。また、抗炎症薬（アスピリンを含む）、利尿薬、エストロゲン（避妊に用いるピルなど）および抗痙攣薬のようないくつかの薬物も葉酸を減少させます。なお、葉酸を吸収するためには、適切なビタミンB_{12}の摂取が必要です。それに加え、ビタミンB_{12}あるいは葉酸のみの摂取は、他のビタミンの欠乏を引き起こす可能性があります。

> **セルフケアテクニック**
>
> 葉酸の供給源となる食べ物は、葉野菜、ビール酵母、内臓肉（ホルモン）、果物、軽く加熱したブロッコリーやアスパラガスなどです。

ビタミンD

ビタミンDはカルシウムやリンの吸収や利用するときに必要となります。成長や甲状腺機能にも必要不可欠であり、筋力低下を予防したり、正常な心拍を保つ作用があります。また、癌、変形性疾患、骨粗鬆症、カルシウム欠乏症の予防にも効果があります。中程度のビタミンD欠乏では、食欲減少、口やのどの灼熱感、下痢、不眠症、視覚の問題、体重減少などが現れることがあります。慢性的な筋骨格系の疼痛患者の約90％は、ビタミンDが欠乏していると考えられています。

> **セルフケアテクニック**
>
> ビタミンDの供給源となる食べ物は、サケ、オヒョウ（大型のカレイ）、イワシ、マグロ、卵などです。その他には、乳製品、タンポポの葉、レバー、オートミール（麦粥）、サツマイモなどがあります。サプリメントを摂取する場合は、ビタミンD_3型あるいは魚油カプセルのものを探してください。
>
> また、ビタミンD_3は、太陽の紫外線を浴びることによって皮膚で合成されます。高緯度や冬の長い地域では、十分に太陽光を浴びることができません。1週間に3回、15分間、顔と腕に太陽光を浴びると、十分なビタミンDを合成することができます。しかし、人によって太陽光を浴びる適切な時間が異なり、地理的な環境も関係するため、個々で調べる必要があります。そのため、自分の適量を決定するために、皮膚科の医師に相談したほうがいいかもしれません。

ミネラル

　カルシウム、マグネシウム、カリウムおよび鉄は、適切な筋機能を維持するために必要です。カルシウムは神経終末でアセチルコリンを放出するために必要不可欠であり、カルシウムとマグネシウムは筋線維の収縮メカニズムにとって必要となります。カリウムは、次に新たな収縮を起こすために筋線維にとって必要であり、欠乏すると、運動中あるいは他の身体活動中に筋肉痛が生じる原因となります。また、鉄は筋線維に酸素を運搬するために必要です。これらのミネラルの欠乏は、トリガーポイントを活性化させます。カルシウム、マグネシウム、カリウムの1つだけが増加すると、他の必要量が増加することがあるので、これらは一緒にバランスよく摂取すべきでしょう。また、亜鉛、ヨウ素、銅、マンガン、クロム、セレニウムおよびモリブデンは、良好な健康状態を保つためには必要ですが、筋機能にはあまり関与しません。

カルシウム

　カルシウムを増加させたいときは、タムス（米国の骨密度を高める作用をもつ制酸薬）あるいは他の制酸薬は摂取してはいけません。胃酸はカルシウムを吸収するためには必要ですが、制酸薬は胃酸を中和してしまいます。そのため、カルシウムを含有するものであっても、使用してはいけません。どうしても制酸薬と服用する必要がある場合は、カルシウムとマグネシウムのサプリメントを摂取した数時間後にそれを摂取してください。骨粗鬆症の予防として、閉経前の少なくとも数年間カルシウムを摂取するということが特に重要です。また、ビタミンD_3はカルシウムの取り込みに必要です（前頁の「ビタミンD」を参照）。

　高血圧に処方されるカルシウム拮抗薬は、血管平滑筋と心筋の筋小胞体へのカルシウムイオンの取り込みを阻害します。また、これは骨間筋にも作用する可能性があるので、カルシウムチャネルブロッカーはトリガーポイントをさらに悪化させる可能性があり、治療が困難になるでしょう。別の薬に切りかえることができるかどうかを検査をするために、医師の診察を受けてください。鍼治療をしたり、食生活を改善したり、運動したりすることも大切ですが、どのような適切な治療であっても、根本の原因である高血圧を治療することが必要不可欠であることを覚えておいてください。

セルフケアテクニック

　カルシウムの供給源となる食べ物は、サケ、イワシ、その他魚介類、葉野菜、アーモンド、アスパラガス、黒糖蜜、ビール酵母、ブロッコリー、キャベツ、イナゴ豆、タンポポの葉、イチジク、ハシバミ、ケール、昆布、カラシ菜、オート麦、パセリ、プルーン、ゴマ、豆腐、カブラ菜などです。

　乳製品と乳清（ホエー）も良質なカルシウム源ですが、線維筋痛症患者や中医学の診断で湿症と診断された人は、これらを過剰に摂取することはお薦めできません。

マグネシウム

　マグネシウムは、吸収不良、栄養不良、腎疾患、水分と電解質の喪失などが存在しなければ、通常の食生活を行っている限り、摂取量が不足することはほとんどありません。マグネシウムは激しい運動後に枯渇しますが、マグネシウムを適切に摂取し、適切な運動を行っていれば、細胞代謝の効率がよくなり、心肺のパフォーマンスも改善します。なお、アルコールの摂取、利尿薬の使用、慢性下痢、フッ化物の摂取、亜鉛とビタミンDの大量摂取は、マグネシウムの必要量を増加させます。

セルフケアテクニック

　マグネシウムはほとんどの食べ物に含まれていますが、特に肉、サケ、イワシ、その他魚介類、リンゴ、アンズ、アボカド、バナナ、黒糖蜜、ビール酵母、玄米、イチジク、ニンニク、昆布、ライ豆、雑穀、ナッツ、桃、ササゲ（黒目豆）、ゴマ、豆腐、葉野菜、小麦、全粒穀物などに多く含まれています。

　乳製品も良質なマグネシウム源ですが、線維筋痛症患者や中医学の診断で湿症と診断された人は、これらを過剰に摂取することをお薦めできません。

　運動選手は、カルシウムとマグネシウムのサプリメントを多く摂取する必要があります。

カリウム

脂肪分、精製された砂糖、塩分の多い食事を摂っていたり、下剤や利尿剤を使用していると、カリウムが欠乏します。また、下剤はカリウムを枯渇させます。頻尿があり、尿が濃い黄色より透明である場合は、カリウムの摂取を増やしてください。頻尿はカリウムが欠乏することで起こりますが、カリウムの欠乏は頻尿が原因となることがあるため、悪循環となっている可能性があります。

セルフケアテクニック

カリウムの供給源となる食べ物は、果物（特にバナナと柑橘系の果物）、ジャガイモ、葉野菜、小麦麦芽、豆、レンズ豆、ナッツ、ナツメヤシ、プルーンなどです。

鉄

鉄の欠乏は、貧血を引き起こす可能性があり、通常は重い月経、痔、腸内出血、回数の多い献血、潰瘍からの大量の血液の喪失によって起こります。また、鉄の欠乏は、長期間に及ぶ疾患、長年にわたる制酸薬の使用、消化不良、過度のコーヒーや紅茶の摂取、長期間にわたるNSAIDs（イブプロフェンなどの非ステロイド系抗炎症剤）の使用によっても引き起こされる可能性があります。また、牛乳、チーズ、サプリメントに含まれているカルシウムは、鉄の吸収を減少させる可能性があるので、カルシウムサプリメントは単独で摂取すべきでしょう。なお、感染症や癌では、鉄を摂取してはいけません。感染症の場合は身体は細菌に鉄を使わせないために鉄を蓄えており、癌の場合は癌細胞を殺す機能をもつ特定の細胞の発現を、鉄が抑制してしまう可能性があるからです。

鉄欠乏の初期症状としては、疲労や持久力の低下が認められることがあり、非常に寒い環境では体温を保つことができません。世界的には、月経期間である女性の約15％が鉄欠乏であるといわれていますが、この数字は先進国ではわずかに少ないと考えられています。

セルフケアテクニック

鉄の供給源となる食べ物は、卵、魚、レバー、肉、鶏肉、葉野菜、全粒穀物、アーモンド、アボカド、ビーツ、黒糖蜜、ビール酵母、ナツメヤシ、卵黄、昆布、腎臓、ライ豆、レンズ豆、雑穀、パセリ、桃、西洋ナシ、乾燥プルーン、カボチャ、レーズン、米、米ぬか、ゴマ、大豆などです。

医療機関で追加補充を指導されている場合を除き、ほとんどの人は良質な鉄を含む食品を食べるだけで、体内の鉄量が改善するでしょう。また、鉄はビタミンCとともに摂取すると、効率よく吸収できます。

塩

特に汗をかくのであれば、食事から完全に塩を取り除いてはいけません。塩は過剰に摂取してはいけませんが、食事にはいくらか必要となります（特定の疾患のように医療機関からの指導がある場合は除きます）。塩、カルシウム、マグネシウム、カリウムの不足は、筋肉の痙攣を誘発する可能性があります。

水

水は身体を円滑に動かす液体なので、十分な水分を摂取することが重要です。脱水症は痛みを含め、様々な症状を引き起こす可能性があります。利尿剤の使用あるいはコーヒーの大量摂取、その他の利尿作用のある飲料を飲む人にも、様々な症状が認められます。

常温の水のほうが、冷たい飲み物よりもよいでしょう。冷たい飲み物を飲むと、身体は胃を温めようと働くので、消化器官に負担がかかります。また、非蒸留水から摂取できるミネラルの多くは、身体にとって必要なものなので、蒸留水ばかりを飲んではいけません。ミネラルウォーターを飲む場合は、水源や蒸留されていないかを確認しましょう。現在、ミネラルウォーターの製造過程には規制がないので、あなたが飲んでいる水の製造方法について調べておく必要があります。

> **セルフケアテクニック**
>
> 　水は十分に飲むようにしましょう。一般的に、1日に約2.2 Lを目標とし、体重が重い人や汗をたくさんかく人は、これよりも多く飲みましょう。身体に必要な水分量は、体重が45 kg（100ポンド）を超える人の場合、目安として体重（単位はポンド）＊の半分の値に28.4 mLをかけて算出できます。例えば、約63.5 kg（＝140ポンド）の人の場合、140〔ポンド〕÷2×28.4〔mL〕≒2.0〔L〕の水を飲む必要があります。また、暑い日は、さらに1日に約1.1 L以上を加えて飲むようにしてください。運動中あるいは運動直後には、さらに多くの水が必要になります。ただし、水を飲みすぎると、ビタミンB_1（チアミン）が奪われることも覚えておいてください。

＊訳者注　身体に必要な水分量の算出方法は、単位としてポンドを用います。1 kg＝2.2ポンドとして計算しましょう。

間違った食生活

　トリガーポイントを悪化させる食品や飲料を摂取すると、通常、それは持続因子となります。アレルギー誘発物質を控えるなど、食生活を改善すると、痛みを軽減することができます。なお、食物アレルギーに関しては、4章を参照してください。

　特定の食品や飲料を控えることが有効であるかどうかを確認するために、鍼治療を行ったり、漢方薬およびサプリメントを摂取するとともに、少なくとも2か月間は問題となっている食品や飲料を控えてください。おそらく多くの人は、1週間程度であれば、特定の食品や飲料を摂らなくても我慢できるはずです。しかし、それを摂っても摂らなくても身体に何も変化がないと思っていたら、食生活は容易に元に戻ってしまいます。また、その人にとって、その食品や飲料が非常に重要である場合は、痛みが生じたり、健康状態が悪化したとしても、やめることができないことがあります。ある期間、特定の食品や飲料を控えようとしても、我慢できずに少しでも摂ってしまうと、継続してやめることができません。正しく判断するために必要な2か月は、問題となっている食品や飲料を摂取しないでください。

避けるべき食品・飲料・嗜好品

　好きな食品・飲料・嗜好品を控えることは、気がすすまないかもしれません。しかし、下記を読んで、それらが痛みの一因になっていないかを検討することをお薦めします。そして、あなたが痛みを軽減するために、どれくらい真剣に取り組まなければならないか、詳細な情報を得た上で判断してください。

カフェイン

> 　カフェインは筋線維の持続的な拘縮あるいは硬直の原因となり、筋緊張やトリガーポイントの過敏性を増加させ、痛みを増悪させます。また、カフェインは筋小胞体からの過剰なカルシウムイオンの放出の原因となり、筋小胞体のカルシウムイオンの再吸収を阻害します。TravellとSimonsは、「約230 mLのカップで2杯以上のレギュラーコーヒーを毎日飲むと、150 mgを超えるカフェインを摂取することになり、その結果、筋線維の硬直が起こる」と報告しています。私は、これよりも少ない量でも、この状態になる人が存在するのではないかと考えています。日々のカフェインの摂取量を把握するためには、摂取している薬に含まれるカフェインの量も必ず確認してください。また、エスプレッソやそれに似た飲み物には、相当量のカフェインが含まれているということを忘れないでください。

アルコール、タバコ

> 　アルコールは、血中と組織の葉酸値を減少させることでトリガーポイントを悪化させます。さらに、アルコールは身体がビタミンCを吸収する能力を減少させる一方で、身体が必要とするビタミンCを増加させます。また、タバコも身体が必要とするビタミンCを増加させます。

4 持続因子：医学的条件

　身体の広範囲にトリガーポイントが形成されるのは、様々な持続因子が影響しています。怪我をしたらすぐに治療を行うことは、トリガーポイントの形成を防ぐこととなります。また、古傷の治療や、脊椎のずれなどの骨格の問題を治療することは、トリガーポイントが持続することを防止することとなります。
　睡眠障害、不安やうつのような精神的要因、急性感染症、慢性感染症、アレルギー、ホルモンの異常、臓器の機能障害などの疾患はトリガーポイントを形成するだけでなく、持続因子となる可能性があります。いくつかの症状に関しては、臨床検査が必要なものもあります。診断に関する検査の概要については、後述の「役立つ臨床検査」（p35）を参照してください。

怪我

　トリガーポイントの発生因子の第1位は、怪我によるものです。通常、筋肉は安静時に触れると軟らかく、動作時に硬くなります。そのため、安静時に筋肉が硬い場合は、その筋肉の運動機能が正常であったとしても、悪い状態といえます。筋肉の状態を枝やゴムに例えて説明すると、枝のように緊張した筋肉に突然予期せぬ力が加わると怪我をしますが、ゴムのように柔らかい筋肉に突然予期せぬ力が加わっても伸びるため、怪我をせずにすみます。なお、潜在性トリガーポイントは、ある程度可動域を制限することが知られています。ほとんどの人には潜在性トリガーポイントが存在するため、筋肉は無意識下で緊張しており、可動域が制限されています。このため、突然、筋肉に力が加わると、簡単に怪我をしてしまいます。

解決策

■怪我をしたときの治療
　怪我をしたときは、できるだけ早く治療しましょう。最初の48時間は患部を冷やし、できるだけ早く経口あるいは局所的にホメオパシー治療のアルニカを使用しましょう。外傷に効く漢方薬は、健康食品店や薬局などで市販されています。これは怪我の直後に使用することが効果的であるため、薬箱に常備しておきましょう。また、熟練した鍼灸師やマッサージ師の診察を受けたり、カイロプラクターやオステパシー医に診てもらうことも大切です。

■瘢痕組織に対する治療
　怪我をしたり、手術をしたりすると、瘢痕が形成されることが多く、その瘢痕がトリガーポイントの持続因子となることがあります。瘢痕組織にcross-frictionマッサージ*を行うことで、瘢痕はある程度消失しますが、痛みを伴うため自分で行うことは難しく、施術者に行ってもらう必要があるでしょう。鍼は瘢痕組織を治癒し、瘢痕周囲のトリガーポイントから痛みをとることができるので、cross-frictionマッサージと鍼の両方を行うことをお薦めします。

＊訳者注　筋肉、腱、靭帯などの軟部組織の病変組織の線維方向に対して交差する摩擦刺激を加えるテクニック。

脊椎と骨格の異常

　脊椎の慢性的なアライメント異常や骨格の非対称があると、筋緊張、アンバランス、痛みなどから筋肉にストレスがかかり、トリガーポイントが形成される可能性があります。また、ヘルニア、骨棘、脊柱管狭窄症からの慢性的な痛みがトリガーポイントを形成することもあります。トリガーポイント治療の効果がなかったり、症状が重症な場合は、レントゲン検査やMRI検査をする必要があります。

脊椎と関節のアライメント異常

専門医によって診断される亜脱臼＊に代表されるような脊椎と関節のアライメント異常には、多くの原因があります。例えば、姿勢の異常、急に物を持ち上げる、事故、慢性的に緊張した筋肉、出産などはアライメント異常を生じます。さらに筋肉にストレスが加わると、トリガーポイントの形成と持続因子となり、悪循環を生み出します。

解決策

■ **アライメント異常と側弯を治療しよう**

アライメント異常や側弯が生じる原因は、筋肉の緊張であるため、セルフケアテクニック、骨格モビライゼーション、マッサージ、鍼などの複合的な治療を継続して行う必要があります。側弯に対しては、PartⅡで紹介するセルフケアテクニックの圧迫方法が効果的なことがあります。また、脊椎と関節は専門医で治療することが可能です。脊椎の状態を確認するために、レントゲン検査をしてください。すでにレントゲン検査をしている場合は、何度もする必要はないため、その画像を持参するとよいでしょう。

矯正装具（特注の中敷き）は、持続する筋肉のアンバランスを調整するのに必要です。なお、詳細に関しては、2章「履き物」（p18）を参照してください。

＊本書では、亜脱臼は、WHOの定義である「関節面の接触は保っているが、アライメント、運動の全体性、生理的な機能における関節や運動分節の損傷や機能障害」としています。

椎間板の変性、骨棘、脊柱管狭窄

椎間板の変性、骨棘、脊柱管狭窄は慢性痛の原因となり、トリガーポイントの形成に関与する可能性があることから、MRI検査をする必要があります。しかし、椎間板が変性していたり、骨棘が形成されていても、痛みがない人もいます。一方、椎間板の変性や骨棘の形成がみられないにもかかわらず、痛みがある人もいます。そのため、医師が原因となる病態を述べたとしても、それが本当の原因かどうかについて疑う必要もあります。

手術をしても痛みが続く場合は、トリガーポイントが原因である可能性が高く、痛みの緩和を目的とした治療を行う必要があります。それでも痛みが緩和できない場合は、神経根を圧迫する組織が残存している可能性があるので、もう一度医師の診察を受ける必要があります。

解決策

■ **椎間板ヘルニアを治療しよう**

椎間板の治療には鍼の効果は高いのですが（特に吸角とともに用いる梅花鍼）、すぐに痛みがとれるとは限りません。このため、保険が適応される手術を選択したほうがよい場合もあります。なお、脊髄の手術は、外科医にとって簡単な治療です。

■ **脊柱管狭窄を治療しよう**

鍼でも脊柱管狭窄症の痛みを緩和できますが、手術が第一選択となります。手術はある一定のリスクを伴うので、執刀医と話しあい、同意した上で行いましょう。手術をしてよいか確信がもてない場合は、セカンドオピニオンを受けるとよいでしょう。

骨格の非対称

骨格の非対称とは、身体の片側の骨が反対側の骨と左右差があることをいいます。片側の骨が解剖学的に大きさが異なっている場合は、同側の他の骨にも左右差がある可能性があります。怪我をすると、骨格が非対称になることがあります。骨格が非対称になると、筋肉に不均衡なストレスがかかり、トリガーポイントが形成され、さらには持続因子となります。

> 解決策

■靴のパッドとリフト

　専門医の診察を受け、パッドやリフトなどの矯正装具を調整しましょう。解剖学的に短い脚＊1と左右が非対称の骨盤は、イスや靴のパッドで調整できます。また、足の第1趾が第2趾よりも短いと、過度の回内位となりますが、これは靴の装具を使用することで矯正できます。上腕が短い場合は、人間工学に基づいた家具を使用することで調整できます。家具と衣服に関しては、2章を参照してください。

　脚長差がある場合は、体重を短いほうの足にのせたり、短い側の骨盤に移したりするため、立っているときは脚を前に出さなくてはならず、立ったり歩いたりするときに痛みが生じます。脚長差を調整しないと、変形性股関節症や変形性腰椎症になることがあります。しかし、脚長差に伴う症状は、事故などの急性外傷が起こるまで現れません。リフトを使って脚長差を調整する場合は、薄いリフトから始めて、脚の長さの左右差がなくなるまで、徐々に厚くしていきましょう。リフトで調整している間は、腰部の筋肉の緊張をとるため、胸腰部傍脊柱筋群（18章）を治療しましょう。また、調整したリフトは、全ての靴で使用できるようにしておきましょう。素足では、靴を履かないようにしてください。身体の非対称に関する様々な評価方法は、TravellとSimonsの著書＊2の中で解説されています。

＊1　本書では、短い脚は、カイロプラクターが用いる脊椎のアライメント異常による非対称のことではなく、実際に骨が短く、解剖学的に異常があることを指しています。専門医が診察すると、患側の脚が短いことは明らかにわかりますが、施術者はリフトをつくる前に、本当に脚の骨が短いことを確認し、緊張した筋膜を治療することが重要になります。

＊2　『The Trigger Point Manual Vol.2 The Lower Extremities』、Travell & Simons 著、1992年

睡眠障害

　痛みは睡眠を障害し、睡眠障害はトリガーポイントを持続させる因子となります。そのため、痛みが生じる前から睡眠障害（熟睡できていたかなど）があったかを確認することが重要です。痛みが発症する以前から睡眠障害がある場合は、他の原因の可能性を考えなくてはなりません。

> 解決策

■トリガーポイントの圧迫

　痛みで眠れないときは、ボールを使ってベッドでセルフケアを行いましょう。痛みによって目覚めたら、トリガーポイントを治療し、痛みが軽減したら、再び眠りにつくようにしましょう。ここで注意したいのは、長時間の治療は血液などの循環を阻害し、逆にトリガーポイントを悪化させてしまうため、ボールの上で寝るような治療を行ってはいけません。また、ベッドや枕を新しくすることについても検討しましょう（p15を参照）。

■室内の温度

　室内の温度は、高すぎても低すぎても熟睡できません。そのため、室内温度を調節したり、掛布団などで調整しましょう。

■栄養と水

　睡眠障害がある場合は、栄養や水の摂り方を見直してみましょう。まずは寝る前にカルシウムとマグネシウムのサプリメントを摂取してみましょう。詳細に関しては、3章を参照してください。

■熟眠困難、睡眠障害

　騒音で目が覚める場合は、Mack's®（シリコン製の耳栓）を使用するか、眠れるまで深呼吸をしてみましょう。頭の中を考えが巡ってしまう場合は、浅い眠りとなって何度も目覚め、早朝覚醒、熟眠困難、ホットフラッシュや、夢を見ることが多くなるでしょう。その場合は、鍼治療をしたり、漢方薬やカリウムを摂取するとよいでしょう。また、夜間にパソコンを使用すると、脳が興奮して眠れなくなるので避けましょう。

　カフェインとアルコールは睡眠を障害します。朝に摂取したカフェインが、夜の睡眠に影響することもあります。カフェインの摂取をやめても、身体からカフェインが抜けるまで2週間はかかります。しかし、その後はカフェインを摂りたいと感じなくなるでしょう。

　副腎がアドレナリンを過剰に分泌していることが原因であることもあります。ストレスを受け続けていたり、休みをとらずに疲労が蓄積していたりすると、アドレナリンが過剰に分泌され、夜眠れなくなることがあります。医療機関による唾液検査では、副腎機能を調べることができます。

アレルギー物質にさらされた枕やマットレスのカバーが不眠の原因となることもあります。また、ベッドにいるダニが睡眠を妨げている場合もあります。くしゃみや目のかゆみなどのアレルギー特有の症状を呈していなくても、羽毛の布団や枕を使用していると、羽毛に身体が反応していることがあります。

精神的要因

精神的要因はトリガーポイントを形成し、持続させる可能性があり、物質的な因子とともにとても重要な要素です。しかし、特に痛みやうつは、症状の評価や検査が難しく、多くの患者は単にストレスが原因だと診断されてしまうため、病院へ通うのをやめてしまうことがあります。痛みが続くと、疲労やうつ症状を感じ始め、うつ症状が長く続くと、痛みはより深刻となるでしょう。このように症状が長期化すれば、別の症状を引き起こすことになります。詳細に関しては、1章「中枢性感作」（p11）を参照してください。

抗うつ薬は、急性症状に対しては効果が認められることが多いものの、薬によっては副作用が強く、別の症状を起こす原因となったり、悪循環が生じることもあります。

不安やうつ

不安が強いと、身体の一部が緊張しやすくなり、トリガーポイントが形成される可能性が高くなります。歯を食いしばったり、歯の裏や口蓋に舌を押しあてたり、首の高さまで肩が上がっていたり、前腕や腹筋に力が入っていたり、殿筋が緊張していることがあります。一般に女性は、男性に比べて殿筋が緊張しやすい傾向にあります。

孤独を感じたり、好きだったことに興味がもてなくなったり、身だしなみや掃除を怠るようなことが続けば、うつになっている可能性があります。うつの主な症状は、不眠、食欲不振、体重減少、ED（性機能不全）や性欲減退、視力障害、悲しい感情、自殺願望、集中力や決断力の低下、記憶障害、不明瞭な発言、否定的な態度などがあります。ただし、これらの症状の1つだけでは、うつとは診断されません。なぜなら、これらの症状は他の原因でも起こることがあるからです。そのため、複数の症状が併発したときにうつと診断されます。なお、うつは痛みの閾値を下げるため、痛みが増加し、トリガーポイント治療の効果を弱めてしまいます。

解決策

■ 精神的要因に対するアドバイス

うつ症状、不安、慢性疲労、強い痛みがある人の中には、自然治癒力の低下が多くみられます。適切な食事や起床ができなくなり、歩行のような簡単な運動すらできなくなってしまい、規則正しい生活を送ることが難しくなります。

心配や不安があるときは、様々な治療を行う必要があります。その治療には、抗うつ薬、鍼治療、ホメオパシー、カウンセリング、鎮痛薬、本書で紹介するセルフケアテクニックなどがあります。

私が中国伝統医学やホメオパシーを好む理由は、肉体と精神の状態の診断と同時に治療もできることです。また、鍼は副作用が少なく、身体が素早く反応します。自分にあった漢方薬やホメオパシーを専門医に診てもらいましょう。

うつ症状は甲状腺が原因で起こることもあるので、後述の「臓器機能障害と疾患」（p33）を参照してください。うつ症状があるときは、抗うつ薬を服用する前に甲状腺レベルを検査するほうがよいでしょう。私は、抗うつ薬の処方後に甲状腺機能低下症と診断された患者（特に男性）を何人か治療したことがあります。

■ 十分に運動をしよう

歩行や深呼吸は、緊張とうつ症状を軽減させます。1日10分の歩行（特に外）でも、十分に効果があります。運動を行うと、体力や物事の見方を改善することができます。

ウイルス性感染症、細菌性感染症、寄生虫感染症（急性感染症、慢性感染症）

感染はトリガーポイントの持続因子ですが、見落とされることがあります。痛みの治療には、感染をいち早く取り除き、管理することが大切です。

急性感染症

トリガーポイントを持続させないためには、初期段階で疾患を治すことが重要です。線維筋痛症、副鼻腔炎、喘息、流行性感染症になると、トリガーポイントが疾患によって活性化され、治療に何か月もかかってしまいます。

解決策

■ 初期段階で疾患を治そう

風邪、インフルエンザ、急性副鼻腔炎などの疾患にかかったら、すぐに感冒霊や銀翹（ぎんきょう）、エキナセアなどの漢方薬や、オシロコシナム（osillococcinum）などのホメオパシーを使用しましょう。初期段階で気づいたときにすぐに治療できるように、自宅に漢方薬やホメオパシーを常備しておきましょう。初期段階で疾患を見つけられないと症状は進行します。漢方薬は複数の特定症状によって決められるため、初期段階で専門医の診察を受け、適切な漢方薬を処方してもらいましょう。

慢性感染症

慢性副鼻腔炎＊1、尿路感染症、単純ヘルペス（口唇ヘルペス、陰部ヘルペス、帯状疱疹）、齲歯（うし）などの慢性感染症は、トリガーポイントの持続因子となり、頻繁に再発するので管理する必要があります。

解決策

■ 副鼻腔炎の治療

副鼻腔炎＊2のどんな原因に対しても、持続的に治療を行う必要があります。自然療法医は鼻の通り道を広げるため、インフレータブル・バルーンを使用することがありますが、閉塞がひどい場合には外科的な手術が必要となることもあります。民間療法では、健康食品店で売られている鼻洗浄器（ネティポット）を使い、温かい食塩水で副鼻腔を洗い流すとよくなるといわれています。

■ 尿路感染症の治療

尿路感染症＊2は早急に対処する必要があります。処方薬、漢方薬、無糖のクランベリージュースやクランベリー錠剤など、様々な対処をすることができますが、これらの治療で効果がないのであれば、医師の診察が必要となります。尿路感染症は短期間で生命に危険を及ぼす腎感染症に移行する可能性があるため、注意が必要です。

■ 再発性ヘルペス感染症の治療

再発性ヘルペス感染症の治療には、調合薬、サプリメント、漢方薬など、様々な方法があります。ヘルペスが発症すれば、免疫系にストレスを与えているもの（アレルゲン、砂糖、アルコール、精神的なストレスなど）を見つけ出す必要があります。再発性ヘルペスは急性疾患と戦っている最初の兆候でもあることから、サプリメントを摂取すべき時期といえるでしょう。

■ 歯科での診察

齲歯などが疑われる場合は、歯科医に診察を受ける必要があります。

＊1 患者の中には「副鼻腔付近の痛み」と訴える者もいるでしょう。症状を感じる場所が額あるいは頬と鼻の間の痛みだけであれば、副鼻腔炎ではなく、胸鎖乳突筋（10章）からの関連痛である可能性が高いでしょう。しかし、医療従事者でも間違うことがあるように、限局した強い頭痛は軽視してはいけません。トリガーポイントが痛みの主な原因かもしれませんが、医師の診察を必要とする深刻な頭痛である可能性もあります。

＊2 副鼻腔炎と尿路感染症は、抗生物質では全ての病原体を死滅できないため、長引いたり、再発することもあります。しかし、抗生物質には即効性があるため、抗生物質に鍼治療、漢方薬、ホメオパシーを組み合わせることで、慢性化させずに早期に完全に感染症を治療できる可能性があります。

寄生虫感染症

裂頭条虫、鞭毛虫、アメーバは、トリガーポイントを持続させる最も一般的な寄生虫です。裂頭条虫、鞭毛虫は、腸の粘膜に寄生して栄養の吸収を阻害し、ビタミンB_{12}を消費します。アメーバは、腸から全身にめぐる

毒素を産生します。裂頭条虫は生魚を食べることによって、鞭毛虫は処理していない川の水を飲むことによって感染します。さらに、鞭毛虫は排便後に手を洗っていない感染した人との接触により感染することがあります。

解決策

■寄生虫の治療

慢性的に下痢をする場合、寄生虫に感染している可能性があります。簡単な対処法としては、グレープフルーツ種子抽出エキスなどのハーブや、オキナグサなどの漢方薬があります。排泄物の中に血液が混ざっているときは、早急に医師の診察を受ける必要があります。

抗カンジダダイエットは人気があり、一般に健康的な食べ方といわれています。スーパーなどには、グレープフルーツ種子抽出エキス、オイル（オレガノ、エキナシア、オキナグサ）、フォーミュラなど、カンジダを除去する食品が販売されています。しかし、よい腸内細菌を殺してしまう食品も含んでいるので、好酸性乳酸菌サプリメントなどで補う必要があります。

アレルギー

空気中のアレルゲンや摂取したアレルゲンはトリガーポイントを持続させ、ヒスタミンが放出されることで、さらに治療が難しくなります。疼痛患者の中には、アレルギー反応を最小限に抑えることが治療に重要だと感じている人もいます。環境のアレルゲンはできる限り管理する必要があるので、アレルゲンを特定する検査を行い、検査結果に基づいて専門医によるアドバイスを受けることが大切になります。

解決策

■高性能エアフィルター（HEPA）の使用

高性能エアフィルターは効果的であり、各部屋に必要です。エアフィルターには適した面積があるため、何畳用のものかを確認しましょう。

■オゾン発生器の使用

オゾン発生器はカビを除菌する作用がありますが、人やペットが部屋にいるときは使用しないほうがよいでしょう。部屋のドアを閉めておけば、濃い濃度で使用できます。数時間使用したら、窓を開けて換気を行いましょう。オゾンの匂いは残るかもしれませんが、数分後には空気を吸っても大丈夫なので、あまり気にする必要はありません。

■アレルギー検査

食物アレルギー検査にはいくつかの方法があります。その方法の1つは、除去食検査（全ての食品をやめ、1回に1つの食品を食べて、それを繰り返す検査）です。F. BalchとA. Balchの著書＊に詳しく解説されています。除去食検査は、厳しい食事制限と1か月間、食事日誌をつける必要があるため、多くの人に適しているとはいえません。

その他に、彼らはquick testを提唱しています。これは、リラックスして数分間座った後、1分間の脈拍数を測定し、検査する食品を食べます。食後15〜20分してから再び脈拍を測定し、1分間の脈拍数が10回以上増加していれば、1か月間この食品を食事からはずし、再度検査するというものです。

食物アレルギーの血液検査も正確な方法ですので、アレルゲンを特定するために医師の診察を受けましょう。

＊『Prescription for Nutritional Healing』、James F. Balch M. D., & Phyllis A. Balch C. N. C. 著、2000年

ホルモンの異常

女性（特に更年期）は、男性よりもトリガーポイントが形成されやすい傾向にあります。また、思春期をすぎた10代の男女もトリガーポイントを形成しやすくなっています。そのため、ホルモン分泌の変化と潜在性トリガーポイントの間には、関係があると考えらえています。常に自分の健康状態を確認し、持続因子を見つけることが、人生の転換期をできるだけ穏やかに迎える方法であり、痛みの原因となるトリガーポイントの形成を最小限に抑えることができるでしょう。

臓器機能障害と疾患

　臓器機能障害と疾患（甲状腺機能低下症、代謝低下、低血糖症、痛風）はトリガーポイントを形成し、持続させます。しかし、これらの持続因子をコントロールしたり、取り除くことは難しいでしょう。

甲状腺

　甲状腺異常（甲状腺代謝低下症、無症候性甲状腺機能低下症）や甲状腺機能低下症は、トリガーポイントを形成し、持続させます。甲状腺に対する薬を服用していたとしても、トリガーポイントが形成しやすい傾向は変わりません。なぜなら、服用できる薬の量は、健康な甲状腺が産生する量よりも少ないからです。

　無症候性甲状腺機能低下症は、女性17％、男性7％の割合でみられるとの報告があります。甲状腺の機能が低下した人には、早朝のこわばり、上肢帯周囲の筋力低下や痛みが生じます。甲状腺異常や甲状腺機能低下症は、寒冷不耐性（時に熱不耐性）、手足の冷え、筋肉のうずきと痛み（特に寒い日や雨の日）、便秘、月経不順、体重増加、皮膚の乾燥、疲労感、倦怠感などの症状が認められます。筋肉は触れると硬く感じ、時に甲状腺代謝異常では、痩せたり、神経質、過活動性となる場合もあり、無症候性甲状腺機能低下症と見なされないこともあります。

　喫煙は甲状腺ホルモンの機能を低下させ、症状を悪化させます。また、調合薬（抗痙攣薬、リチウム、糖質コルチコイド、ヨウ素を含む薬）も甲状腺ホルモンのレベルに影響を与えます。そのため、甲状腺機能低下症であるかどうかを確認し、また他の薬で代用できないか、医師に相談しましょう。

解決策

■甲状腺機能の検査

　自宅で甲状腺機能を確認する簡単な検査は、起床時（ベッドから起き上がる前）に10分間腋窩温を測ることです。男性と女性（閉経後）の平均腋窩温は約36.7℃です（閉経前の女性では排卵前は約36.4℃で、次の排卵までは約36.9℃）。腋窩温がこれより低ければ、医師の診察を受けるほうがよいでしょう。医師は、最初に甲状腺刺激ホルモン（TSH）レベルを検査するかもしれませんが、その評価は甲状腺機能低下症に関するものであり、甲状腺代謝異常では正常レベルである可能性があります。そのため、ラジオイムノアッセイ検査で甲状腺ホルモンのトリヨードサイロニン（T_3）レベルとサイロキシン（T_4）レベルを測定し、甲状腺機能の状態を明確にします。

■ビタミン B_1 の摂取

　甲状腺機能が低下すると、ビタミン B_1（チアミン）が低くなります。そのため、甲状腺の薬物療法を行う前にビタミン B_1 を摂取し、甲状腺機能に効果があるかどうか確認するとよいでしょう。すでに甲状腺の薬物療法を行っていたとしても、ビタミン B_1 を摂取することで甲状腺機能の亢進が認められれば、薬の量を調整する必要があります。また、甲状腺の薬物療法を始めたときに、ビタミン B_1 が低下していると、ビタミン B_1 欠乏の症状を呈し、薬物に不耐性があると間違われることがあります。ビタミン B_1 欠乏が改善された後は、薬物療法を受けられるので、ビタミン B_1 の欠乏を避けるためにも、甲状腺ホルモンの治療前や治療中にはビタミン B_1 を補う必要があります。

■カリウムの摂取量の調整

　カリウムは、甲状腺機能低下症では低く、甲状腺機能亢進症では高いので、カリウムの摂取量を調整する必要があります。

低血糖症

　低血糖症は、血液中のブドウ糖（グルコース）が低下している状態で、糖尿病と関連が深いといわれていますが、低血糖の原因には様々なものがあります。食事が遅れたことによって起こる低血糖反応は、空腹時低血糖と呼ばれます。健康な人では、食事が遅れたり、摂らないくらいのことでは低血糖は起こらないので、空腹時低血糖は肝臓、副腎、下垂体などに問題があると考えられます。食後の低血糖（反応性低血糖）は、通常、炭水化物の食事をした数時間後に起こり、ストレスが多いときに起こりやすいといわれています。そのため、原因をできる限り特定し、治療しなければなりません。低血糖症と診断されている場合、その原因や空腹時低血糖または反応性低血糖のどちらであるかは、自分の食生活を思い返せばわかるはずです。どちらの低血糖症も、トリガーポイントを形成して持続因子となり、トリガーポイント治療が難しくなります。

　低血糖症の症状は、発汗、震え、心拍数の増加、不安などです。また、低血糖反応によって胸鎖乳突筋（10章）のトリガーポイントが活性化すると、めまいや頭痛をきたすことがあり、さらに進行すると、錯乱、情緒不安、発語障害、思考障害などの症状が生じます。

解決策

■ **定期的に少量の食事を摂りましょう**
　低血糖症の症状は、1回の食事量（炭水化物は少なく、タンパク質は多く、脂質は適量とする）を減らし、何回かに分けて食事をすることで緩和されます。低血糖でなくても、頭痛、痛み、睡眠障害で目覚める場合は、寝る前にスナック菓子を食べるのをやめたり、ジュースの量を減らすことで、改善できるでしょう。低血糖は頭痛の原因となり、血糖が低いほど、頭痛がひどくなる傾向にあるため、定期的に少量の食事を摂ることが望ましいでしょう。

■ **避けたほうがよい嗜好品**
　カフェイン、アルコール、タバコ（副流煙も含む）を避けましょう。

■ **鍼治療**
　鍼治療は、血糖量を安定化させる効果があります。

痛風

　痛風は、血液中の尿酸が高値を示す疾患で、食事、遺伝、尿酸塩の分泌が原因となって起こります。関節や腱、これらの周囲の組織に尿酸ナトリウム結晶が付着し、炎症反応を起こし、腫脹や激しい痛みが生じます。足の第1趾の基部の関節が最も影響を受けます。痛風は、肥満、糖尿病、高血圧、インスリン抵抗性、脂質異常を伴うことが多くみられます。

　痛風はトリガーポイントを活性化し、治療を難しくします。TravellとSimonsは、彼らの著書の中で、痛風がトリガーポイントの持続因子になる理由として、「中枢性感作による持続的な痛みの悪循環に加え、高酸化物質により痛みが発生し、持続化するトリガーポイントが出現する」と考察しています。詳細に関しては、1章を参照してください。

解決策

■ **痛風の治療**
　痛風は、医師の指導のもとで症状をコントロールする必要があります。ビタミンCを摂取し、アルコール、砂糖、果糖（フルクトース）、肉類、魚介類は避けましょう。また、症状のコントロールに加えて、トリガーポイント治療を行うと、さらに効果が得られます。

役立つ臨床検査

　臨床検査は、全身性の持続因子や栄養に関する持続因子の診断を補助するものです。医師の説明を理解したり、質問できるようにするために、臨床検査に関する情報をまとめておきます。

　血液化学反応において、赤血球沈降速度の上昇は、慢性細菌感染、多発性筋炎、リウマチ性多発性筋痛、癌などが疑われます。赤血球数の減少あるいはヘモグロビン値の低下は貧血の可能性があります。平均赤血球容積（92 fl以上）は、葉酸やビタミンB_{12}の欠乏の指標となります。好酸球の増加はアレルギー、寄生虫感染の可能性があります。単球の増加は甲状腺機能低下症、感染性単核球症、急性ウイルス感染が疑われます。血清コレステロールの増加は甲状腺機能低下症、血清コレステロールの低下は葉酸の欠乏が示唆されます。尿酸値が高いときは、高尿酸血症や痛風が疑われます。甲状腺機能検査の詳細に関しては、前述の「臓器機能障害と疾患」（p33）を参照してください。

　鉄の欠乏は血清フェリチン値で確認します。血清総カルシウム濃度の低値はカルシウムの欠乏が考えられ、利用できるカルシウムの正確な検査は、血清イオン化カルシウム濃度検査で確認します。カリウムの欠乏は血清カリウム検査で確認します。毛髪分析では、有害金属への高い曝露やミネラルの不足を検査できます。

　血液検査では、血清中のビタミンB_1、ビタミンB_6、ビタミンB_{12}、葉酸、ビタミンCを測定できます。正常値より25％低い場合は、サプリメントなどで補うことで、トリガーポイントの治療に役立ちます。また、血清中のビタミンとミネラルが正常値であっても、身体は血清値が下がる前に、組織への供給が減少するため、サプリメントを摂取したり、食事量を増やしたりする必要があります。

　空腹時血糖試験は低血糖症の診断に使用され、ブドウ糖負荷試験やブドウ糖負荷2時間後試験は糖尿病の除外診断に使用されます。また、神経伝導検査は糖尿病性神経障害の診断に用いられます。

　食物アレルギーの診断のために、血液検査が行われることがあります。検便は寄生虫の検査に用いられます。

Part II

トリガーポイントの圧迫とストレッチ

　Part IIでは、筋肉の関連痛の一次領域を大まかに色分けし、下記のように分類しています。しかし、多くの症例は、関連痛が身体の様々な領域に出現するので注意してください。可能性のある全てのトリガーポイントを探し出すためには、6章「トリガーポイントの発見ガイド」を参照してください。

■ 頭、首の痛み（p51）
■ 体幹の痛み（p95）
■ 肩、上腕、肘の痛み（p165）
■ 前腕、手首、手の痛み（p215）
■ 下肢、膝、足の痛み（p243）

　上記の分類の最初の章には、頭痛や五十肩のように、身体に悪影響をもたらす一般的な疾患を記載しています。また、各領域の大部分に痛みを感じる場合は、全体の治療を行いたいと思うかもしれません。その際は、6章「トリガーポイントの発見ガイド」を参照してください。
　なお、筋肉・筋肉群の名称の後ろに示されている（　）の章には、その筋肉・筋肉群の詳細な情報が記載されています。

5 トリガーポイントの発見と治療方法：ガイドライン

　本章では、トリガーポイントを活性化し、維持する持続因子（PartⅠを参照）を解決するための対処方法に加え、圧迫やストレッチによるセルフケアテクニックについて解説します。また、本章では、PartⅡの筋肉・筋肉群の章での治療方法を理解するために必要な知識を解説したガイドラインとなっています。

　筋肉・筋肉群を治療する際、セルフケアが正しく行われているかどうかを確認するときは、本章に戻って復習してください。また、施術者の診察を受けている場合は、適切な方法で行われているかを確認しましょう。もし、間違った方法で行われていると、痛みが増悪してしまう可能性があります。症状が徐々に悪くなるときはセルフケアを中止し、本章を読み返して、施術者と意見交換をしてください。

何から始めるべきか？

　6章では、トリガーポイントがどこに存在しているのかについて解説します。PartⅡの筋肉・筋肉群の章では、その症状の原因となっているトリガーポイントがどこに存在しているかを突き止めるのに役立ちます。最初に、あなたが感じている痛み、あるいは各領域に生じている症状が、どの筋肉・筋肉群であるかを探してみましょう。

　PartⅡの筋肉・筋肉群の章では、それぞれのトリガーポイントで高頻度で発生する「関連痛パターン」を図示しました。この図では、濃い赤色の部分は関連痛の1次領域を示しており、ほとんどの人に症状が出現します。そして、薄い赤色の部分は関連痛の2次領域を示しており、症状が出現するかどうかは個人差があります。なお、関連痛パターンの図は、典型的なパターンを示しているため、少し違ったり、全く違った形で生じる可能性があります。また、複数の筋肉のトリガーポイントがある場合は、関連痛パターンが重なりあうこともあります。この場合は、各筋肉・筋肉群で示した典型的な関連痛パターンよりも症状が広く出現し、より強い痛みが生じるかもしれません。したがって、時間をかけて、その領域に関連痛を生じる可能性のある、全ての筋肉のトリガーポイントを探してください。

　PartⅡの筋肉・筋肉群の章には、筋肉の「解剖図」も図示しました。解剖図の青い点はトリガーポイントがよく現れる位置を示しています。しかし、青い点以外の部位にもトリガーポイントが存在したり、また全く違う部位にも存在することがあるため、筋肉全体からトリガーポイントを探すようにしましょう。図示したトリガーポイントの位置と関連痛パターンは、あくまでも一例であることを覚えておきましょう。なお、胸腰部傍脊柱筋群（18章）のように、トリガーポイントや関連痛が広い範囲に存在するものもあります。

　また、筋肉・筋肉群の章では、トリガーポイントの原因や、それを維持する持続因子の事例を示しています。ここでは、よく現れる事例だけを示しているので、別の経験で同様の症状が生じたり、原因・持続因子が異なることもあるでしょう。ある特定の筋肉にトリガーポイントが見つかったら、各事例の原因・持続因子を確認してください。もし、各事例に合致する原因・持続因子がないときは、あなたの生活の中のどんなことでもいいので、その筋肉に対して同じような種類のストレスがかかっていないか、原因・持続因子から似ているものを探してください。

　関連痛と症状が正確に一致する筋肉が見つかった時点で、セルフケアによる圧迫とストレッチを始め、持続因子を取り除いていきましょう。その後、数週間は、他の筋肉にもトリガーポイントが存在していないかを探し、必要に応じて他の筋肉のトリガーポイントの治療も行ってください。治療前に比べて症状が改善していると感じれば、痛みの原因となっているトリガーポイントやトリガーポイントを活性化させる持続因子が何であるかが徐々に明確になっていきます。

その他に考慮すべきこと

　トリガーポイントを圧迫したとき、関連痛や他の症状が再現することがしばしばあります。しかし、圧迫したときに関連痛や他の症状が再現しなくても、それがトリガーポイントではないと決めつけないでください。取りあえず、問題と思われる部位を治療してみましょう。一時的にでも症状が改善すれば、その部位が原因の一部になっているかもしれません。なお、どの部位が問題であったのかがわからなくなるため、1回の治療でたくさんの部位を治療することはやめましょう。

　1次性トリガーポイントは、異なる筋肉に随伴性（2次性）トリガーポイントを引き起こす可能性があります。随伴性トリガーポイントは、以下の3つの筋肉のうち、いずれか1つの領域に生じている可能性があります。
　①1次性トリガーポイントの関連痛領域
　②1次性トリガーポイントが存在する筋肉に対して協力関係にある筋肉
　③1次性トリガーポイントが存在する筋肉に対して拮抗関係にある筋肉

　セルフケアを行うとき、そのトリガーポイントが随伴性トリガーポイントであるならば、1次性トリガーポイントが改善されるまで、持続的な症状の軽減は得られないでしょう。そのため、関連痛領域も治療することが重要です。詳細に関しては、下記の「推奨事項」を参照してください。

　中枢性感作（p11を参照）が認められる場合は、各章で示した筋肉・筋肉群の関連痛パターンから逸脱したパターンが生じる可能性があります。一般的に同じ領域に関連痛を生じるトリガーポイントは複数存在するため、中枢性感作が認められる場合は、トリガーポイントの場所を特定することは難しくなるでしょう。また、他の因子が加わることで、新たな関連痛パターンが生じる可能性もあるので、典型的な関連痛パターンだけを基準にして、トリガーポイントを探すことは難しくなります。

　普段よりも痛みの強さが増しているときは、精神的要因が関連していることが多く、痛みが長期的に続くほど中枢性感作を引き起こし、従来の関連痛パターンから逸脱する可能性があります。また、少数例ではありますが、複雑な症例では、痛みがあちこちに移動することがあります。なお、最も痛みを感じる部位が改善されると、次に痛かった領域が明らかになるため、痛みがあちこちに移動しているように感じる症例もよくみられます。

　私はたくさんの症例を治療してきましたが、すぐに改善するものばかりではありません。そのため、様々な治療を行って症状が改善しない場合でも、トリガーポイントの治療が有効かどうか判断するために、5回程度治療を続けるように薦めています。施術者に治療を依頼した場合は、あなたの身体の状態を把握するために時間が必要となります。しかし、施術者が身体の状態を調べる気配がなかったり、その時間をとらない場合は、より適切な治療を行う施術者を探しましょう。

セルフケアで筋肉の圧迫を行うためのガイドライン

禁止事項

- 静脈瘤、開放外傷、感染症、椎間板ヘルニア、椎間板の膨隆、静脈炎、血栓性静脈炎の周囲、血栓が存在している、または存在していた部位には、圧を加えないようにしてください。また、妊娠している場合は、脚への圧迫はやめましょう。
- 最も重要なことは、セルフケアをやりすぎてはいけないということです。多くの人は、セルフケアをたくさん行うことで症状が改善すると考えるかもしれません。しかし、実際にはガイドラインに従わないと、症状が悪化してしまう可能性があります。最初の数週間は症状が急激に改善したとしても、その後は徐々にしか改善しないことがあります。

推奨事項

- **特定の筋肉を治療する場合、テニスボール、ラケットボール、ゴルフボール、犬の遊ぶボール、あなたの肘や手などを使って圧迫しましょう。** ボールを使用して、圧を加えるときは、自分の体重を利用しましょう。ただし、腰や手足に直接、ボールを押しつけることは避けてください。治療するときは、力を加えるのではなく、できるだけ受け身になってください。両側の背中を治療する場合は、2個ボールを使って同時に行うのではなく、1個のボールを使って片側ずつ行いましょう。
- **最低でも8秒間、最大で1分間圧迫をしてください。** 8秒間よりも圧迫が短いと、トリガーポイントは活性化する可能性があります。また、1分以上圧迫すると、血液循環を断ち切ることになり、さらにトリガーポイントを悪化させることがあります。正しい時間で圧迫できるように練習をしましょう。

- 圧を加えるときは、ある程度の不快感や痛みを伴うことがあります。しかし、緊張したり、息が止まるまで痛みを与えてはいけません。強い痛みがあれば、小さくて柔らかいボールを使うか、柔らかい面（ベッドや枕、毛布など）で行いましょう。筋肉に痛みがないときは、圧痛点を探し続けるか、硬い面（床やフローリングなど）で圧痛点を探しましょう。また、痛みが強くて横になれないときは、ストッキングにボールを入れ、肩越しに背負った状態で、壁にもたれかかるようにして圧を加えましょう。通常は、ボールの上に筋肉をのせることで治療したい部位を刺激するため、壁を使用する方法は、横になることができない場合に行うことをお薦めします。異なった部位の圧痛点に応じて、ベッドや枕など各面を組み合わせる必要があるかもしれません。治療とともに感度が減少しているのであれば、ボールの大きさや硬さを変えるよりも、硬い面の上で行うほうが効果があります。
- 圧痛点（特に最大圧痛点）を筋肉全体から探しましょう。最も悪い部位だけではなく、筋肉全体を治療する必要があるかを確認するために、圧痛点を確認してください。特に、硬くなった筋肉が引っ張られることで、腱付着部が傷ついている可能性があります。その筋肉を治療しなければ、腱付着部で常に引っ張られたままの状態になっています。
- 全身を弛緩させるために、身体の両側の筋肉を対称的に治療してください。ただし、治療を必要とする側は、特に時間をかけて行ってください。新たに片側の筋肉に怪我をした場合を除き、たとえ症状を引き起こすようなことがなくても、反対側の同じ筋肉に圧を加えると、ほとんどの場合、圧痛が生じます。片側だけを緩め、反対側を緩めないと、様々な問題が生じることがあります。反対側の筋肉に問題がないかを確認し、常に両側の治療をするようにしましょう。
- 関連痛領域の治療も行いましょう。例えば、殿部の筋肉に痛みがあり、その痛みが腰部の筋肉のトリガーポイントが原因で起こっている場合は、最初に腰部の領域を治療し、次に殿部の領域を治療しましょう。
- 時間の制約がある場合は、多くの領域を広く治療するよりは、1つの領域を重点的に治療しましょう。急いで治療を行うと、トリガーポイントは不活性化せずに、むしろトリガーポイントを悪化させる可能性があります。
- トリガーポイントを治療した後には、ストレッチを行いましょう。ただし、1つの治療しか行えない場合は、ボールを使用した圧迫治療を行い、ストレッチは省略しましょう。
- その他のポイント

  ①1日1回の筋肉圧迫を基本とします。施術者の診察予定がある日は、セルフケアを行ってはいけません。施術者の治療やセルフケアにより、身体に痛みがあるときは、治療を1日休みましょう。1日以上痛みが続いたり、症状が悪化している場合は、圧が強すぎるか、圧をかける時間が長かったためだと考えられます。そのような場合は、本章のガイドラインをもう一度復習してください。また、治療の前に痛みがあるときは、施術者に伝えてください。これは、「素晴らしい治療であっても、治療をたくさん行えばよい」というわけではないからです。また、忘れずにセルフケアをする時間を確保しましょう。例えば、目が覚めたとき、テレビを見るとき、ベッドで寝転がっているとき（ただし、ボールの上で眠らないでください）など、様々な時間を治療に使いましょう。

  　数週間痛みが出現しないときは、1日2回セルフケアを行ってください。また、特定の動作をしたときに違和感を感じる場合は、その動作の前後にセルフケアを行ってください。ただし、痛みが出現したり、症状が悪化した場合は、セルフケアの回数を減らしてください。なお、症状が消失したとしても、違和感が残る限り、トリガーポイントを治療してください。トリガーポイントにまだ圧痛がある場合は、そのトリガーポイントは潜在性トリガーポイントとなっており、簡単に再活性化してしまうでしょう。おそらく多くの場合、症状がなくなると、痛みがあったときのことを忘れてしまいます。しかし、症状が再発したときは、これまでの治療方法を思い出して、再びセルフケアを行いましょう。

  ②疑問があったり、症状が増悪したり、1日以上痛みがある場合は、施術者の診察を受けるまでセルフケアをやめましょう。このようなときは、施術者に相談し、これらの問題を解決しましょう。

  ③旅行では高い確率でトリガーポイントが悪化するので、セルフケアを行うためにボールをもっていきましょう。旅行先だけでなく、時に職場でボールを使うこともよいでしょう。

ストレッチとコンディショニング運動を行うためのガイドライン

　ストレッチとコンディショニング運動の違いを理解することは大切です。ストレッチは筋線維をゆっくり伸ばすことを目的とし、コンディショニング運動は筋肉を強化することを目的とします。TravellとSimonsは、「活動性トリガーポイントに対してストレッチを行うことは効果的であるが、コンディショニング運動を行うことは症状を増悪させる可能性がある」と報告しています。トリガーポイントが不活性化してから、コンディショニング運動を行うことが効果的です。そのため、トリガーポイントについて知識がある施術者を受診し、まずはストレッチから始めましょう。

　通常、2週間程度セルフケアを行えば、コンディショニング運動を取り入れることができます。しかし、トリガーポイントが過敏な状態であるときは、症状が軽減するまで待ちましょう。症状が軽減するのを待つ間は、本書でストレッチの仕方を勉強しておくとよいでしょう。なお、ストレッチあるいはコンディショニング運動の方法がわからないときは、施術者に相談してください。本書では、コンディショニング運動について詳しく取り上げていないため、施術者に適切な運動を処方してもらいましょう。

禁止事項

- **反動をつけてストレッチを行わないでください。また、筋肉が疲れていたり、冷えているときはストレッチを行うことを避けてください。**
- **他の人がコンディショニング運動を行って効果があったとしても、全く同じ運動を行ってはいけません。** TravellとSimonsは、「運動は処方薬として考えるべきだ。薬と同じように適切な量と時間が大切である」と述べています。人（家族・友人・同じ疾患をもつ患者）から、自分が行っている運動を薦められることがありますが、あなたとその人の症状は全く同じではないので、薦められた運動を行うよりも、施術者が提案した運動を行うべきです。あなたがどのような運動やストレッチ、活動などを行っているかを、施術者に必ず伝えておきましょう。なぜなら、これらがトリガーポイントを活性化させる原因となる可能性があるからです。
- **症状を悪化させる運動やストレッチを継続することはやめてください。** 症状が悪化する原因を特定し、どのような治療を行うかについて施術者と話しあってください。

推奨事項

- **ストレッチは、ゆっくりと行うことが大切です。** ストレッチは無理に行ってはいけません。強く、素早く筋肉をストレッチすると、トリガーポイントはさらに悪化する可能性があります。
- **それぞれのストレッチは30〜60秒で行いましょう。** 30秒を超えたあたりから、少しずつ効果が現れてきます。ただし、ストレッチは30秒以上行っても苦痛にならない程度の力を加えましょう。そうであれば、力を抜いて、呼吸をした後にストレッチを繰り返し行っても差し支えありません。
- **どんなタイプの反復運動でも、各運動の間に深呼吸と休憩を入れましょう。**
- **運動あるいはストレッチを行ってから1日以上痛みが生じる場合、痛みが消えてから運動を再開するとともに、反復する回数を減らしましょう。** 運動あるいはストレッチを行った後に2日間痛みが続く場合は、その運動やストレッチを変更する必要があります。

筋肉の治療を行うためのガイドライン

　筋肉の治療を行うためのガイドラインを紹介します。なお、詳細に関しては、各筋肉・筋肉群の章で具体的に解説します。

禁止事項

- 筋肉への負荷を最大にしてはいけません。このことに注意すれば、使いすぎによって簡単に筋肉を痛めることはありません。
- 重い物を持ち上げてはいけません。重い物を持つときは、周囲に協力を求めましょう。
- 筋肉が緊張あるいは作用した状態のまま、筋肉が持続的に収縮する姿勢をとってはいけません。筋肉が収縮と弛緩を交互に行うことで、血流が増加し、筋肉に酸素と栄養素を送り続けることができます。
- 長時間、同じ姿勢で座ってはいけません。
- 冷たい風に筋肉をさらしてはいけません。

推奨事項

- 治療後は徐々に筋肉が使用できるようになるため、全ての関節可動域を確保するように筋肉を動かしてください。トリガーポイントが再活性しなくなるまで、治療直後に激しい運動を行うのは避けてください。
- 長期間、同じ動作を続けるような行動パターンを変えましょう。どのような行動をする場合も、定期的に休憩をとりましょう。
- 物を持ち上げるときは、膝を曲げて、胸に物を近づけ、背中を真っ直ぐ伸ばして立ち上がりましょう。
- 緊張している身体の部位を確認し、その周囲の力を抜くように訓練しましょう。
- 水泳は一般的に健康によい運動です。自転車はランニングよりも身体に負担が少ないといわれています。しかし、どちらも僧帽筋や頚部の筋群が緊張しないように注意をしなければいけません。自転車は、背筋を伸ばした状態で座ることができるリカンベント自転車＊やエアロバイクなどが好ましいでしょう。
- 運動を始めるとき、多くの人はできるだけ大きな負荷を設定しますが、自分にどの程度の運動ができるかを考え、軽めの負荷を設定しましょう。痛みを感じたり、トリガーポイントが活性化しないように、時間・配分・負荷を調節しましょう。
- スポーツをする前には十分に準備運動を行いましょう。施術者の治療を受けている場合は、どの運動をすべきか、必ず施術者に相談してください。また、混乱するほどの多くの課題を施術者が与える場合は、どの運動内容を優先すべきか、順位をつけてもらいましょう。特に、学校を卒業したばかりの若い施術者は、多くの知識を有し、それを実践したいと考えているため、多くの課題を与える傾向があります。多くの課題を行うことが、患者にとってどれだけ負担なのかを、経験の少ない施術者は理解できていません。

＊リカンベント自転車は、サドルのかわりに背もたれがついた座席があり、座って走ることができます。

　治療の効果がなく、トリガーポイントが不活性化せず、むしろ悪化している場合は、適切に筋肉が治療できているのかを確認する意味でも、本章のガイドラインをもう一度確認してください。

痛みの悪循環を断つ：他の治療方法

　緊張すると何かしらの痛みが生じることがあります。このとき、苦痛を感じることで筋肉はさらに緊張するため、痛みの悪循環が持続されます。トリガーポイントを治療したり、持続因子を取り除くと、この痛みの悪循環を断つことにもなるでしょう。この治療方法には、セルフケア、ストレッチ、温熱療法、寒冷療法、漢方、カイロプラクティック、オステオパシー、マッサージ、超音波、バイオフィードバック、トリガーポイント注射、カウンセリング、鎮痛剤などがあります。

　私がアスピリンやイブプロフェンなどの鎮痛剤の使用に賛成していることを知ると驚く人もいますが、できるだけ早く痛みの悪循環を断つことができれば、どんな方法であっても、症状の悪化やトリガーポイントの発生などを抑える補助の1つとして利用します。例えば、激しい痛みがある場合、鎮痛剤は最初の治療に耐える助けとなることがあります。しかし、鎮痛剤を使用したとしても、痛みのレベルが減少しただけで、トリガーポイントが消失したわけではないことを忘れないでください。そのため、自分自身でトリガーポイントを探し出し、治療する知識を身につける必要があります。

なお、筋スパズムは痛みの原因ではないため、筋弛緩薬はトリガーポイントによる痛みに対する効果が限られています。なお、筋弛緩薬は、トリガーポイントによって代償的に筋肉が緊張している場合や、トリガーポイントが存在する筋肉を保護する意味で、筋肉の弛緩には役立ちます。ただし、他の筋肉を弛緩させることで、この防御機能のバランスを崩すことは、トリガーポイントが存在する筋肉の負担を増大させ、さらなる痛みが生じる可能性があることを理解してください。

十分に準備してから治療を始めましょう

本書で解説するテクニックは、トリガーポイントを治療するための1つの方法であり、セルフケアによって痛みを改善したいと考えている人を対象としています。そのため、自分にとって最適なセルフケアテクニックが見つかるかもしれません。しかし、どの治療をする場合も、長期的に症状を軽減させるためには、2～4章に示した持続因子を取り除く必要があります。

セルフケアを行う上で大切なことは、必ず実現可能な目標を設定することです。なお、最初は2～3か所の筋肉を重点的に治療し、複数か所を同時に治療することは避けましょう。おそらく5か所以上の異なった筋肉を治療することはできないでしょう。非現実的な目標を設定すると、やる気をなくしたり、あきらめる原因となります。本書に記載した多くのテクニックやアドバイスを不完全な状態で全て行うよりも、実現可能な少数のテクニックやアドバイスを選択し、完全に行うほうがよい結果が得られるでしょう。

なお、最初は、毎日ストレッチしたり、身体にあっていない靴を交換したり、食生活を変えたり、運動をするなど、簡単なものから始めましょう。この過程が楽しいと思えるようになってから、徐々に持続因子を取り除いていきましょう。

6 トリガーポイントの発見ガイド

　どんな筋肉にも、関連痛や他の症状を引き起こすトリガーポイントが存在します。人間の身体には約400個の筋肉があるといわれていますが、一部の筋肉は特定の人だけにあったり、なかったりすることもあります。同様に、筋線維あるいは腱の走行には個人差があります。そのため、トリガーポイントは人によって様々な場所で見つかります。

　最初に治療すべき筋肉を発見するために本章「トリガーポイントの発見ガイド」を活用して、Part IIの筋肉・筋肉群の各章を参照してください。p46〜p50の関連痛パターンの図の中から、あなたの痛みに一致するパターンを探してください。そして、関連する筋肉・筋肉群の各章を参照し、「トリガーポイントの原因・持続因子および解決策」を確認しましょう。筋肉の治療の始め方、圧迫やストレッチのしかたなどについては、5章の「トリガーポイントの発見と治療方法：ガイドライン」を参照してください。

空白の身体図の活用方法

　p45の空白の身体図をコピーして、蛍光ペンであなたの「痛みのパターン」を描いてみましょう。この痛みのパターンの身体図は、関連痛パターンの図と比較することができます。また、痛みの程度を明らかにするため、1〜10の尺度で痛みの強度と、その領域で感じる痛みの割合（全ての領域で感じる痛みの合計を100％とする）を書き込みましょう（例：6.5/80％）。

　少なくとも1週間に何回か空白の身体図に痛みのパターンを記入することをお薦めします。そして、順番に並べられるように記入した日付を書きましょう。この経時的な記録は、以下の点で役に立ちます。

- ■ あなたの痛みと最も一致する関連痛パターンを見つけることが容易となる。
- ■ あなたの痛みの程度や頻度などを、各章の事例と比べることで、痛みを起こす原因や持続因子を判断するのに役立つ。
- ■ あなたの痛みの発症過程を追跡したり、怪我などの既往歴を医師や施術者に伝えることができる。

　症状が改善すると、最初はどのくらいの症状であったかを忘れてしまうことがあります。また、治療の途中でこれ以上よくならないと感じることもあるかもしれません。しかし、この身体図があれば、一時的に症状が増悪したとしても、長期的には改善傾向にあることがわかるでしょう。しかし、注意すべきことは、ある程度、解剖学について熟知していなければ正確に痛みのパターンを描くことができないので、描いた痛みのパターンの身体図が不正確な場合もあります。念のため、関連痛パターンの周囲の筋肉も考慮した上で、治療する筋肉を選択するほうがよいでしょう。

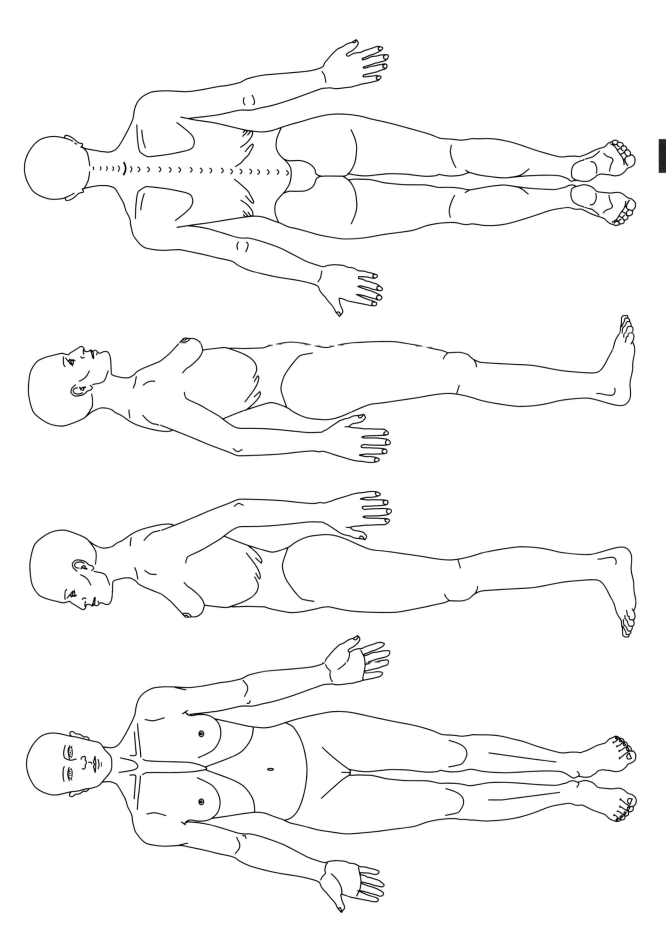

頭痛と頚部痛

筋肉・筋肉群の名称の後ろに示されている（　）の章には、その筋肉・筋肉群の詳細な情報が記載されています。

1. 胸鎖乳突筋（10章）
   頭板状筋（9章）

2. 僧帽筋（8章）
   胸鎖乳突筋（10章）
   後頭下筋群（9章）
   後頭筋（12章）
   顎二腹筋（16章）
   側頭筋（11章）

3. 僧帽筋（8章）
   胸鎖乳突筋（10章）
   側頭筋（11章）
   後頭下筋群（9章）

4. 胸鎖乳突筋（10章）
   頚半棘筋（9章）
   後頭前頭筋（12章）

5. 胸鎖乳突筋（10章）
   側頭筋（11章）
   後頭下筋群（9章）
   咬筋（13章）
   後頭前頭筋（12章）
   僧帽筋（8章）

6. 外側翼突筋（15章）
   咬筋（13章）
   胸鎖乳突筋（10章）
   内側翼突筋（14章）

7. 胸鎖乳突筋（10章）
   咬筋（13章）
   外側翼突筋（15章）
   僧帽筋（8章）
   顎二腹筋（16章）
   内側翼突筋（14章）
   後頭前頭筋（12章）

8. 側頭筋（11章）
   咬筋（13章）
   顎二腹筋（16章）

9. 僧帽筋（8章）
   頚部多裂筋（9章）
   頚板状筋（9章）
   肩甲挙筋（19章）
   棘下筋（35章）

10. 胸鎖乳突筋（10章）
    顎二腹筋（16章）
    内側翼突筋（14章）

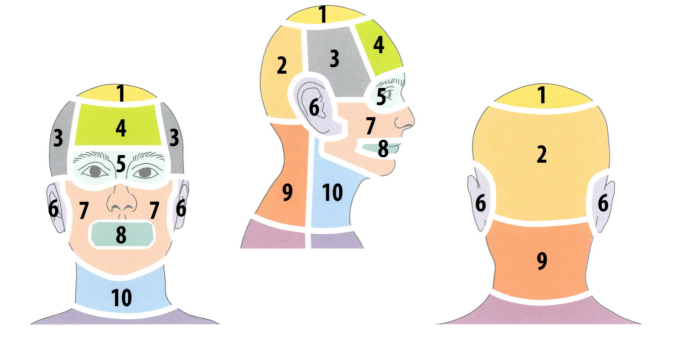

上半身と上腕の痛み

筋肉・筋肉群の名称の後ろに示されている（　）の章には、その筋肉・筋肉群の詳細な情報が記載されています。

11. 斜角筋（42章）
肩甲挙筋（19章）
棘上筋（34章）
僧帽筋（8章）
多裂筋（18章）
菱形筋（20章）
頚板状筋（9章）
上腕三頭筋（41章）
上腕二頭筋（46章）

12. 斜角筋（42章）
広背筋（38章）
肩甲挙筋（19章）
胸腰部傍脊柱筋群（18章）
菱形筋（20章）
上後鋸筋（36章）
棘下筋（35章）
僧帽筋（8章）
前鋸筋（26章）
大胸筋（23章）

13. 胸腰部傍脊柱筋群（18章）
下後鋸筋（21章）
腹直筋（25章）
肋間筋／横隔膜（27章）
広背筋（38章）
腸腰筋（22章）

14. 前鋸筋（26章）
肋間筋／横隔膜（27章）
広背筋（38章）

15. 三角筋（44章）
肩甲挙筋（19章）
斜角筋（42章）
棘上筋（34章）
大円筋（40章）
小円筋（39章）
肩甲下筋（37章）
上後鋸筋（36章）
広背筋（38章）
上腕三頭筋（41章）
僧帽筋（8章）
胸腸肋筋（18章）

16. 斜角筋（42章）
上腕三頭筋（41章）
三角筋（44章）
肩甲下筋（37章）
棘上筋（34章）
大円筋（40章）
小円筋（39章）
広背筋（38章）
上後鋸筋（36章）
烏口腕筋（45章）

17. 棘下筋（35章）
三角筋（44章）
斜角筋（42章）
棘上筋（34章）
大胸筋／鎖骨下筋（23章）
小胸筋（43章）
上腕二頭筋（46章）
烏口腕筋（45章）
胸骨筋（24章）
広背筋（38章）

18. 斜角筋（42章）
棘下筋（35章）
上腕二頭筋（46章）
上腕筋（52章）
上腕三頭筋（41章）
棘上筋（34章）
三角筋（44章）
胸骨筋（24章）
鎖骨下筋（23章）

19. 大胸筋／鎖骨下筋（23章）
小胸筋（43章）
斜角筋（42章）
胸鎖乳突筋（10章）
胸骨筋（24章）
肋間筋／横隔膜（27章）
頚腸肋筋（18章）
外腹斜筋（25章）

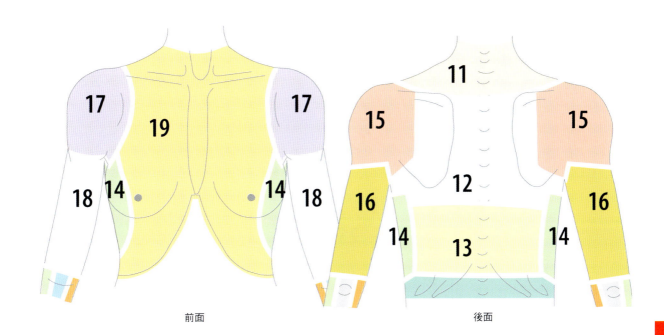

前面　　　後面

下半身と大腿部の痛み

筋肉・筋肉群の名称の後ろに示されている（ ）の章には、その筋肉・筋肉群の詳細な情報が記載されています。

20. 胸腰部傍脊柱筋群（18章）
　腸腰筋（22章）
　腹直筋（25章）
　中殿筋（31章）
　腸腰靭帯（28章）

21. 骨盤底筋群（32章）
　中殿筋（31章）
　腰方形筋（28章）
　大殿筋（30章）
　多裂筋（18章）
　腹直筋（25章）
　ヒラメ筋（59章）

22. 中殿筋（31章）
　腰方形筋（28章）
　大殿筋（30章）
　胸腰部傍脊柱筋群（18章）
　半腱様筋／半膜様筋（56章）
　腸腰靭帯（28章）
　梨状筋（29章）
　小殿筋（62章）
　腹直筋（25章）
　ヒラメ筋（59章）
　骨盤底筋群（32章）

23. 小殿筋（62章）
　ハムストリングス（56章）
　梨状筋（29章）
　内閉鎖筋（29章）

24. 小殿筋（62章）
　大腿四頭筋（65章）
　梨状筋（29章）
　腰方形筋（28章）
　大腿筋膜張筋（63章）
　大殿筋（30章）

25. 恥骨筋（68章）
　内側広筋（65章）
　股関節内転筋群（67章）
　縫工筋（66章）

26. 腹筋群（25章）
　胸腰部傍脊柱筋群（18章）
　腰方形筋（28章）

27. 腹筋群（25章）
　胸腰部傍脊柱筋群（18章）
　腰方形筋（28章）

28. 骨盤底筋群（32章）
　大内転筋（67章）
　梨状筋（29章）
　腹筋群（25章）

29. 股関節内転筋群（67章）
　腸腰筋（22章）
　大腿四頭筋（65章）
　恥骨筋（68章）
　縫工筋（66章）
　腰方形筋（28章）
　大腿筋膜張筋（63章）

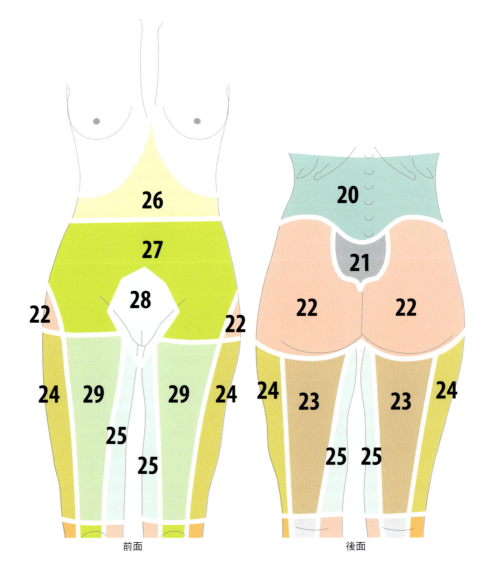

前面　　　後面

肘、前腕、手の痛み

筋肉・筋肉群の名称の後ろに示されている（ ）の章には、その筋肉・筋肉群の詳細な情報が記載されています。

30. 上腕三頭筋（41章）
　　 上後鋸筋（36章）

31. 回外筋（49章）
　　 手関節伸筋群／
　　　指関節伸筋群（48章）
　　 上腕三頭筋／肘筋（41章）
　　 棘上筋（34章）

32. 上腕三頭筋（41章）
　　 大胸筋（23章）
　　 小胸筋（43章）
　　 前鋸筋（26章）
　　 上後鋸筋（36章）

33. 上腕三頭筋（41章）
　　 大円筋（40章）
　　 手関節伸筋群／
　　　指関節伸筋群（48章）
　　 烏口腕筋（45章）
　　 斜角筋（42章）
　　 僧帽筋（8章）

34. 棘下筋（35章）
　　 斜角筋（42章）
　　 腕橈骨筋（48章）
　　 棘上筋（34章）
　　 鎖骨下筋（23章）

35. 広背筋（38章）
　　 大胸筋（23章）
　　 小胸筋（43章）
　　 上後鋸筋（36章）

36. 手関節伸筋群／
　　　指関節伸筋群（48章）
　　 肩甲下筋（37章）
　　 烏口腕筋（45章）
　　 斜角筋（42章）
　　 広背筋（38章）
　　 上後鋸筋（36章）
　　 第1背側骨間筋（54章）
　　 僧帽筋（8章）

37. 回外筋（49章）
　　 斜角筋（42章）
　　 上腕筋（52章）
　　 棘下筋（35章）
　　 手関節伸筋群／
　　　指関節伸筋群（48章）
　　 母指内転筋／母指対立筋（53章）
　　 鎖骨下筋（23章）
　　 第1背側骨間筋（54章）
　　 長母指屈筋（51章）

38. 指関節伸筋群（48章）
　　 手の骨間筋（54章）
　　 斜角筋（42章）
　　 大胸筋（23章）
　　 小胸筋（43章）
　　 広背筋（38章）
　　 鎖骨下筋（23章）

39. 上腕筋（52章）
　　 上腕二頭筋（46章）

40. 長掌筋（50章）
　　 円回内筋（51章）
　　 前鋸筋（26章）
　　 上腕三頭筋（41章）

41. 手関節屈筋群／
　　　指関節屈筋群（51章）
　　 母指対立筋（53章）
　　 大胸筋（23章）
　　 小胸筋（43章）
　　 広背筋（38章）
　　 長掌筋（50章）
　　 前鋸筋（26章）

42. 浅指屈筋／深指屈筋（51章）
　　 手の骨間筋（54章）
　　 広背筋（38章）
　　 前鋸筋（26章）
　　 鎖骨下筋（23章）

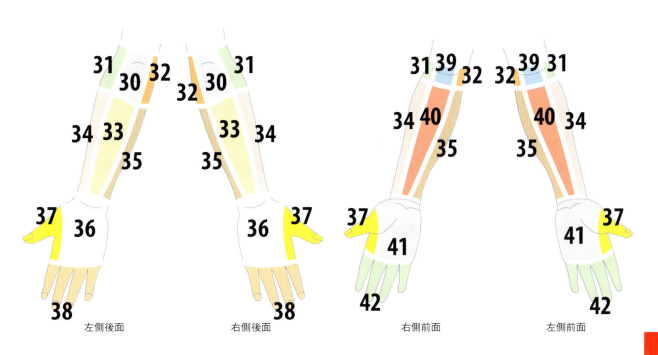

膝、下腿、足首、足の痛み

筋肉・筋肉群の名称の後ろに示されている（ ）の章には、その筋肉・筋肉群の詳細な情報が記載されています。

43. 大腿四頭筋（65章）
長内転筋／短内転筋（67章）

44. 外側広筋（65章）

45. 腓腹筋（58章）
ハムストリングス（56章）
膝窩筋（57章）
ヒラメ筋（59章）

46. 大腿四頭筋（65章）
股関節内転筋群（67章）
縫工筋（66章）

47. 前脛骨筋（69章）
長内転筋／短内転筋（67章）

48. 腓腹筋（58章）
小殿筋（62章）
長腓骨筋／短腓骨筋（64章）
外側広筋（65章）

49. ヒラメ筋（59章）
腓腹筋（58章）
小殿筋（62章）
半腱様筋／半膜様筋（56章）
長趾屈筋（61章）
後脛骨筋（60章）

50. 前脛骨筋（69章）
第3腓骨筋（64章）
長趾伸筋群（70章）

51. 腓骨筋群（64章）

52. ヒラメ筋（59章）
後脛骨筋（60章）

53. 母趾外転筋（71章）
長趾屈筋（61章）

54. 短趾伸筋／短母趾伸筋（71章）
長趾伸筋群（70章）
足の深層筋群（72章）
前脛骨筋（69章）

55. 前脛骨筋（69章）
長母趾伸筋（70章）
短母趾屈筋（72章）

56. 足の骨間筋（72章）
長趾伸筋（70章）

57. ヒラメ筋（59章）
足底方形筋（72章）
母趾外転筋（71章）
後脛骨筋（60章）

58. 腓腹筋（58章）
長趾屈筋（61章）
足の深層筋群（72章）
ヒラメ筋（59章）
母趾外転筋（71章）
後脛骨筋（60章）

59. 足の深層筋群（72章）
足の浅層筋群（71章）
長趾屈筋群（61章）
後脛骨筋（60章）

60. 長母趾屈筋（61章）
短母趾屈筋（72章）
後脛骨筋

61. 長趾屈筋（61章）
後脛骨筋（60章）

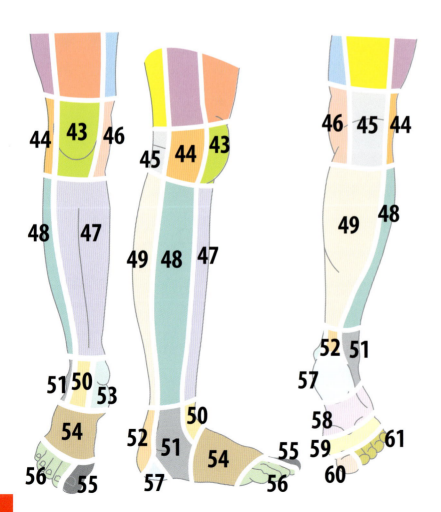

7 頭、首の痛み

　本章では、頭部や頸部に存在するトリガーポイントを治療するときに役立つ、代表的なセルフケアについて紹介します。
　正しい腹式呼吸を身につけ、頭部を正常な位置に戻し、頸部や体幹の筋肉をリラックスさせましょう。また、顎関節の機能不全（顎関節症）、頭痛や片頭痛などの症状を改善させましょう。

不適切な呼吸とトリガーポイント

　腹式呼吸をすることで、後頸筋群（9章）＊、胸鎖乳突筋（10章）、胸腰部傍脊柱筋群（18章）、下後鋸筋（21章）、腹筋群（25章）、前鋸筋（26章）、肋間筋／横隔膜（27章）、小胸筋（43章）に存在するトリガーポイントを改善させる可能性があります。

解決策

①片側の手を胸に置き、もう片側の手を腹に置いてください。
②息を吸い込むときは、写真A1のように両手が上がり、息を吐き出すときは、写真A2のように両手が下がるように、呼吸のパターンを調整してください。
③胸部のみで呼吸をしていることが多いため、胸と腹に手を置くことで自分の呼吸のパターンを確認してください。このとき、腹部から呼吸が始まっていることが大切です。

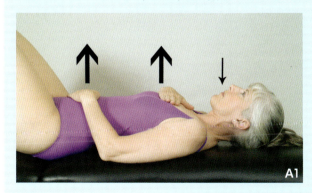 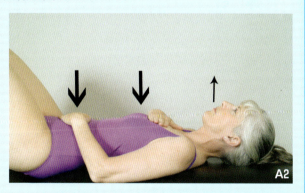

＊訳者注（　）内の章は、p46～p50の関連痛パターンの図および8～72章の筋肉・筋肉群と対応しています。

うつむいた姿勢とトリガーポイント

うつむいた姿勢（前傾姿勢）は、トリガーポイントの形成や慢性化の原因となります。普段、あなたの頭の位置が体幹よりも前にあるか、誰かに真横から確認してもらいましょう。写真B1のように、頭が肩よりも前に出ているほど、多くのトリガーポイントが形成される可能性があります。

さらに、うつむいた姿勢のまま車に乗ったり、机やパソコンの前に座ったり、食事をしたり、テレビを見たりしていると、トリガーポイントが慢性化する可能性があります。

解決策

■ランバー・サポートと矯正装具を利用する

うつむいた姿勢のまま車に乗ったり、テレビを見たりしていると、トリガーポイントが形成されたり、慢性化する可能性があります。そこで、長時間、座る場合は、ランバー・サポートを使用することで、悪い姿勢を矯正することができます。さらに、靴の矯正装具を使用することでも、正しい姿勢をとることができます。詳細に関しては、2章「人間工学」（p14）、「身体力学」（p16）を参照してください。

■正しい姿勢になるように練習する

うつむいた姿勢を直す方法として、姿勢を矯正することが有効です。写真B2のように、正しい姿勢になるように練習しましょう。

① 自分の姿勢と頭の正確な位置を知るために、足幅を約10 cm開いた状態で、両手を太ももの外側に添えて立ってください。

② 殿部に力を入れて腰を安定させ、脇を締めた状態で肩甲骨と肩甲骨の間を狭めるようなイメージで胸を張り、ゆっくり息を吸い込みましょう（肩甲骨を内転させます）。さらに、この姿勢を保ち、息を吐き出しながら肩の力を抜きましょう。

③ 肩の位置まで頭を後ろに引き、この姿勢を約6秒間維持しながら、普通に呼吸をしてください。このとき、口を開けたり、鼻を上下に動かさないようにしてください。この姿勢が長く続けられない場合は、少しでも長く維持できるように繰り返し練習する必要があります。

④ ③の姿勢が不自然に感じたり、筋肉のこりを感じる場合は、身体の重心を足の親指から踵に移動させるようなイメージで、頭を肩の後方に動かしましょう。

⑤ 正しい姿勢を身につけるために、この練習を少なくとも1～2時間おきに行いましょう。なお、1度に6回連続して行うよりも、1日に6回行うほうがよいでしょう。

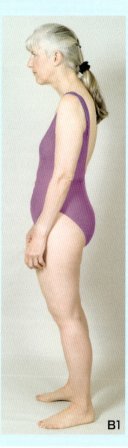

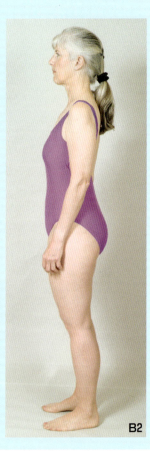

顎関節の機能不全（顎関節症）とトリガーポイント

　顎関節の機能不全（顎関節症）は、関節の炎症やアライメントの問題、口周囲の筋肉のトリガーポイントによって引き起こされる可能性があります。そして、トリガーポイントは、関節の変形や不正咬合を招き、噛み合わせの異常に発展する可能性があります。

　一般的に、顎の機能が正常な人は、口を縦に開いたときに2本以上の指が入ります。もし、2本以上の指が入らなければ、顎に異常があるかもしれません。また、口を開いたときに口が片側にずれている場合は、ずれている側にトリガーポイントが存在している可能性が高いでしょう。顎関節や耳の内側を圧迫したとき、強い痛みを感じる場合は、関節そのものに炎症が起こっている可能性があります。なお、関節円板に問題があれば、関節円板の変位などが苦痛を感じる原因となっているため、苦痛を感じないように噛みしめたとしても、根本的な改善は認められないでしょう。

　トリガーポイントが形成される原因は、歯ぎしり（ブラキシズム）、歯あるいは口蓋に舌を押しつける、頭部や頸部の位置が悪い、顔面の直接的な外傷など、様々な可能性があります。もし、あなたの顎が「きしむ」あるいは「弾ける」などの音がする場合は、関節円板が障害されているか、関節炎となっている可能性があり、これは慢性的に存在するトリガーポイントによって起こったのかもしれません。この場合、トリガーポイントを不活性化することが重要です。なお、活動性トリガーポイントは痛みの原因となりますが、潜在性トリガーポイントは痛みよりも他の症状（しびれやかゆみなどの異常感覚）を引き起こす可能性があります。そのため、活動性トリガーポイントのように痛みを感じていなくても、潜在性トリガーポイントを治療することが大切です。

解決策

■舌を動かす
　舌を動かすことは、口の筋肉をリラックスさせることにつながります。
①口を閉じ、鼻を通して3回深呼吸をしましょう。
②口を閉じた状態で、口の中で円を描くように舌を10回動かしましょう。
③舌を10回動かすことが難しい場合は、痛みのない範囲で行ってください。

■サプリメントを摂取する
　栄養素の中でも、カルシウム・マグネシウム・葉酸の不足は、歯ぎしりの原因となるので、これらの栄養素を摂取する必要があります。詳細に関しては、3章を参照してください。

■筋肉・関節の調整や鍼を試してみましょう
　専門医の診察を受け、顎の筋肉や関節を調整しましょう。また、顎の症状に加えて精神的な緊張が強い場合は、鍼が効果的です。なお、顎関節の変性や関節炎がある場合は、疼痛コントロールとして鍼は有用な手段です。しかし、鍼治療だけで関節を元の状態に戻すことは難しいかもしれません。

■歯科医の診察を受け、顎の機能を確認しましょう
　歯科治療で歯に詰め物をする際、処置中は咬合阻止器を使用してもらいましょう。また、噛み合わせ（咬合）の変化は、トリガーポイントの原因あるいは増悪因子のどちらにも関与することがあります。そのため、歯科矯正をする前には、必ず顎と頭部のトリガーポイントを確認し、トリガーポイントが存在する場合はトリガーポイントを先に治療する必要があります。なお、筋肉の治療により、噛み合わせが変化することがあるため、少なくとも矯正装具を使用する4週間前から筋肉のセルフケアを行いましょう。セルフケアは、頸部と頭部にある全てのトリガーポイント（胸鎖乳突筋を含む）に行いましょう（8～16章を参照）。

　ナイトガードや咬合スプリントを使用すると、噛み合わせが変化する可能性があるので、無理に使用する必要はありません。しかし、あなたにあったナイトガードや咬合スプリントが見つかれば、使用してもよいでしょう。通常、ナイトガードや咬合スプリントは歯ぎしりを防ぐだけでなく、歯を保護したり、口腔周囲の筋疲労を改善してくれます。ただし、薬局などで購入できるプラスチック製の咬合スプリントは柔らかいため、顎関節の機能障害には有用とはいえません。そのため、歯科で硬いアクリル製の咬合スプリントを選ぶ必要があります。

　噛み合わせが悪い場合、歯科医は咬合スプリントを薦めるか、他の解決策を提案するでしょう。もし、そのような提案がなければ、咬合を調整してくれる歯科医を探したほうがよいかもしれません。ただし、矯正を行うと、元の咬合には戻せなくなる可能性もあるため、最終手段として考えるべきです。なお、不適合な矯正装具は、トリガーポイントをさらに増悪させ、さらなる問題を引き起こす可能性があります。矯正を行

うときには、トリガーポイントと顎関節の機能障害に精通した歯科医を選び、矯正装具が適合しているかを確認してください。

トリガーポイントと顎関節の機能障害（顎関節症）の詳細に関しては、筆者の著書＊を参照してください。

＊『Trigger Point Therapy for Headaches & Migraines,Your Self-Treatment Workbook for Pain Relief』Valerie DeLaune 著、2008 年

頭痛とトリガーポイント

頭痛は、「頭部や頚部に痛みや違和感があるもの」と定義されています。痛みの範囲により、痛みの頻度や強さは異なります。また、頭痛の約90％は、緊張型頭痛、片頭痛、群発性頭痛の3つのカテゴリーに分類されます。

頭痛患者は頭痛のない人と比べて、うつむいた姿勢（前傾姿勢）のような姿勢異常が認められる割合が2倍以上あり、頚部後面、特に後頚筋群（9章）にトリガーポイントがあることが多いといわれています。そして、トリガーポイントの大多数は、重度の頭痛の原因となっています。例えば、片頭痛の患者は、緊張型頭痛の患者と同様に姿勢異常が頻繁に認められ、トリガーポイントも複数存在しています。そのため、片頭痛であっても、痛みがある側と同じ側に多くの活動性トリガーポイントが認められます。さらに片頭痛と緊張型頭痛を両方患っている患者は、単独の頭痛患者に比べて、多くの活動性トリガーポイントが存在しています。これらのことから、頭痛患者のほとんどは、トリガーポイントが頭痛の原因となっている可能性が高いと考えられています。

解決策

■ トリガーポイントに対するセルフケア

頭痛の原因は、頚部や咀嚼筋に存在するトリガーポイントの関連痛である可能性があります。頚部や咀嚼筋に存在するトリガーポイントの影響をなくすために、本章で取り上げた全ての筋肉を必ず確認してください。また、トリガーポイントは頭痛が生じているときはより多くの筋肉で圧痛が確認されます。

なお、トリガーポイントと頭痛の詳細に関しては、筆者の著書＊を参照してください。また、頭痛の症状や持続因子に関する表、頭痛日記のワークシートの形式に関しては、www.triggerpointrelief.com（英語）を参考にしてください。

＊『Trigger Point Therapy for Headaches & Migraines,Your Self-Treatment Workbook for Pain Relief』Valerie DeLaune著、2008年

なお、8～16章には、頭部と頚部の痛みに関する様々な解決策を記載してあります。

8 僧帽筋（そうぼうきん）

　僧帽筋は、下図のように大きなひし形をしています。この筋肉は、最も浅層に存在し、頭蓋底付近・鎖骨・肩甲骨・C6〜T12椎骨に付着し、頚部の上面や後面背部から背部の中央付近まで広範囲に広がっています。
　なお、僧帽筋は、上部僧帽筋・中部僧帽筋・下部僧帽筋の3つの主要な筋肉に分けられ、それぞれ独自の付着部、作用、特徴的な症状があります。

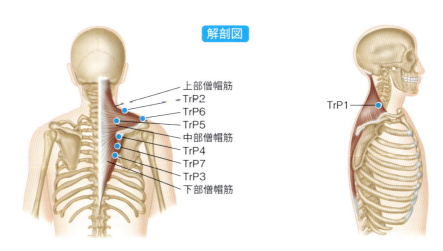

解剖図

　僧帽筋の主な作用は、各線維の作用に応じて上肢帯を様々な方向へ動かすことです。また、僧帽筋には多くのトリガーポイントが存在し、これらのトリガーポイントが示す症状は他のトリガーポイントと比べて、臨床的に問題になりやすいでしょう。

一般的な症状

上部僧帽筋
- 側頭部に痛みがある（TrP1）。
- 顔面部、側頭部、顎に痛みがある（TrP1）。
- 目の後方に痛みがある（TrP1）。
- 頚部に激しい痛みがある（TrP1、TrP2）。
- めまいがある（TrP1と胸鎖乳突筋が連動して起こる）。
- 斜頚、可動域制限があり、肩への負荷に耐えられない（TrP1、TrP2）。

中部僧帽筋
- 背部中央付近に痛みがある。
- 後頭骨の際に痛みがある。
- 脊椎付近の浅層に灼熱痛がある（TrP5）。
- 肩の尖端（関節付近）にうずくような痛みがある（TrP6）。

下部僧帽筋
- 頚部、肩上部、中背部に痛みがある（TrP3）。
- 肩甲骨の裏側、腕の内側、薬指や小指に痛みがある（TrP7）。下後鋸筋（21章）の関連痛パターンと類似している。
- 後頭骨の際に頭痛が生じる（TrP3）。
- 深部にうずく痛みが放散したり、肩峰にも痛みが放散する（TrP3）。

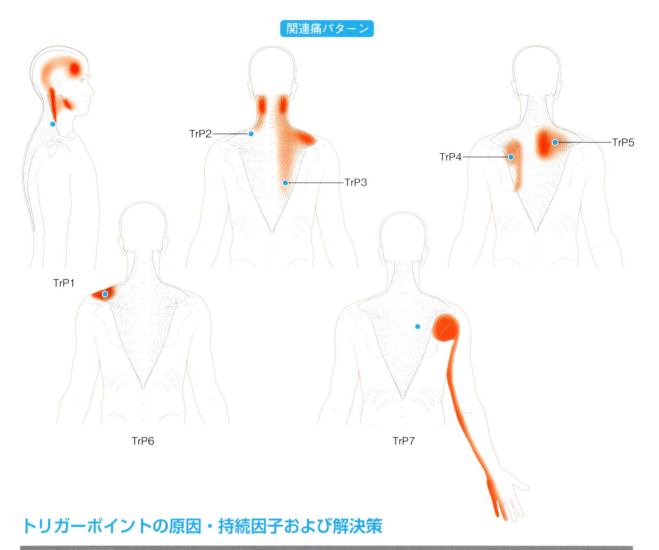

関連痛パターン

トリガーポイントの原因・持続因子および解決策

原因・持続因子1

- **デスクワークで悪い姿勢をとっている**
  肘かけのないイスに座る、肘かけの高いイスに座る、高い位置でキーボードを打つ、電話の受話器を耳と肩の間で挟む、背もたれがないイスで前かがみになって座るなど。
- **長時間、前かがみになる職業に従事している**
  歯科医師、歯科衛生士、建築家、製図者、秘書、パソコン利用者など。
- **長い杖を使用して歩く**

解決策

- イスの高さを調整したり、適切なものに交換してください。詳細に関しては、2章「人間工学」（p14）を参照してください。
- 杖を使用して歩くときは、肩がすくむような長さにならないように調整しましょう。

原因・持続因子2

- **姿勢が悪い（前かがみの姿勢など）**
  肩が緊張している、膝の上で縫い物をする、寝るとき（仰向け、あるいはうつ伏せ）に片側に頭を向けたまま寝ている、会話するときに頭を片側に長時間傾ける、バイオリンを弾くなど。

解決策

- 肩の筋肉が緊張していたら、肩をリラックスしてください。
- 会話をするときは、頭の向きを変えるのではなく、話し相手に身体を向けるようにしましょう。なお、ポケットに手を入れると、僧帽筋への負荷が軽減します。正しい姿勢を理解するために、7章を参照してください。

原因・持続因子 3

■ **筋肉が締めつけられている**

　肩まわりや胴まわりがきついブラジャーを身につける、重いバッグを持つ、重いリュックサックを背負う、分厚いコートを着るなど。なお、自分自身が肩を引き上げている感じがしなくても、片側の肩にバッグのひもをかけたり、リュックサックを背負ったりするだけでも、筋肉が緊張することがあります。

解決策

■ 分厚いコートは、肩パッドを使用することで上部僧帽筋の負担が軽減することがあります。なお、他の衣服に関する問題の解決方法は、2章「衣服」（p17）を参照してください。

原因・持続因子 4

■ **スポーツやトレーニングを行う**

　ランニング、自転車競技、カヤック、ウエイトトレーニング、水泳競技（特にクロールのように片側で息を吸う泳ぎ方）、瞬発運動（瞬時に片側方向へ移動するようなスポーツ）など。

解決策

■ トリガーポイントが改善するまで、これらのスポーツを中止するか、運動内容を変更する必要があります。
■ 水泳はとてもよい有酸素運動であるため、僧帽筋に過度なストレスがかからない泳ぎ方に変えてください。なお、詳細に関しては、2章「身体力学」（p16）を参照してください。

原因・持続因子 5

■ **身体構造に問題がある**

　脚長差がある、骨盤に異常がある（右側あるいは左側の骨盤の骨が半分など）、胸が大きい、上腕が短い（片側の肘かけのみを使っている）など。

解決策

■ 身体が非対称あるいは上腕が短い場合は、専門医を受診し、踵あるいは足底板を調節してください。
■ 背中の痛みの原因が胸の大きいことだと診断され、医療従事者が胸を小さくする手術を薦めるのであれば、保険会社に相談してみてください。ただし、手術のリスクを考慮して、慎重に決めてください。

原因・持続因子 6

■ **疲労している**

解決策

■ 4章「睡眠障害」（p29）を参照してください。
■ 慢性疲労症候群に悩んでいる場合は、鍼灸師あるいは専門医の診察を受けてください。

原因・持続因子 7

■ **交通事故、頭部からの転倒、むち打ち症、大胸筋（23章）に緊張がある**

解決策

■ 痛みの原因と考えられるトリガーポイントに対して、本章で取り上げたセルフケアテクニックを行ってください。

セルフケアテクニック

圧迫方法

■ 胸腰部傍脊柱筋群、僧帽筋の圧迫
　胸腰部傍脊柱筋群（18章）、中部僧帽筋、下部僧帽筋に圧迫を加えるためには、ボールを使用する方法がよいでしょう。これらの筋肉の圧迫方法に関しては、18章を参照してください。

■ バックノバーを使用して僧帽筋を圧迫する方法
　仕事中などで仰向けになれないときは、僧帽筋の圧迫にPressure Positive Companyから発売されているバックノバー（Backnobber®）を使用することをお薦めします。バックノバーは、写真Aのように両手で持ち、体幹から離れるように矢印の向きに引いて圧迫します。

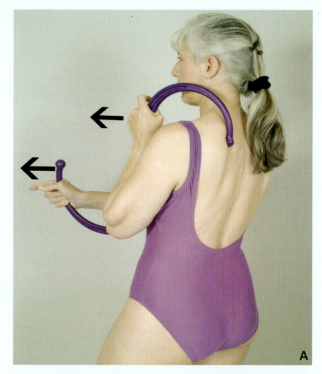

■ 僧帽筋をつまんで圧迫する方法
①腕の重さを支えるために、肩が楽な高さになるように、肘や前腕を机などに置いてください。
②片側の手を使って、写真Bのように上部僧帽筋をつまんでください。
③筋肉をしばらくつまんだままにします。鎖骨真上のくぼみを親指で圧迫しないように注意してください。
④つまみたい筋肉のほうへ頭を少し傾けると筋肉が緩み、その筋肉を多くつまむことができます。

■ 棘上筋の圧迫
　棘上筋（34章）を圧迫すると、上部僧帽筋の痛みを軽減させることができます。棘上筋の圧迫方法に関しては、34章を参照してください。

■ 後頚筋群の筋肉の圧迫
　ゴルフボールを頚部後面に置き、後頚筋群（9章）を圧迫しましょう。後頚筋群の圧迫方法に関しては、9章を参照してください。

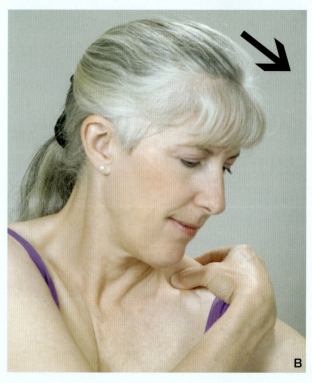

ストレッチ

■僧帽筋のストレッチ

僧帽筋のストレッチは、中部僧帽筋と下部僧帽筋に効果があります。両腕を使って、**写真C1～C5**のように腕を動かしてください。深呼吸を2回した後、このストレッチを3～5回繰り返してください。

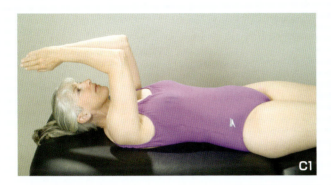
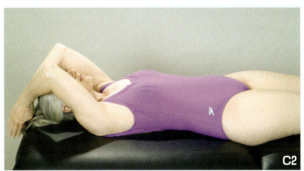
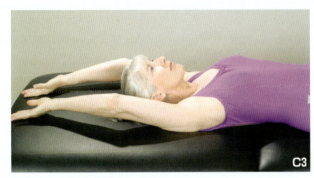
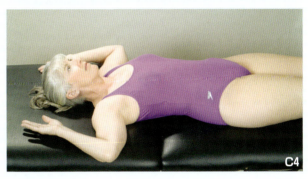
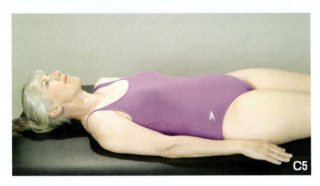

■後頚筋群のストレッチ

頚部後面に対するストレッチを行ってください。後頚筋群のストレッチに関しては、9章を参照してください。

■胸筋（大胸筋）のストレッチ

胸筋（17章）のストレッチは、僧帽筋の症状に効果があります。胸筋のストレッチに関しては、17章を参照してください。

他に確認すべき筋肉

棘上筋（34章）、胸鎖乳突筋（10章）、肩甲挙筋（19章）、棘下筋（35章）、大胸筋（23章）、小胸筋（43章）、菱形筋（20章）、側頭筋（11章）の随伴性トリガーポイント、後頭前頭筋（12章）の後頭筋に存在する随伴性トリガーポイント、後頚筋群（9章）の随伴性トリガーポイント、咬筋（13章）の随伴性トリガーポイント

> **鑑別診断**
> セルフケアを行っても症状が改善しない場合は、後頭神経痛や頚部由来の頭痛の可能性を除外するために医療機関を受診する必要があります。
> また、脊椎のずれを確認するため、専門医の診察を受ける必要があります。

9 後頚筋群

頚部多裂筋、頚半棘筋、頭半棘筋、頭板状筋、頚板状筋、後頭下筋群、頭最長筋

後頚部に存在する筋肉は、筋線維の配列や筋肉が付着する部位がとても複雑です。しかし、ほとんどの場合、後頭骨の際、あるいはその周囲や頚椎・上部胸椎に付着しています。この筋群の主な作用は、頚部の回旋や頭部の伸展であり、通常、頭を動かしたり、安定させる働きがあります。

解剖図

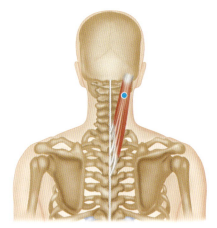
頭板状筋

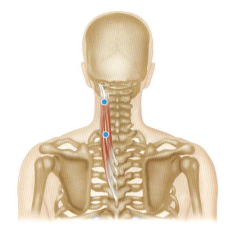
頚板状筋

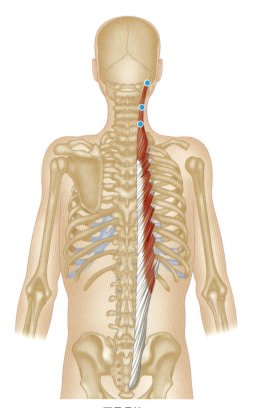
頭最長筋

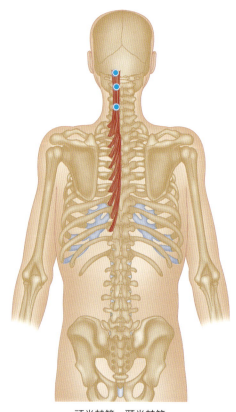
頭半棘筋、頚半棘筋

これらの筋肉にはトリガーポイントが非常によく存在し、特に頭を長時間不自然な位置で維持する仕事に従事する人に認められます。正しい矯正や圧迫、さらにはストレッチを組み合わせることで、症状を大きく改善することができます。

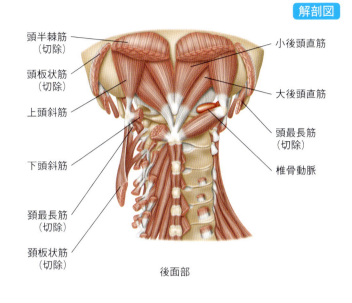
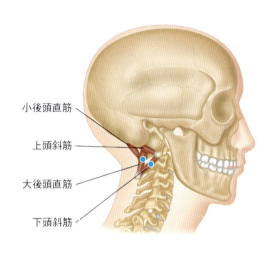

解剖図

後面部

側面

一般的な症状

頭板状筋
- 頭頂部に放散する痛みがある。しかし、頭頂部よりもトリガーポイント付近の痛みのほうが強い。

頚板状筋
- 頭の中に放散するような広範な痛みがある。
- 目の奥や目の後ろから頭に向かって広がるような痛みがある。
- 後頭骨の後ろに広がる痛みがある。
- 頚部後面（首筋）に広がる痛みがある。
- 斜頚、頚部の可動域制限、視力障害（トリガーポイント側）がある。ただし、めまいなどはない。

頚部多裂筋、頚半棘筋、頭半棘筋
- 後頭部や頚部の痛みと圧痛がある。
- 頭を前に曲げると痛みが悪化し、痛みのために首の運動が全方向で障害される。
- 枕で圧迫されることで強い痛みを生じる。
- 大後頭神経が絞扼されると、頭部後面に焼けるようなうずく痛みを生じる。

後頭下筋群
- 痛みは頭の中（深部）に広がるため、部位を明確にするのは困難である。
- 後頭骨の後ろ、耳の上、こめかみ、前頭部や目など、広範囲に広がる痛みがある。
- 後頭骨の際に痛みがある。枕で圧迫されると、強い痛みを生じる。

頭最長筋
- 耳の周囲に痛みがある。
- 頚部の下方、あるいは目の後ろに広がる痛みがある。

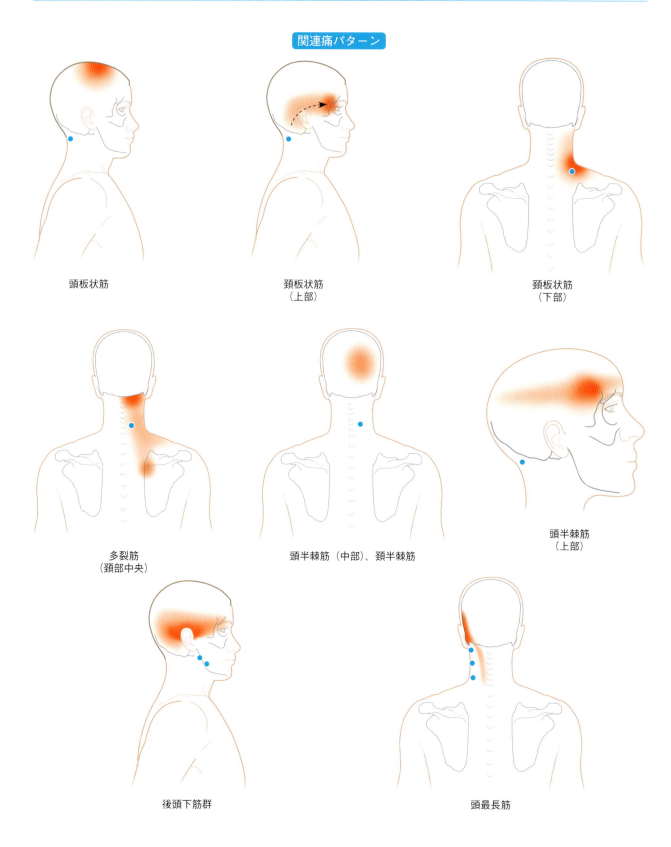

トリガーポイントの原因・持続因子および解決策

原因・持続因子1

- **不自然な姿勢で頚部を維持する**
  バードウォッチングをする、楽器を演奏する、長時間上を見上げる、ソファの肘かけに頭を置いて寝る、肘を立ててテレビを見ながら寝るなど。
- **日常や作業で悪い姿勢をとる**
  ランバー・サポートを使用せずに座る、頭を傾けたり、回旋した状態で作業をする、焦点距離が短い眼鏡をかけるなど。

解決策

- ランバー・サポートを用いて、頭部・背中を一直線にし、背筋を伸ばして座ってください。
- 書類が見易いようにパソコンの画面側に書類を置いてください。そうすれば、頭を下に向けたり、極端な方向に向けることは少なくなります。
- パソコンの画面が目の高さとあっているかを確認してください。眼鏡のレンズが反射して見えにくい場合は、照明の位置を変えましょう。
- 眼鏡の度数を確認したり、読書用メガネ（老眼鏡）でも遠くを見ることが可能かどうかを確認してください。
- 人間工学や身体力学に基づいて設計された家具の詳細に関しては、2章を参照してください。
- 椎骨のアライメントが維持でき、首は軽く動かすことができるような弾力性のない枕を購入してください。専門的な医療機関では、人間工学に基づいた枕が販売されています。

原因・持続因子2

- **うつむいた姿勢（前傾姿勢）をとる**

解決策

- 正しい姿勢を身につけましょう。詳細に関しては、7章を参照してください。

原因・持続因子3

- **脊柱後弯症**
  特に頭半棘筋に問題があり、大胸筋（23章）の緊張で悪化することがある。
- **首が長い、椎弓切除術、変形性頚椎症**

解決策

- 解剖学的に脚長差が認められたり、骨盤の障害により身体が非対称である場合は、矯正する必要があります。靴やパッドを調整するために、専門医の診察を受けてください。
- 杖を使用して歩くときは、杖の高さを調整してください。
- 肩背部に負担がかかりすぎていないか、大胸筋を確認してください。

原因・持続因子4

- **筋肉が疲れているときに、冷たい風やエアコンにあたる**

解決策

- 冷たい風を避けてください。ベッドで寝るときは、スカーフ、タートルネック、ネックゲートルなどを着用して、首を冷やさないようにしてください。

原因・持続因子 5

■ 頚部の疾患

　　交通事故によるむち打ち症、頭からの転倒、神経の絞扼を伴う頚椎症など。

解決策

- 頚部疾患に関連のある全ての筋肉のトリガーポイントを治療してください。

原因・持続因子 6

■ 頭を振るようなスポーツ

　　プールへの飛び込み、ロープを引き寄せたり、重い物を持ち上げる運動など。

解決策

- 頭を振るような運動を避けてください。
- 自転車に乗ったり、エアロバイクを使用するときは、ハンドルの高さを調節し、背筋を真っ直ぐに伸ばして座ってください。
- 重い物を持ち上げるときは、過度に重い物は避けてください。また、物を持つときには、頭の位置を真っ直ぐに保ちながら、肩を後ろに寄せてください。

原因・持続因子 7

■ 頚部や頭部を締めつける衣服を着用する

　　水泳帽、コート、スーツ、ネクタイなど。

解決策

- 衣服の痕が残る場合は、衣服が身体を締めつけすぎているため、少し大きめの衣服にかえてください。詳細に関しては、2章「衣服」（p17）を参照してください。

原因・持続因子 8

■ うつ病

解決策

- うつ病の場合、背中が丸まり、頭が肩より前に出ていることがあります。その場合は、カウンセリング、鍼、ホメオパシー、漢方を使用し、うつ病を治療してください。詳細に関しては、2章「精神的要因」（p30）を参照してください。

セルフケアテクニック

圧迫方法

　最初に僧帽筋（8章）を治療し、次に後頚部の筋肉を治療しましょう。また、頚部後面の筋肉の治療を行う前には、胸腰部傍脊柱筋群（18章）と僧帽筋の圧迫を行ってください。

　頭痛があるときは、頚部と咀嚼筋のトリガーポイントからの関連痛が混合している可能性があるので、関連痛の全ての可能性を除外するために、本章の全ての筋肉を確認してください。

■後頚部の圧迫方法

①写真A1にある灰色の領域を圧迫します。後頭骨の際に沿って進んだ後、頚部後面を下方向へ進んでください。頚板状筋全体を治療するためには、首から肩の部分を圧迫します。

②頚部後面を治療するために、仰向けとなり、手のひらの中央にゴルフボールを持ち（**写真A2**）、首の後ろを刺激します（**写真A3**）。なお、セルフケアを行っているときは、頭をリラックスさせましょう。

③圧を強くするときは、ボールへ頭を押しつけます。このとき、必ず頚椎の際の筋肉を圧迫しましょう。ただし、直接ボールが頚椎を圧迫しないように注意してください。ボールを移動させるときは、圧迫している部位から離れるように頭を傾け、ボールを少し動かします。圧を強めるときは圧迫している側に頭を大きく傾け、圧を弱くしたいときは頭の傾きを小さくします。筋肉を損傷する可能性があるため、頭を持ち上げてはいけません。

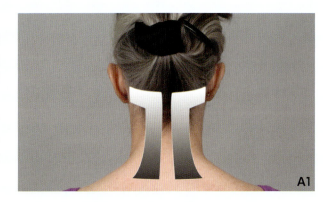

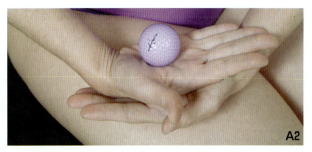

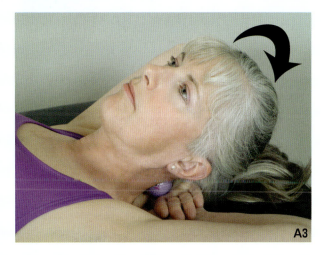

ストレッチ

■ 後頚筋群のストレッチ

このストレッチは、シャワーなどで筋肉を温めながら行うのがよいでしょう。可能であれば、座って行ってください。

① 頭の後ろで手を組み、頭を前に倒します（写真B1）。
② 片側45°に頭を回転させ、頭を斜め前に倒します（写真B2）。
③ 頭の上に片手を置き、手を置いたほうの肩へ頭を傾けます（写真B3）。反対側も同様に行います。

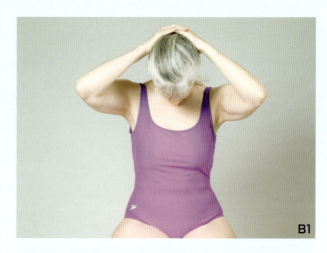

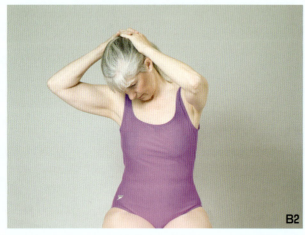

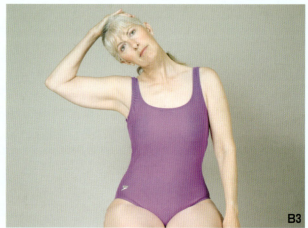

■ 頚部を片側に曲げるストレッチ

ストレッチの方法に関しては、42章を参照してください。

他に確認すべき筋肉

肩甲挙筋（19章）、大胸筋（23章）、胸腰部傍脊柱筋群（18章）、顎二腹筋後腹（16章）、棘下筋（35章）、胸鎖乳突筋（10章）、僧帽筋（8章）

鑑別診断

セルフケアを行っても症状が改善しない場合は、関節炎、椎間板ヘルニア、椎間板の膨隆および脊柱管狭窄症などの疾患である可能性があります。これらの疾患の可能性を除外するために、医療機関を受診する必要があります。また、頚椎のアライメントのずれを確認するために専門医の診察を受ける必要があります。

10 胸鎖乳突筋
きょうさにゅうとつきん

　胸鎖乳突筋は、胸骨部と鎖骨部の2頭からなり、胸骨部は胸骨に、鎖骨部は鎖骨に付着し、両部とも頭蓋骨の乳様突起に付着しています。この筋肉の片側が単独で作用すると、頭の回旋と側屈が起こり、両側が同時に作用すると、頭頸部を屈曲します。なお、この筋肉は呼吸の補助筋としても作用します。

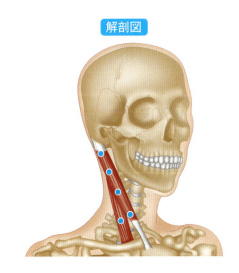
解剖図

　各部位のトリガーポイントは、特有の関連痛パターンや症状があります。高頻度で2頭にトリガーポイントが存在し、痛み以外の症状が生じることがあります。例えば、胸骨部にある場合は、目や副鼻腔に症状を引き起こし、鎖骨部にある場合は、前頭部や耳に症状を引き起こします。

一般的な症状

- 緊張型頭痛が認められる。
- 筋肉に触れると痛みがある。
- 持続する空咳がある。
- 胸鎖乳突筋支配の副神経が絞扼されると、同側の僧帽筋で部分的麻痺が生じる。

胸骨部
- 頭頂部、後頭部、頬部、目の頂上、目の奥に関連痛がある。
- 患側の副鼻腔の閉塞感あるいは慢性的な喉の痛みは、嚥下時の喉や舌の裏に痛みを放散する。
- 涙が多くなったり、目の白い部分やまぶたの内側が赤くなったり、かすみ目を含む視覚障害や光過敏による目のかすみ、上眼瞼下垂や眼瞼痙攣などがある。
- 片側の難聴や耳の雑音がある。

鎖骨部
- 前頭部の痛み（片側よりはむしろ額全体に広がる痛み）がある。
- 耳の深部痛がある。
- 患側の頬と臼歯の痛みがある。
- 目と副鼻腔へ放散する痛みがある。セルフケアは、この痛みを取り除く助けになる。
- 身体の姿勢をかえたときに、めまいや方向感覚を失ったり、くらくらする。
- 船酔いや車酔いがある。
- 吐き気と食欲不振がある。
- じっとして運転ができない。
- 手に乗せた物の重さを区別することができない。
- 汗をかいたり、顔面蒼白になったり、前頭部に冷感が生じる。

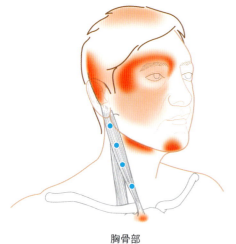

関連痛パターン

胸骨部　　　　　　　　　　　　鎖骨部（胸骨部切除）

トリガーポイントの原因・持続因子および解決策

原因・持続因子1

■ 上を向く姿勢をとる

　手を上げた状態で作業をする（例：天井にペンキを塗る）、長時間上を見る、クロールで泳ぐ、乗馬をするなど。なお、襟元やネクタイがきつくと、筋肉に圧がかかるため、トリガーポイントが形成される原因となることがあります。

解決策

■ 頭を後ろに傾けながら頭上で行うような作業は避けてください。また、頭を回転させるような運動は避けてください。特に、頭を後ろに倒したり、回したりしないでください。水泳を行う場合は、クロールのような泳ぎ方を極力避けてください。

■ 襟元やネクタイがきつくないか確認してください。目安としては、頭を回すときに、指がワイシャツの襟の内側に入る程度としてください。詳細に関しては、2章を参照してください。

原因・持続因子2

■ うつむいた姿勢（前傾姿勢）をとる

　うつむいた姿勢、電気を消した状態で本を読む、高い枕で寝る、まぶしさを避けるために頭を傾ける、音を聴くために頭を傾ける、長時間頭を後屈したり、片側に回旋させることが多い職業に従事するなど。

解決策

■ 詳細に関しては、2章「人間工学」（p14）、「身体力学」（p16）を参照してください。また、正しい姿勢を身につけましょう。詳細に関しては、7章を参照してください。

原因・持続因子3

■ 頭部の外傷や怪我

　交通事故によるむち打ち症、頭部からの転倒、頭を引っ張られるなど。

解決策

■ 専門家の診察を受け、本章の全ての筋肉のトリガーポイントを確認し、治療してください。

原因・持続因子 4

■ 呼吸に異常がある

呼吸に乱れがある、大胸筋（23章）が緊張しているなど。

解決策

- 腹式呼吸の方法に関しては、7章を参照してください。
- 胸鎖乳突筋が痛みの原因であるかどうかを確かめるため、必ず大胸筋のトリガーポイントを確認してください。
- 胸筋（大胸筋）のストレッチ（17章）を行うときは、必ず真っ直ぐ前を向き、頭が肩よりも前に出ないように注意してください。

原因・持続因子 5

■ 慢性的な感染症

慢性的な咳、副鼻腔炎、歯の腫瘍、口腔ヘルペスがあるなど。なお、日常的な急性感染症（風邪あるいはインフルエンザなど）は、潜在性トリガーポイントを活性化させる可能性があります。

脊髄穿刺によって生じる脳脊髄液の漏れは、胸鎖乳突筋（10章）のトリガーポイントを活性化させ、数週間から数年間にも及ぶ慢性的な頭痛を引き起こす可能性があります。

二日酔いで生じる頭痛は、胸鎖乳突筋に存在するトリガーポイントがアルコールによって活性化することにより生じている可能性があります。

解決策

- 慢性的な感染症を治療し、コントロールしましょう。
- 風邪、インフルエンザ、顔面ヘルペスのような感染症が発症した後、胸鎖乳突筋の治療を必ずしてください。
- 喘息や肺気腫における慢性的な咳は、トリガーポイントを悪化させる可能性があります。詳細に関しては、4章「慢性感染症」（p31）、7章「不適切な呼吸とトリガーポイント」（p51）を参照してください。

原因・持続因子 6

■ 首に負担がかかっている

重度の変形、上半身の動きを制限するような怪我、重度の側弯症、脚長差があるなど。

解決策

- 脚や上肢が短いなどの非対称がある場合は、専門医の診察を受け、リフトやパッドを用いて調整しましょう。
- トリガーポイントのセルフケア、カイロプラクティックの調整、鍼およびマッサージは側弯症の症状を軽減させる可能性があります。

セルフケアテクニック

圧迫方法

■胸鎖乳突筋の圧迫方法

この筋肉のセルフケアは、寝て行うことがよいとされていますが、座って行っても構いません。

①治療を行う側に頭を少し傾けて（耳を肩に近づける）、その後、肩から頭を少し離すように回転させます（**写真A1**）。

②胸鎖乳突筋の下部を治療するために、**写真A2**のように同側の手で筋肉を握ります（例：左手で左側の胸鎖乳突筋をつかむ）。その際、爪を立てて首の深部を刺激することはやめましょう。つまみながら同時に引っ張り、8秒〜1分程度刺激します。

③胸鎖乳突筋の上部を治療するためには、手を持ちかえて（例：右手で左側の胸鎖乳突筋をつかむ）、外側へ筋肉を引っ張ってください（**写真A3**）。なお、耳の後ろの骨まで治療する必要があるため、同側の手も利用してください。

一般的に、この部位は最も緊張しており、必ず治療することが大切です。胸鎖乳突筋が緊張している場合は、うまくつかめないことがあります。しかし、数分間、治療を行うと、簡単につかめるようになります。なお、胸鎖乳突筋のトリガーポイントは治療しにくいので、何度も治療しなければならない場合が頻繁にみられます。

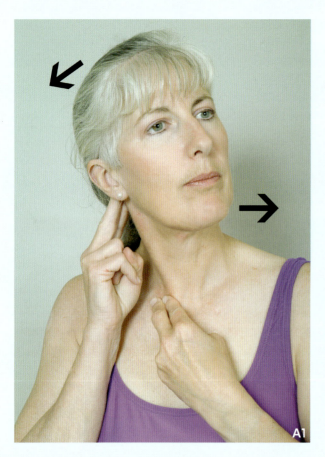
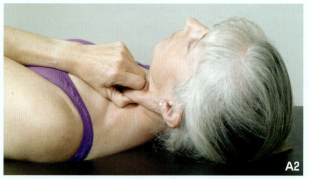
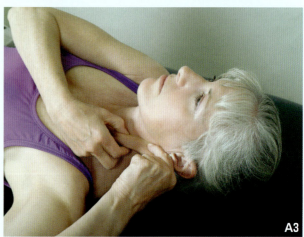

ストレッチ

■ 頚部を片側に曲げるストレッチ

ストレッチの方法に関しては、42章を参照してください。

他に確認すべき筋肉

僧帽筋（8章）、咬筋（13章）に存在する潜在性トリガーポイント、広頚筋（12章）、斜角筋（42章）、後頚筋群（9章）、肩甲挙筋（19章）、胸骨筋（24章）の潜在性トリガーポイント、側頭筋（11章）の潜在性トリガーポイント、顔面および頭皮の筋肉（12章）の潜在性トリガーポイント、大胸筋（23章）

鑑別診断

セルフケアを行っても症状が改善しない場合は、トリガーポイントと関連がない頭痛、非定型顔面痛、三叉神経痛、眼の疾患によって生じるめまい、メニエール病、疼痛性チック、胸鎖関節炎、斜頚（首の筋スパズムが原因で片側にねじれる）である可能性があります。これらの可能性を除外するために、医療機関を受診する必要があります。

11 側頭筋

　側頭筋は側頭部にあり、頭蓋骨上層部と下顎骨筋突起に付着しています。この筋肉の主な作用は顎を閉じることですが、様々な方向に顎を動かす補助的な作用もあります。

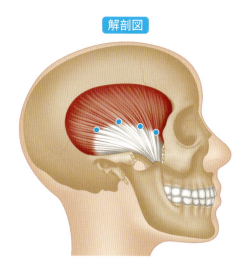

解剖図

　側頭筋のトリガーポイントは臨床的によく認められます。そのため、側頭筋上に存在する圧痛部位はトリガーポイントの可能性があります。ただし、この筋肉に症状があったとしても、圧痛が認められない場合もあります。なお、口を開き、人差し指と中指が入らなければ、トリガーポイントが側頭筋あるいは咬筋（13章）にある可能性があります。

一般的な症状

- 痛みは患側のこめかみ、耳や眉毛の上、さらには上歯に放散する。また、痛みは時々、顔や顎関節に放散され、頭痛あるいは歯痛の原因となる。
- トリガーポイントにより上歯が温度刺激（熱さや冷たさ）に敏感になったり、うずくようなことがある。
- 咬合のアライメント異常が認められることがある。なお、顎は開口や咀嚼のときに「ジグザグ」に動く。
- 歯ぎしりが認められることがある（トリガーポイントの原因の可能性がある）。

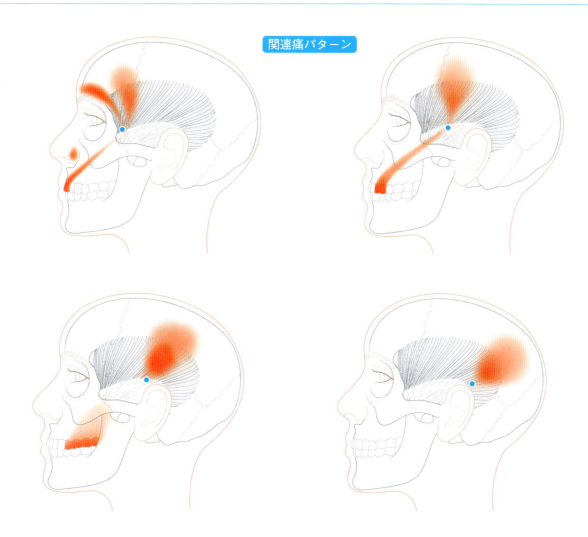

関連痛パターン

トリガーポイントの原因・持続因子および解決策

原因・持続因子1

■ 咀嚼筋に慢性的なストレスがかかっている

食いしばり、歯ぎしり、噛み合わせの異常、咬合不全（歯科治療後など）、口の開閉が長時間強いられる（セメントの充填、咬合スプリントがなくて頚部が引っ張られる場合）など。

解決策

■ 詳細に関しては、7章「顎関節の機能不全（顎関節症）とトリガーポイント」（p53）を参照してください。

原因・持続因子2

■ 側頭部の怪我や慢性的なストレスがある

側頭部の怪我、ガムをよく噛む、外科手術用マスクの着用、車の窓あるいはエアコンの風が常に側頭部に当たるなど。

解決策

■ 側頭部や顔の片側をホットパックなどで温めてください。なお、痛みの部位の外的刺激を弱めるために、スカーフや帽子を利用して、顔や頭を保護することも効果的です。
■ ガムや硬い食べ物、よく噛まなければならない物を食べるのは、なるべく避けてください。
■ マスクを着用する場合は、定期的にマスクをはずし、顎をストレッチしてください。
■ 顎を支えるために、高い枕や首の弯曲を支える枕を購入してください。通常、頚部の治療を専門としている医療機関で購入することができます。

原因・持続因子3

■ 僧帽筋や胸鎖乳突筋にトリガーポイントがあったり、常にうつむいた姿勢（前傾姿勢）をとる

解決策

- 最初に僧帽筋（8章）、後頭下筋群、胸鎖乳突筋（10章）を治療し、次に側頭筋のトリガーポイント治療してください。それでも改善しない場合は、下肢のトリガーポイントを治療する必要がある場合があります。
- 正しい姿勢を身につけましょう。詳細に関しては、7章を参照してください。
- 脚長差がある場合は、後頸部のトリガーポイントが活性化し、咀嚼に用いる筋肉にトリガーポイントが生じる可能性があります。靴の高さを調整したり、マッサージやカイロプラクティックの治療により下肢の長さを調整したり、靴の中敷きによって補正してください。

原因・持続因子4

■ 持続因子がある

　　葉酸欠乏症、甲状腺機能低下症、甲状腺ホルモンの血清濃度の低下、感染症あるいは炎症所見が消失しているにもかかわらず症状がある場合など。

解決策

- 甲状腺機能低下症や栄養失調のような持続因子を必ず確認した上で治療しましょう。なお、葉酸欠乏症は歯ぎしりの原因となることがあります。詳細に関しては、2章、3章を参照してください。
- 口呼吸をしている場合は、鼻閉塞の原因を治療してください。

セルフケアテクニック

圧迫方法

■ 側頭筋の圧迫方法

① 指先を使って、こめかみと耳の上に圧を加えます。圧痛部位を押さえながら、ゆっくりと顎を開け閉めします（写真A）。
② 側頭部の大部分を覆っている側頭筋を治療するために、側頭筋の位置と関連痛パターンの関係を図で確認しましょう。

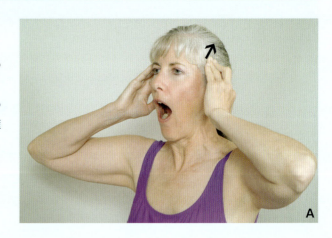

ストレッチ

■ 口を大きく開ける
側頭筋をストレッチするために、口を大きく開けます。

■ 仰向けの姿勢での下顎のストレッチ
①側頭部にホットパックをあてた後、仰向けになり、顎（下前歯の後ろ）に人差し指を入れ（写真B1）、前下方に引っぱるようなイメージでストレッチを行います（写真B2）。このストレッチは、寝る前に行うとよいでしょう。
②顎を片側のみに動かすことができる場合、左側をストレッチするときは上歯の右上に右指を、左下顎に左指を置き、右方向に下顎骨を押してください（写真B3）。右側をストレッチするときは、これと反対の動きをしてください（写真B4）。

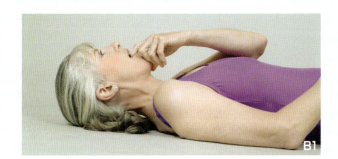
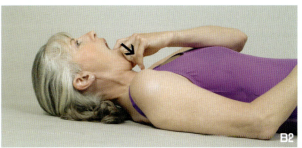
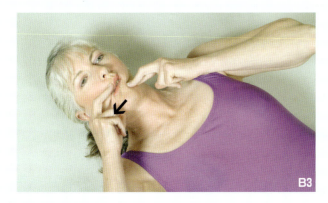
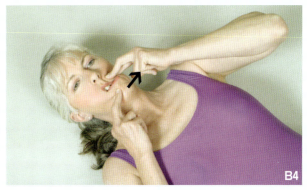

運動

■ 舌を動かす
舌を動かすことは、口の筋肉をリラックスさせることにつながります。詳細に関しては、7章を参照してください。

他に確認すべき筋肉
上部僧帽筋（8章）、胸鎖乳突筋（10章）、咬筋（13章）、内側翼突筋（14章）、外側翼突筋（15章）

鑑別診断
セルフケアを行っても症状が改善しない場合は、顎関節症、歯周病、リウマチ性多発筋炎、側頭動脈炎、側頭腱炎の可能性があるため、医療機関や歯科を受診してください。

12 後頭前頭筋

眼輪筋、大頬骨筋、広頚筋、頬筋、前頭筋、後頭筋

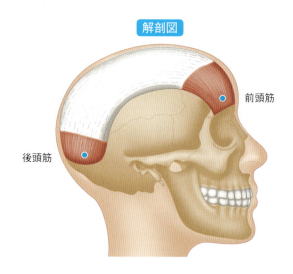

解剖図

　顔面部には、頭や顔面痛の原因となる筋肉が存在します。眼輪筋は目を閉じる作用があります。大頬骨筋は笑うときに口角を引き上げる働きをもちます。広頚筋は首前面の皮膚を緊張させたり、しかめ面をするときに口角を引き下げる働きをもちます。頬筋は咀嚼時に作用する筋肉です。なお、これらの筋肉は、骨に付着しているのではなく、皮下筋膜（結合組織）に付着しています。

　後頭前頭筋は、後頭骨の後ろから前頭部の眉毛周囲に広がるように走行しています。また、皮膚と頭蓋骨面に付着している筋肉で、2つの筋腹をもっています。前頭筋は前額部と頭蓋骨の前面に存在し、後頭筋は頭蓋骨の後面基部に存在しています。

　前頭部の筋腹は驚いたときに眉毛を上げたり、前額部にしわをつくります。前頭筋と後頭筋が同時に作用すると、目を大きく開いたり、恐怖の表情になったり、頭蓋骨前面の髪の毛を立たせます。不安があると、これらの筋肉が緊張します。

一般的な症状

眼輪筋
- 痛みは眉毛の上から鼻、さらには鼻に沿って上唇へ放散する。
- 目をしっかりと閉じることができないため、目の乾燥の原因となる。また、まぶたを上げることができなくなるため、頭を後ろに傾けないと上を見ることが難しい。
- 本などの黒と白の強いコントラストのある文章を読むときは、文字が「飛び出した」ように見える。

大頬骨筋
- 痛みは頬の下方から鼻、前額部にまで放散する。
- 笑みを浮かべたり、笑うことが難しい。
- 顎関節症ではないが、口を10～20 mmしか開くことができない。

広頸筋

- 痛みは頬や下顎の周囲に放散し、ピンで刺すようなチクチクする痛みが生じる。
- 特に鎖骨近くに存在するトリガーポイントは、胸部前面で熱さを伴うチクチクする痛みが生じる。
- 難治性の喘息がある。管楽器を演奏することが難しい。
- 嚥下機能は正常にもかかわらず、飲み込むことが難しいと感じる。

頬筋

- 頬骨の表面と深部の両方で痛みを感じ、咀嚼することで痛みが増悪する。

前頭筋

- 痛みは同側の前額部に放散する。
- 前頭筋の中央半分にあるトリガーポイントは、眼窩上神経を絞扼する可能性があるため、前額部の頭痛を起こすことがある。

後頭筋

- 片側の頭痛が生じる。
- 痛みは耳の上から頭の上にかけて放散し、頭の内部に深部痛が生じる。
- 眼球の深部、目、まぶたに強烈な関連痛が生じる。
- 枕の上に頭をのせるとき、筋肉に圧が加わり、関連痛が生じる。

関連痛パターン

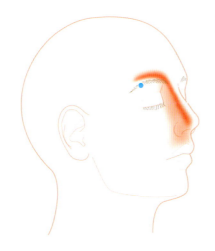
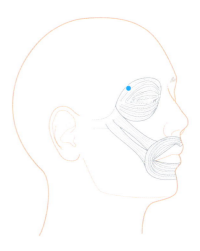

眼輪筋

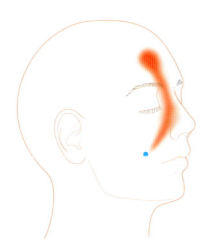
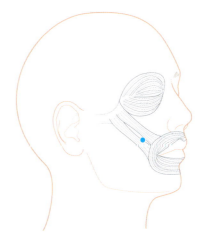

大頬骨筋

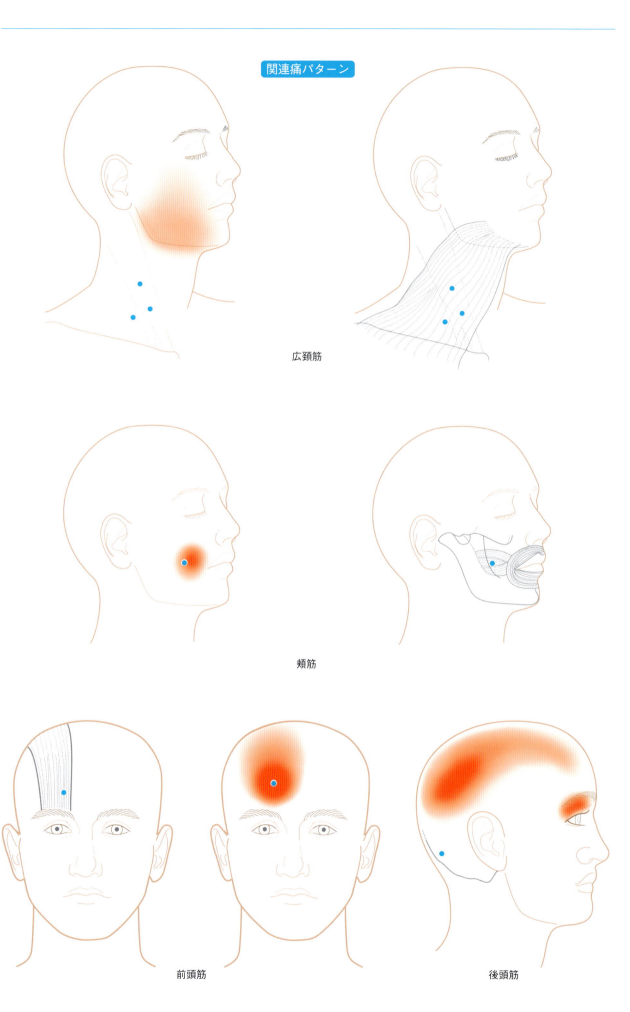

トリガーポイントの原因・持続因子および解決策

原因・持続因子1

■ **顔の表情に特徴がある**

　しかめ面をしたり、目を細める癖があると、眼輪筋にトリガーポイントが形成される可能性があります。また、長時間眉毛を上げていたり、前額部にしわを寄せたりする癖があると、前頭筋にトリガーポイントが形成される可能性があります。目を細める癖があると、後頭筋にトリガーポイントが形成され、緑内障あるいは視力低下の原因となる場合があります。

解決策

■ しかめ面をする、眉毛を上げる、前額部にしわを寄せるなどの表情は、長時間行わないようにしてください。通常、自分ではこのような表情をしていることに気がつかないので、自分自身で意識し、リラックスする必要があります。また、視力検査を受けてください。

原因・持続因子2

■ **他の筋肉にトリガーポイントが存在する**

　胸鎖乳突筋（10章）の胸骨部にトリガーポイントが存在すると、眼輪筋にトリガーポイントを形成する可能性があります。

　咀嚼筋にトリガーポイントが存在すると、大頬骨筋のトリガーポイントを活性化させる可能性があります。

　胸鎖乳突筋あるいは斜角筋（42章）にトリガーポイントが存在すると、広頸筋のトリガーポイントを活性化させる可能性があります。

　胸鎖乳突筋の鎖骨部にトリガーポイントが存在すると、前頭筋にトリガーポイントを形成する可能性があります。

　後頸筋群（9章）にトリガーポイントが存在すると、後頭筋にトリガーポイントを形成する可能性があります。

解決策

■ 眼輪筋・頬筋・大頬骨筋のトリガーポイントからの痛みは、緊張型頭痛や顎関節の機能不全（顎関節症）による痛みとして誤診されることがあるので、注意する必要があります。
■ 後頭筋や前頭筋のトリガーポイントからの痛みは、緊張型頭痛による痛みとして誤診されることがあるので、注意する必要があります。
■ 本章で取り上げたトリガーポイントは、顔面や頭部の痛みに関連していることが多いため、他の筋肉も必ず確認してください。

原因・持続因子3

■ **歯科で矯正を行っている**

　歯列矯正装具（例：ナイトガードやマウスピース）によって頬筋のトリガーポイントが活性化されることがあります。

解決策

■ アライメントが変化する可能性があるので、少なくともトリガーポイントの治療を行った4週間後に、評価と調整を行うため、歯科医の診察を受けてください。

セルフケアテクニック

　胸鎖乳突筋（10章）、顎二腹筋後腹（16章）、後頚筋群（9章）の頚半棘筋のトリガーポイントは、前額部あるいは後頭部に関連痛を起こす可能性があるため、必ず確認してください。

　胸鎖乳突筋、斜角筋（42章）、咀嚼筋（咬筋、顎二腹筋、内側翼突筋、外側翼突筋、側頭筋）にトリガーポイントがない場合は、広頚筋にトリガーポイントが存在する可能性は低いです。そのため、これらの筋肉を必ず確認してください。

圧迫方法

■眼輪筋の圧迫方法

　人差し指の先を使って、眉毛の下の領域や目の上の骨を圧迫します（写真A）。また、眼輪筋を親指と人差し指でつまんだり、ひねったりしてもよいでしょう。その際、できるだけ骨に近い部位をつまむようにし、筋肉をつかんでいることを確認してください。

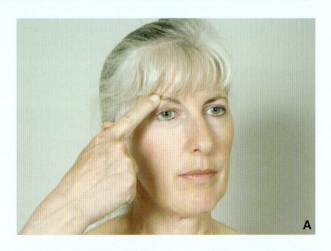

■頬筋と大頬骨筋の圧迫方法

①圧迫する側とは反対側の親指を口の中に入れ、人差し指を口の外側に置きます（写真B）。
②頬骨下縁の直下をつまみ、顎全体を下へ引きます。なお、頬筋と大頬骨筋を圧迫するとき、頬が外側に伸びることがあります。トリガーポイントが治療されると、口を大きく開けることができます。

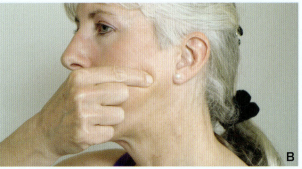

12章　後頭前頭筋

■前頭筋の圧迫方法
前額部に存在する前頭筋のトリガーポイントを指で圧迫します（**写真C**）。

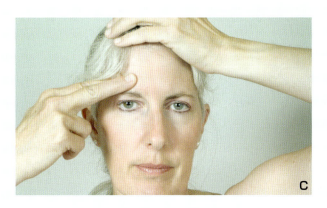

■後頭筋の圧迫方法
後頭部に存在する後頭筋のトリガーポイントを指で圧迫します（**写真D**）。テニスボールを使用してもよいでしょう。

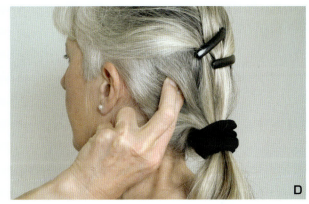

■広頚筋の圧迫方法
首の前面は繊細な構造であるため、広頚筋の治療は、熟練した施術者に依頼するとよいでしょう。

ストレッチ

■舌を動かす
舌を動かすことは、口周囲の筋肉をリラックスさせることにつながります。詳細に関しては、7章を参照してください。

他に確認すべき筋肉

胸鎖乳突筋（10章）、斜角筋（42章）、咬筋（13章）、外側翼突筋（15章）、内側翼突筋（14章）、顎二腹筋（16章）、僧帽筋（8章）、側頭筋（11章）、後頚筋群（9章）の頚半棘筋

鑑別診断
セルフケアを行っても症状が改善しない場合は、顎関節の機能不全である可能性があります。この可能性を除外するために、医療機関を受診する必要があります。

13 咬筋
こうきん

咬筋はとても強力な筋肉で、主に咀嚼に関与しています。筋肉は、頬骨上方（頬骨弓、上顎骨頬骨突起）と下顎骨下方に付着しています。

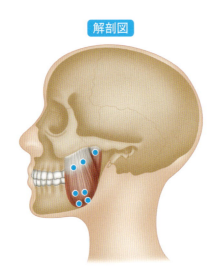
解剖図

咬筋のトリガーポイントは、ガムを頻繁に噛んだり、歯ぎしり（ブラキシズム）などが原因の1つと考えられています。なお、親知らずを抜歯するときのように、歯科治療で長時間にわたって口周囲が過度に引っ張られると、筋肉が外傷を受けることがあります。そのため、歯科治療では細心の注意を払って治療をしたとしても、噛み合わせが変化してしまう可能性があります。

口を大きく開けることが困難な場合、咬筋や側頭筋（11章）にあるトリガーポイントが原因である可能性があります。口の中に人差し指と中指を入れて確認してください。この2本の指が入らない場合は、片側あるいは両側の筋肉にトリガーポイントが存在する可能性があります。

一般的な症状

- 痛みは、眉毛、耳、顎関節、頬の範囲に放散する。
- 上や下の臼歯が、気圧や温度の変化によって敏感になることがある。
- 開口障害がある。開口障害では、上下の前歯の間に人差し指と中指を入れることが困難になったり、口を開けるときに顎が片側に偏位したりする。
- 片側に耳鳴りあるいは雑音が聞こえる（低い音が鳴り響く）。なお、両側の耳鳴り（例：薬剤性の耳鳴り）があったとしても、この治療により、耳鳴りの状態が変化すれば、トリガーポイントの問題と考えてもよい。
- 副鼻腔周囲の圧迫感がある（副鼻腔炎と誤診されることがある）。
- 患側の目の下のむくみやたるみ、まぶたの痙攣（目周囲の静脈還流の制限による）がある。
- 頭痛（緊張型頭痛）がある。

関連痛パターン

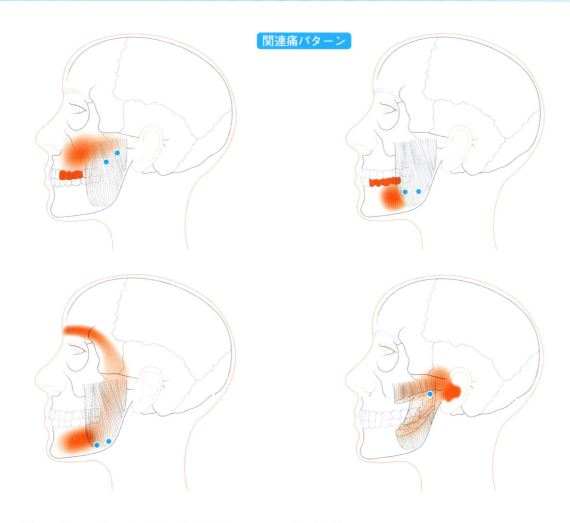

トリガーポイントの原因・持続因子および解決策

原因・持続因子1

■ 食いしばりや歯ぎしりがある
■ 顎に負担のかかる癖がある
　ガムをよく噛む、歯でパイプやシガレットホルダーをくわえる、衣服を噛む、歯でナッツや氷を割る、指をくわえたり、しゃぶるなど。

解決策

■ 食いしばりや歯ぎしりがある場合は、歯科を受診してください。カルシウム・マグネシウム・葉酸・ビタミンBなどが入ったサプリメントを摂取することを心がけ、ストレスをためないようにしてください。
■ ガムを噛むこと、パイプやシガレットホルダーの使用を中止しましょう。また、よく噛まなければならない物を食べたり硬い物を噛み砕くことをやめましょう。

原因・持続因子2

■ 歯科治療を行っている
　噛み合わせを調整している、入れ歯を利用しているなど。

解決策

■ 顎関節の機能不全に関しては、7章を参照してください。
■ 歯科治療が長時間に及ぶ場合は、治療中に定期的に休憩時間を設けてもらうか、咬合阻止器を使用してもらうように提案してください。また、歯科治療の前後でセルフケアを行ってください。
■ 入れ歯を使用している場合、噛み合わせが悪いものは交換しましょう。

原因・持続因子3

■ **うつやストレスを抱えている**

精神的緊張を強いられている、うつ病である、ストレスの多い仕事に従事している（例：人間関係の問題）、感情をうまく表現できない（例：怒りを抑えたり、発言を慎む）など。なお、これらは咬筋のトリガーポイントの持続因子としての側面も強く、顎関節の機能不全の原因となる可能性があります。

解決策

■ 心理カウンセラーの診察を受け、感情的な原因で起こる歯ぎしりを起こさないために、リラクセーション法や対処法を身につけましょう。詳細に関しては、4章「精神的要因」（p30）を参照してください。

原因・持続因子4

■ **全身疾患がある**

ビタミン欠乏（特にビタミンB）、甲状腺機能低下、貧血、電解質不均衡（ナトリウム、カリウム、カルシウム、マグネシウム）、慢性感染症（口腔あるいは他の部位）など。

解決策

■ ビタミン欠乏、甲状腺機能低下、貧血、電解質不均衡が関係しているかを確認するため、医療機関を受診してください。

■ ナトリウム、カリウム、カルシウム、マグネシウムの欠乏がある場合は、サプリメントを利用することで改善できる可能性があります。なお、通常はサプリメント使用後1～2週間以内に症状が軽減します。

■ 慢性感染症である場合は、最初に感染症の治療を行いましょう。なお、詳細に関しては、4章を参照してください。

原因・持続因子5

■ **呼吸状態が悪い**

口呼吸、鼻や口の構造的問題、うつむいた姿勢（前傾姿勢）など。

解決策

■ 口呼吸になっている原因を治療してください。鼻茸（鼻ポリープ）や鼻中隔弯曲症のような器質的異常の場合は、手術が必要かもしれません。また、慢性副鼻腔炎やアレルギー性鼻炎の場合は、鍼、漢方、ホメオパシーなどで治療ができます。また、鼻洗浄器（ネティポット）も有効であるため、薬局に相談してみましょう。なお、専門医は副鼻腔の通路を広げるために小さなインフレータブル・バルーンを使用することを薦めることがあります。慢性感染症やアレルギーに関する詳細な情報は、4章を参照してください。

原因・持続因子6

■ **脚の長さが異なる**
■ **口腔周囲の筋肉に問題がある**

胸鎖乳突筋（10章）、上部僧帽筋（8章）にトリガーポイントが存在する、歯科治療中に長時間過度に引き伸ばされることにより外傷を受ける、事故により直接的な外傷を受けるなど。

解決策

■ 脚長差がある場合は、専門医の診察を受け、調整する必要があります。また、第2趾が他の指より長い場合は、靴の中敷きで調整してください。

■ うつむいた姿勢（前傾姿勢）である場合は、正しい姿勢を身につけましょう。詳細に関しては、7章を参照してください。

■ 口を開け続けることが難しい場合は、他の筋肉にトリガーポイントが存在している可能性があります。

■ 咬筋あるいは口腔周囲の筋肉にトリガーポイントが存在しない場合は、足（特に第1趾より第2趾のほうが長い）の状態を確認し、胸鎖乳突筋、僧帽筋、斜角筋（42章）にトリガーポイントがあるかを確認してください。

セルフケアテクニック

圧迫方法

■ 咬筋の圧迫方法
① 治療する側とは反対側の手を使って圧迫します。まず、指を口の中に入れ、歯茎の外側に親指を置いてください。親指を置いた時点で、顎が楽になることがあります。
② 人差し指・中指（顎の外側）と親指で、咬筋を圧迫します（写真A）。その際、必ず顎から頬骨、さらには耳周囲まで圧迫してください。どの部位のトリガーポイントを治療しているのかを意識するために、関連痛パターンを確認しながら部位を選んでください。

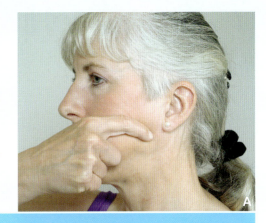

ストレッチ

■ 下顎骨のストレッチ
① 温かく湿ったタオルで顔面部を温めます。
② 片側の手を前頭部に置き、反対側の2本の指で徐々に顎を前下方に引き下ろします（写真B）。8秒間伸ばした後、筋肉を緩める運動を、繰り返し5〜6回行います。

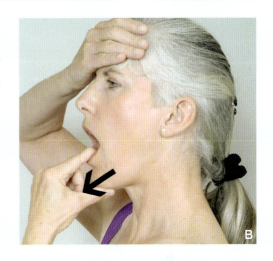

運動

■ 舌を動かす
　舌を動かすことは、口の筋肉のリラックスさせることにつながります。詳細に関しては7章を参照してください。

■ 口を大きく開ける
　口を大きく開けることは、咬筋の伸展の運動となります。

他に確認すべき筋肉

　側頭筋（11章）の随伴性トリガーポイント、内側翼突筋（14章）の随伴性トリガーポイント、胸鎖乳突筋（10章）、後頭前頭筋（12章）の随伴性トリガーポイント、僧帽筋（8章）

鑑別診断
　セルフケアを行っても症状が改善しない場合は、歯あるいは関節円板に問題がある可能性があります。これらの可能性を除外するために、医療機関を受診する必要があります。また、顎が痙攣しているために口が開かない開口障害が認められる場合は、感染症あるいは腫瘍の可能性を除外するために医療機関を受診してください。

14 内側翼突筋
な い そ く よ く と つ き ん

　内側翼突筋は、口の内側深部に存在します。蝶形骨と下顎骨内側（下顎骨）に付着しており、片側の筋肉が作用すると、反対方向に顎を動かすことができます。また、同時に作用すると、口を閉じたり、顎を突き出すことができます。

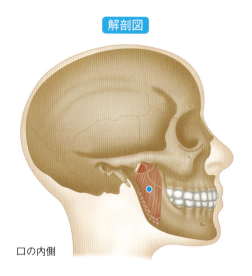

解剖図

口の内側

一般的な症状

- 痛みは、口の奥、舌、喉、顎関節の下方やその周囲、耳の深部に放散する。
- 嚥下痛、嚥下障害、咽頭痛がある。
- 開口障害がある。開口障害では、咀嚼あるいは食いしばるときの顎の痛み、開口時の顎の痛みなどで制限が生じる（通常は口の中に3本の指を縦に入れることができるが、開口制限がある場合は2本の指しか入らない）。
- 片側に症状があると、顎が同側あるいは反対側にずれることがある。なお、偏位は動きの終わりに起こる。
- 耳閉感（耳詰まり）がある。これは、トリガーポイントが耳周囲の筋肉を緊張させることにより起こる。

関連痛パターン

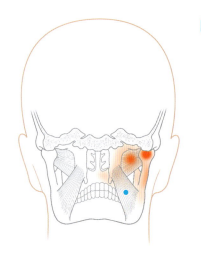
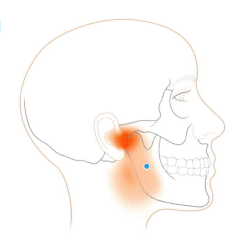

トリガーポイントの原因・持続因子および解決策

原因・持続因子 1

■ **顎に負担がかかるような習慣がある**
　歯ぎしり、食いしばり（不安および精神的緊張により生じているものも含む）、ガムをよく噛む、親指をしゃぶるなど。

解決策

- 心理カウンセラーの診察を受け、リラクセーション法などの対処法を身につけてください。これにより、感情をコントロールすることができると、歯ぎしりなどが軽減します。詳細に関しては、4章を参照してください。
- ガムや硬い食べ物、よく噛まなければならない物を食べるのは、なるべく避けてください。

原因・持続因子 2

■ **外側翼突筋（15章）にトリガーポイントがある**
■ **咬合のアライメント異常がある**
　咬合のアライメント異常がトリガーポイントを生じたり、トリガーポイントが咬合のアライメント異常の原因になることがあります。

解決策

- 咬合のアライメントに関しては、7章を参照してください。本章のセルフケアテクニックで改善しない場合は、歯科医で咬合調整する必要があります。しかし、咬合調整をすると、元に戻せないので、最終手段として検討してください。
- 顎を支えるために、高い枕や首の弯曲を支える枕を使用してください（2章を参照）。また、カイロプラクティックや鍼治療などを試してもよいでしょう。なお、鍼は顎関節の問題だけでなく、精神的緊張に対しても効果があります。

原因・持続因子 3

■ **うつむいた姿勢（前傾姿勢）をとる**

解決策

- うつむいた姿勢を矯正するために、正しい姿勢になるように練習しましょう。詳細に関しては、7章を参照してください。

原因・持続因子 4

■ **全身疾患がある**

解決策

- 慢性的な栄養不足がないかを評価し、ある場合は適切な治療を行ってください。詳細に関しては、3章を参照してください。
- 口腔ヘルペスを含めた頸部と肩領域における慢性感染症は、最初に感染症に対する治療を行う必要があります。詳細に関しては、4章を参照してください。

セルフケアテクニック

　嚥下障害が継続している場合は、胸鎖乳突筋（10章）や顎二腹筋（16章）の治療を行ってください。また、後頸筋群（9章）、肩甲帯の筋群（33章）、大胸筋（23章）、小胸筋（43章）のトリガーポイントや下肢のトリガーポイントも確認してください。

圧迫方法

■ 内側翼突筋の圧迫方法
①治療する筋肉とは反対側の人差し指を口の中に入れ、歯の内側や臼歯の上あたりに置きます（写真A）。
②臼歯後方の軟部組織に沿って口腔底部へ円を描くように指を動かします。治療中に咽頭反射が起こらないように、深呼吸しておきましょう。

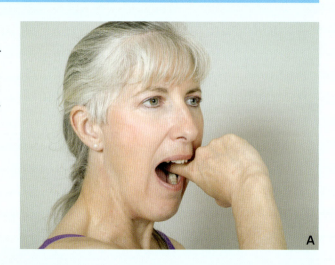

ストレッチ・運動

　ストレッチと運動は、外側翼突筋（15章）と同様の方法で行います。

他に確認すべき筋肉

　顎二腹筋（16章）、胸鎖乳突筋（10章）、外側翼突筋（15章）、咬筋（13章）、大胸筋（23章）、小胸筋（43章）

15 外側翼突筋
がいそくよくとつきん

外側翼突筋の上部は蝶形骨に、下部は外側翼状板に付着しています。また、両部位は下顎骨の関節突起に付着しており、顎関節（TMJ）に隣接しています。外側翼突筋は口の開口、顎を前に突き出す、片側に顎をそらすなどの作用があります。

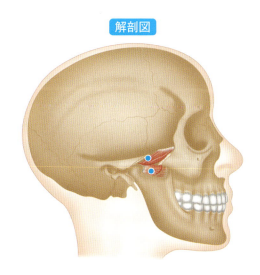
解剖図

外側翼突筋のトリガーポイントは、正常な顎の動きを制限したり、顎関節の機能不全の原因となります。そのため、関節あるいは歯を中心に治療を行っても、症状が改善しないことがあります。口を開けるときに顎がジグザグにずれて動くように感じるときは、次の簡単なテストを行ってください。

開口時に顎がジグザグに開くときの簡単なテスト
　できる限り、舌の先端を口蓋の後ろにつけるようにしてください。この状態で顎が真っ直ぐに開口できる場合は、外側翼突筋に問題がある可能性があります。また、顎がジグザグにずれて動く場合は、主に他の咀嚼筋や顎関節自体に問題がある可能性があります（ただし、外側翼突筋が関与しないわけではありません）。

一般的な症状

- 痛みは、顎関節の深部や全体に放散される。
- 噛むときに痛みがある。
- 口を開閉するときに、通常、患側から離れるように顎が前後に動く。
- 可動域制限がごくわずかであるが、認められることがある。
- 鼻水が出たり、副鼻腔に痛みがある（副鼻腔炎と誤診されることがある）。
- 片側あるいは両側に耳鳴りが生じる。
- 頬神経が絞扼されると、頬のチクチクする痛みやしびれが稀に認められることがある。

関連痛パターン

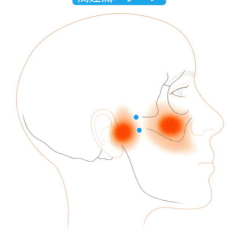

トリガーポイントの原因・持続因子および解決策

原因・持続因子1

■顎に負担がかかる習慣がある

　歯ぎしり、食いしばり（不安・ストレスなどの精神的緊張が関与している）、ガムを噛む、爪を噛む、管楽器やバイオリンを演奏する、親指をしゃぶるなど。

解決策

- ■心理カウンセラーの診察を受け、リラクセーション法などの対処法を身につけてください。また、歯ぎしりの原因となる精神的要因を減らすようにしてください。詳細に関しては、4章を参照してください。
- ■ガムや硬い食べ物、よく噛まなければならない物を食べるのは、なるべく避けてください。
- ■管楽器やバイオリンを演奏するときは、演奏前後にセルフケアを行ってください。

原因・持続因子2

■顎周囲の筋肉に問題がある

　胸鎖乳突筋（10章）にトリガーポイントがある場合は、外側翼突筋にトリガーポイントが形成される可能性があります。また、トリガーポイントが歯の異常や顎関節の変形性関節炎の原因となっている可能性もあります。

解決策

- ■歯科矯正を行う前にトリガーポイントを確認してください。その際、頚部と頭部のトリガーポイントを確認し、最低4週間は治療を行ってください。

原因・持続因子3

■栄養不足

　葉酸あるいはビタミンBの摂取不足など。

解決策

- ■葉酸あるいはビタミンB群を摂取してください。また、栄養不足が慢性化していないか検査を行い、治療を行ってください。詳細に関しては、4章を参照してください。

15章　外側翼突筋

原因・持続因子4

■ 姿勢に異常がある

うつむいた姿勢（前傾姿勢）をとる、脚長差がある、骨盤に異常があるなど。

解決策

- うつむいた姿勢を改善するために運動を行ってください。詳細に関しては、7章を参照してください。
- 脚の長さや骨盤の状態を確認し、必要があれば、リフトを用いて調整しましょう。

セルフケアテクニック

圧迫方法

■ 外側翼突筋の圧迫方法

①圧迫する側と同じ側の人差し指を頬と上臼歯の間に置きます。
②人差し指で上臼歯を鼻のほうに向かって圧をかけます（写真A）。

ただし、圧迫だけで筋肉全体を治療することは難しいので、トリガーポイント注射や鍼治療の経験のある施術者の治療を受けなければ、この筋肉を完全に治療できない可能性があります。

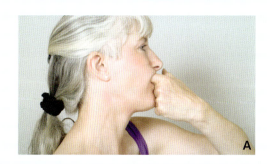

ストレッチ

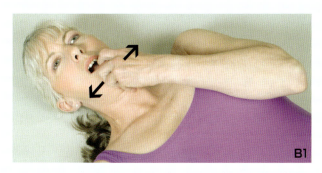

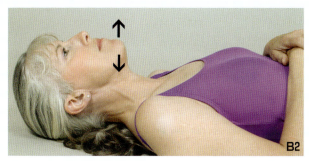

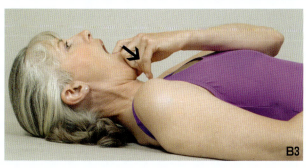

■ 外側翼突筋のストレッチ

①頬をホットパックで温めた後、頭部をしっかりと固定できる場所に置き、力を抜いてリラックスします。顎の力を抜き、指を下歯に入れ、左右に顎を徐々に動かします（写真B1）。
②指を使わずに大きく顎を突き出したり、後方に引くことによって顎の動く範囲を広げます（写真B2）。
③下顎歯の内部に人差し指を、顎の下方に親指を置き、前下方に顎を下げます（写真B3）。

運動

■ 舌を動かす

舌を動かすことは、口の筋肉のリラックスさせることにつながります。詳細に関しては、7章を参照してください。

他に確認すべき筋肉

内側翼突筋（14章）、咬筋（13章）、胸鎖乳突筋（10章）

16 顎二腹筋
がくにふくきん

　顎二腹筋は2腹からなり、前腹は下顎骨の内側（顎の先端）に、後腹は乳突切痕（耳たぶの後ろにある骨）に付着しています。また、2腹は舌骨あるいは喉仏で交わり、共同の腱となって舌骨に付着しています。舌骨が固定されることで、顎二腹筋は口を開ける作用があります。

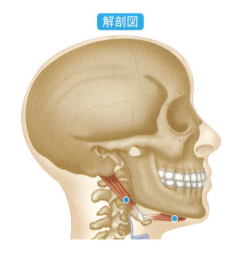
解剖図

　顎二腹筋後腹のトリガーポイントは、乳様突起に付着する胸鎖乳突筋（10章）に関連痛を誘発する可能性があります。そのため、胸鎖乳突筋のトリガーポイントが治療されているにもかかわらず、その周囲に痛みが存在する場合は、顎二腹筋を確認する必要があります。

一般的な症状

- 顎二腹筋前腹は、顎の前方の4つの下顎歯やこれらの歯の直下に痛みを放散する。
- 顎二腹筋後腹は、耳周囲に痛みを放散し、耳の下方と頭蓋骨の後ろに圧痛が生じる。
- 嚥下障害や咽喉にしこりがあるような感覚がある。

関連痛パターン

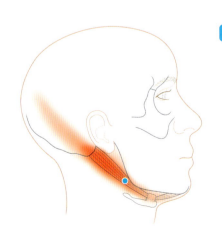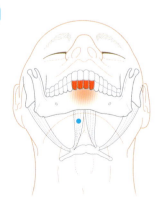

トリガーポイントの原因・持続因子および解決策

原因・持続因子1

■歯ぎしりをしたり、顎がしゃくれている

解決策

- ■心理カウンセラーの診察を受け、精神的要因で歯ぎしりを起こさないために、リラクセーション法や対処法を身につけましょう。詳細に関しては、4章を参照してください。
- ■ガムや硬い食べ物を食べるのは、なるべく避けてください。なお、歯ぎしりや食いしばりがある場合は、7章を参照してください。

原因・持続因子2

■咬筋と胸鎖乳突筋にトリガーポイントが存在する

解決策

- ■顎二腹筋後腹からの関連痛は、胸鎖乳突筋（10章）からの関連痛と類似しているので、最初に胸鎖乳突筋を確認してください。胸鎖乳突筋の治療を行っても痛みが軽減しない場合は、顎二腹筋を確認してください。また、反対側の咬筋（13章）と側頭筋（11章）も確認しましょう。

原因・持続因子3

■鼻腔の器質的異常や他の問題により口呼吸をしている

解決策

- ■口呼吸になっている原因を治療してください。鼻茸（鼻ポリープ）や鼻中隔弯曲症のような器質的異常の場合は、手術が必要かもしれません。慢性副鼻腔炎やアレルギー性鼻炎の場合は、鍼、漢方、ホメオパシーなどで治療ができます。また、鼻洗浄器（ネティポット）も有効であるため、薬局に相談してみましょう。なお、専門医は副鼻腔の通路を広げるために小さなインフレータブル・バルーンを使用することを薦めることがあります。慢性感染症やアレルギーに関する詳細な情報は、4章を参照してください。

原因・持続因子4

■イーグル症候群（茎状突起過長症）
　イーグル症候群では、茎状突起の先端が石灰化して耳たぶの下に認められたり、長く伸びたりします。
■頭部を患側方向に回転させると、痛み・めまい・視力障害などを生じる（特に患側）

解決策

- ■イーグル症候群である場合は、レントゲン検査で確認する必要があります。場合によっては、外科的処置が必要になることがあります。

セルフケアテクニック

圧迫方法

■ 顎二腹筋の圧迫方法
① 顎の下に親指を押しあて、下顎に沿って耳たぶの下まで圧迫を行います（写真A1）。
② 下顎角の後ろに親指を置き、鼻の方向へ圧迫します（写真A2）。
③ 圧迫する側とは反対に下顎を向けると、治療が行いやすくなります（写真A3）。なお、耳たぶの下には骨があり、強く圧迫しすぎると骨折する可能性があるので、深部領域の筋肉を強く圧迫するのはやめましょう。

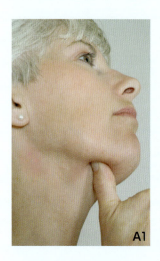
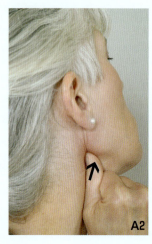
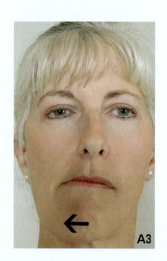

ストレッチ

■ 下顎骨のストレッチ
ストレッチの方法に関しては、13章を参照してください。

運動

■ 舌を動かす
舌を動かすことは、口の筋肉をリラックスさせてくれます。運動の詳細に関しては、7章を参照してください。

他に確認すべき筋肉

胸鎖乳突筋（10章）、側頭筋（11章）、咬筋（13章）

鑑別診断

　嚥下障害、会話時の痛み、原因不明な咽頭痛、頭部・頚部・咽喉・舌および口の痛みは、茎突舌骨筋、顎舌骨筋、オトガイ舌骨筋、肩甲舌骨筋、甲状舌骨筋、胸骨甲状筋、頚長筋、前頭直筋、外側頭直筋、頭長筋などの深部頚部筋群に存在するトリガーポイントによって生じる可能性があります。顎二腹筋を治療しても症状が改善しない場合は、深部頚部筋群に問題がないか、トリガーポイントの専門家の診察を受けてください。

17 体幹の痛み

　本章では、体幹に存在するトリガーポイントを治療する上で必要な、ストレッチについて紹介します。

> **解決策**
>
> ■ 風呂の中でのストレッチ
> 　頭を倒して前かがみとなり、筋肉が軽くストレッチされるところまで、足先に向かって手を伸ばしてください（**写真A1～A4**）。このストレッチは休憩をとりながら数回繰り返して行うと、効果が高まります。なお、温かい風呂の中で行うと、さらに効果があります。
> 　また、腸腰筋（**22章**）にトリガーポイントが存在している場合は、普段は痛みがなかったとしても、このストレッチを行うと、反射的に激しい腹痛が生じることがあります。そのため、最初は腸腰筋を治療してから、このストレッチを行うようにしましょう。

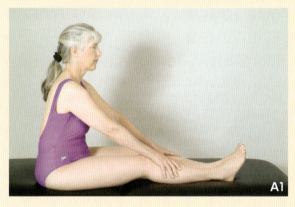
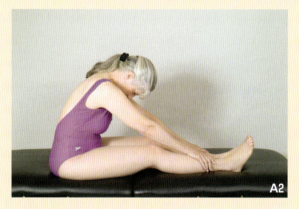
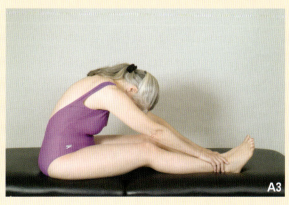
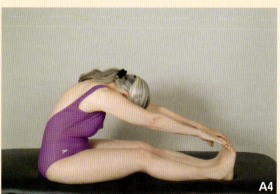

解決策

■ **胸筋（大胸筋）のストレッチ**

このストレッチは、僧帽筋（8章）に対しても効果があります。

① ドアの前などに立ち、腕（肘を含む）をドアのフレームに沿って置きます。次に、ストレッチを行う側の足を一歩前に出し、体幹をストレッチをする側から徐々に離れるようにねじって（回旋）ください（写真B1）。

② 腕を約45°挙げたり（写真B2）、腕を下げたりして（写真B3）、①と同じようにねじる運動

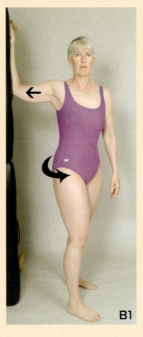
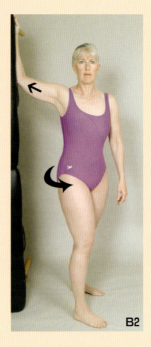
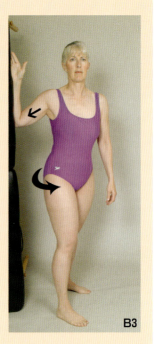

を繰り返します。腕の高さを変えてストレッチを行うことで、胸筋（大胸筋）の様々な筋線維をストレッチすることができます。

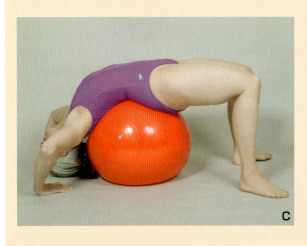

■ **腹部のストレッチ①**

① 大きなバランスボールまたは太めのポール（ホームセンターなどで購入できます）などの丸い物の上に仰向けに寝転がります。

② 頭上に両手を伸ばし、床に手のひらをつけます（写真C）。倒れないようにバランスを保つことが大切であるため、高齢者や妊婦のようにバランスがとりにくい人は、このストレッチは行わないでください。また、腰痛がある人も、このストレッチを行わないでください。なお、ポールはボールのように転がり落ちるようなことはないため、バランスボールよりも簡単に行うことができます。

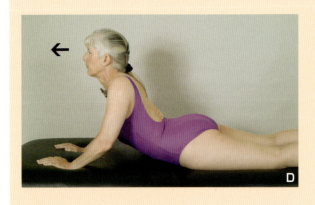

■ **腹部のストレッチ②**

① 床のような平らなところにうつ伏せになります。

② 腕を使って、壁を真っ直ぐ見ながら頭を床から上げ、腹部をストレッチします（写真D）。その際、骨盤は床につけたままにしてください。また、頭を上げたときに、力が肘だけにしかかかっていなければ、まだ腹部を伸ばすことができます。腹がふくらむように深呼吸をしてみましょう。首や上肢帯の痛みがある場合は、このストレッチを行わないでください。

なお、18〜32章には、体幹の痛みに関する、様々な解決策を記載してあります。

18 胸腰部傍脊柱筋群

腰腸肋筋、胸腸肋筋、胸最長筋、多裂筋

胸腰部傍脊柱筋群は、腰腸肋筋、胸腸肋筋、胸最長筋、多裂筋から構成されています。この筋群のほとんどは、椎骨の全体または一部を走行しています。一方、多裂筋は上下の椎骨に付着する小さな筋肉です。

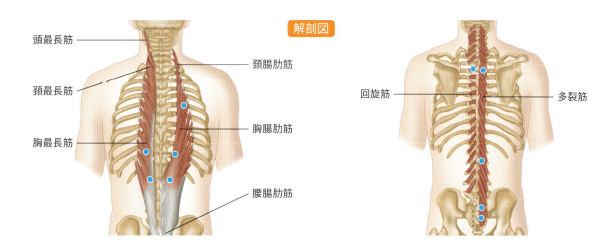

解剖図

頭最長筋、頚最長筋、頚腸肋筋、胸最長筋、胸腸肋筋、腰腸肋筋、回旋筋、多裂筋

胸腰部傍脊柱筋群は、背中を真っ直ぐに伸ばしたり、体幹を回旋させる作用があり、さらには脊椎の安定性を保つ補助的な作用があります。

一般的な症状

- 関連痛パターンに関しては、次のページの図を参照すること。なお、これらのパターンは特定の脊椎レベルにおけるトリガーポイントの関連痛パターンであることに注意する。ただし、トリガーポイントはどの脊椎レベルでも形成される可能性があり、関連痛パターンは類似している。また、多くの場合、痛みは身体の前面に放散するため、心臓などの臓器に問題があると誤診されることがある。また、これらの筋肉は、殿部領域の痛みの原因として誤診されることもある。
- 脊柱の深部にうずくような痛みがある。
- 咳や排便時に緊張することで痛みが増強する。
- 脊柱のこわばりの大部分は、胸最長筋のトリガーポイントの可能性が高い。
- 深刻な体幹の可動域制限あるいは回旋制限が認められる。
- 階段を昇ったり、イスから立ち上がることが困難である。
- 吐き気、ゲップ、胃腸痛、筋痙攣を引き起こす。
- 脊髄神経が絞扼されると、知覚過敏や知覚鈍麻を生じ、背中の皮膚上に不快な感覚が生じる。

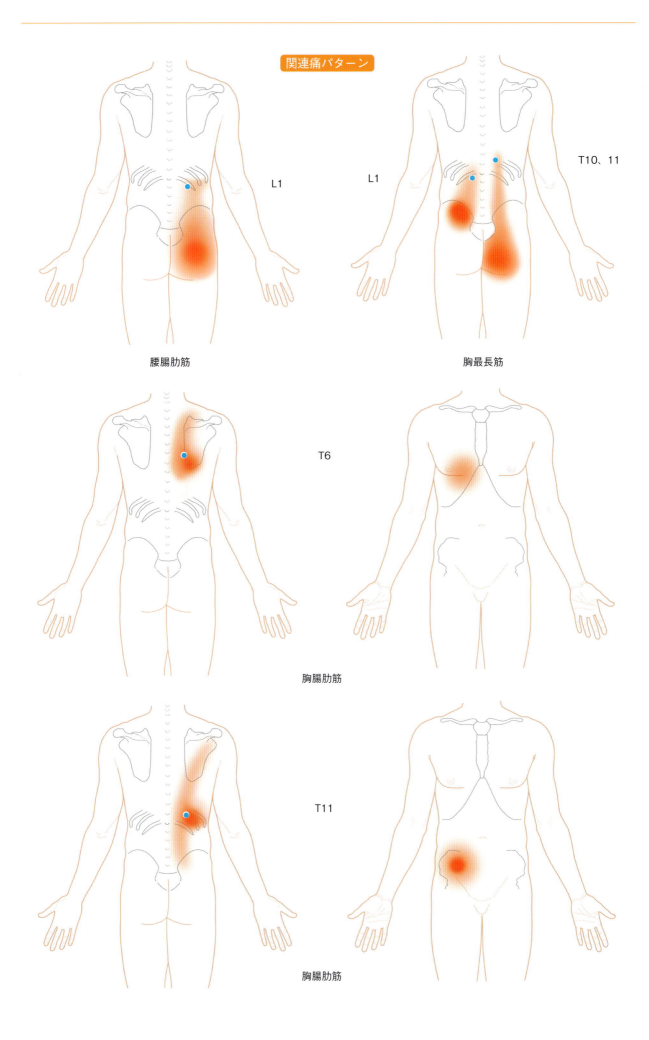

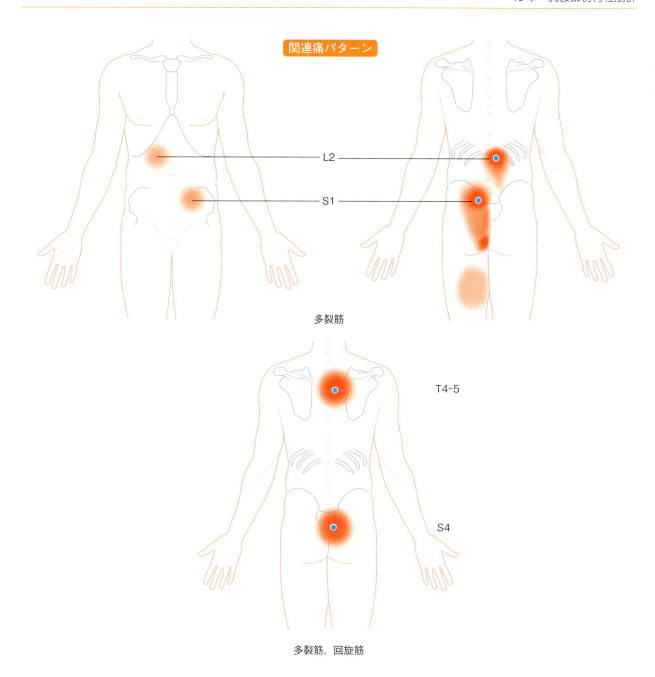

トリガーポイントの原因・持続因子および解決策

原因・持続因子1

■ **過剰な負荷により筋肉を損傷した**
　物を動かすときに腰を曲げる、ねじる、物を持ち上げる、氷で滑ったときに転倒を防ごうとして姿勢を立て直すなど。

■ **筋肉が冷えたり、疲労している**

解決策

■ 物を持ち上げるときは、背中を曲げずに、膝を曲げ、身体に物を近づけて運んでください。また、階段やはしごを昇るときは、体幹を45°傾けた状態で背筋を真っ直ぐに保ってください。
■ 冷たい風にさらされる場所で作業をするときは、必ず体幹を温めてください。
■ 起き上がることが難しい場合は、手と膝を使って寝返りをし、周囲の物につかまって真っ直ぐに立ってください。
■ イスから立ち上がるときは、イスに浅く腰かけ、イスの前に足を置き、太ももに力を入れて真っ直ぐに立ちましょう。必要があれば、手を使ってください。また、座るときは逆の順番で座ってください。

原因・持続因子2
■ 姿勢が悪い

　うつむいた姿勢（前傾姿勢）をとる、後ろのポケットに財布を入れたまま座わる、腰を長時間曲げて作業する、体を動かさずに長時間座るなど。これらの姿勢は、30分程度継続しただけでトリガーポイントが悪化する可能性があります。

解決策
■ うつむいた姿勢はトリガーポイントを形成したり、継続させる原因となるため、正しい姿勢に修正しましょう（7章を参照）。詳細に関しては、2章「人間工学」（p14）、「身体力学」（p16）を参照してください。

原因・持続因子3
■ 寝る姿勢が悪い

　古いマットレスや柔らかいマットレスを使用している、体重が重く、横向きで寝ている、寝返りを打つことができないなど。

解決策
■ 2章「就寝時の家具」（p15）を参照してください。

原因・持続因子4
■ きついベルトやブラジャーを着用している

解決策
■ 2章「衣服」（p17）を参照してください。

原因・持続因子5
■ 交通事故によりむち打ち症になった
■ 広背筋にトリガーポイントがある

解決策
■ 交通事故にあったときは、必ず後頚筋群（9章）の後頭下筋群、胸鎖乳突筋（10章）、斜角筋（42章）を確認してください。また、広背筋（38章）も確認してください。

原因・持続因子6
■ 脚の長さが異なる

　脚長差がある、骨盤に異常があるなど。

解決策
■ 身体が非対称あるいは脚長差がある場合は、リフトやパッドを用いて調整してください。

セルフケアテクニック

　広背筋（38章）、腰方形筋（28章）、下後鋸筋（21章）、上後鋸筋（36章）、腸腰筋（22章）は、胸腰部傍脊柱筋群にトリガーポイントを形成する可能性があるため、必ず確認してください。

圧迫方法

■ 胸腰部傍脊柱筋群と僧帽筋の圧迫方法

①写真 A1 の灰色の領域を圧迫します。

②膝を曲げた状態で、硬いベッドあるいは床に仰向けになります。テニスボールなどを利用して、脊椎の約 2.5 cm 外側の部位（肩付近）から圧迫を始めます（写真 A2）。1 か所につき、8 秒から 1 分程度圧迫します。

③1 か所だけでなく、ボールの上でゆっくりと身体を移動させ、背中の様々な部位を圧迫します。なお、僧帽筋（8章）と胸腰部傍脊柱筋群を治療するためには、骨盤付近まで圧迫する必要があります。

④痛みや圧痛が広範囲にある場合は、脊椎のさらに外側（5 cm 付近）の部位も繰り返し圧迫します。ただし、直接、脊椎を圧迫しないように注意してください。また、両側を同時に刺激するよりは、片側ずつ刺激するほうがよいでしょう。なお、仰向けのほうが、壁にもたれて行うよりも、筋肉をリラックスさせた状態で行うことができます。

⑤床に横たわることができない場合は、Pressure Positive Company から発売されているバックノバー（Backnobber®）を使用することをお薦めします（8章を参照）。

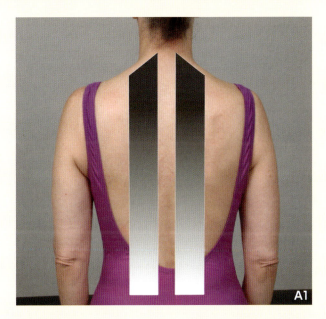

A1

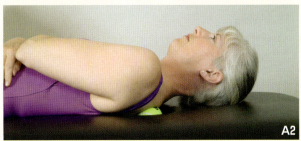

A2

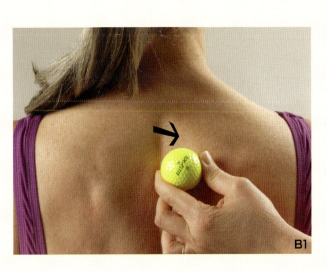

B1

■ 胸最長筋の圧迫方法

①脊柱近くの胸最長筋を圧迫するためには、硬い床に仰向けになり、ゴルフボールで圧迫します（写真 B1：圧迫部位を示す）。

②脊柱と筋肉の間にボールを置き、そこから少し身体を外に移動させます（写真 B2、B3）。この際、ボールを脊椎の上に置かないでください。筋肉に対して 45°の角度で圧迫することが、この筋肉に最も効果があります。

③上部の肩背部から骨盤まで順に圧迫していきます。なお、施術者が筋肉を 45°の角度で圧迫する場合は、圧迫する側とは反対側に立って治療を行うとよいでしょう。

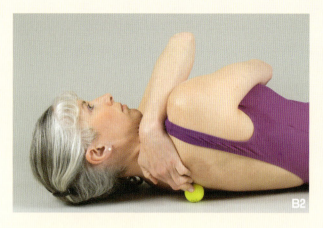
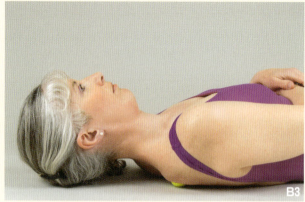

■ 多裂筋の圧迫方法
①多裂筋（椎骨に付着する小さな筋肉）を圧迫するには、ゴルフボールでは大きすぎるので、別の物を使用する必要があります。先端がゴム製の棒（マッサージ用品店で市販されている）や先端に消しゴムがついている鉛筆（写真C）などを使用しましょう。
②棘突起（椎骨のとがった部分）の周囲を圧迫するので、その周囲のくぼみを探し、念入りにマッサージしてください。親指を使う場合もありますが、自分で刺激するのは難しいので、道具を使用するとよいでしょう。なお、施術者に行ってもらうほうがさらに簡単に行えます。

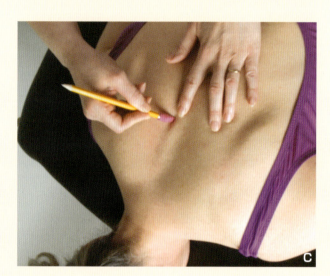

■ 後頚筋群の圧迫
圧迫方法に関しては、9章を参照してください。

ストレッチ

■ 風呂の中でのストレッチ
ストレッチの方法に関しては、17章を参照してください。

■ 腰部のストレッチ
①仰向けになり、両手で片側の膝の後ろをかかえます。膝を胸のほうにゆっくりと近づけていき、心地よい程度まで伸ばします（写真D1）。
②反対側の脚も同じように行います（写真D2）。
③最後は、同時に両脚を行います（写真D3）。

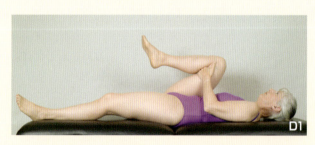
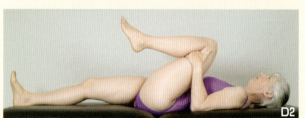
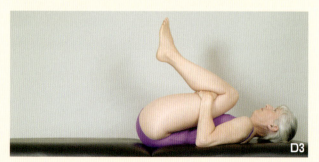

他に確認すべき筋肉

広背筋（38章）、腰方形筋（28章）、下後鋸筋（21章）、上後鋸筋（36章）、腸腰筋（22章）

鑑別診断

脊椎に痛みがある場合は、椎間板ヘルニア、脊柱管狭窄症（脊髄が通過する孔の狭窄、外へ通過する片側の神経孔の狭窄）、感染症、腫瘍、癌である可能性があります。これらの可能性を除外するために、医療機関を受診する必要があります。

他の疾患としては、線維筋痛症、臓器由来の疾患、変形性脊椎症（OA）、脂肪小葉の疾患、脊髄靭帯の疾患、虫垂炎、解離性大動脈瘤、血栓症、腎臓結石、腎臓の捻転、骨盤内炎症性疾患、子宮内膜症、強直性脊椎炎、ページェット病、白血病、ホジキン病、前立腺炎、精嚢腺炎、仙腸骨炎である可能性があるため、これらの疾患についても確認してください。

脊柱の退行性変化が認められなくても、痛みがある可能性があるため、変形性脊椎症（OA）所見そのものが痛みの原因とは限りません。また、椎間関節の障害は、多裂筋と類似した関連痛パターンを生じることがあります。

椎骨がずれている場合は、専門医の治療を受ける必要があります。また、筋肉の過度な緊張は、椎骨がずれる要因になることがあるため、鍼とマッサージを併用するとよいでしょう。

19 肩甲挙筋

　肩甲挙筋は、C1からC4の横突起と肩甲骨上角に付着しており、肩甲骨を胸郭上で上下に動かす作用があります。また、首を同側へ回旋させる補助的な作用もあります。さらに、この筋肉が同時に作用すると、頭を前屈するときに首をコントロールする作用があります。この筋肉には、トリガーポイントがよく存在しているため、首が凝ったり、頭を回せないなどの症状が生じます。

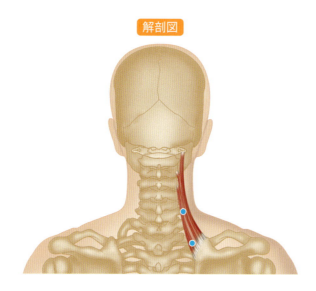

解剖図

一般的な症状

- 痛みは、頚部、肩甲骨、背部に放散し、場合によっては肩関節にまで放散する。
- 一般的に、痛みは動きとともに悪化することが多いが、この筋肉は動きを伴わなくても痛みを生じることがある。
- 首の回旋が制限されるため、後ろを見るときは、身体ごと回さなければならない。

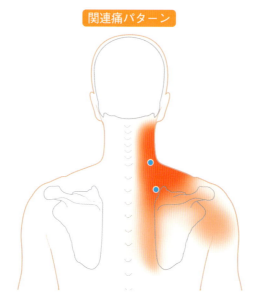

関連痛パターン

トリガーポイントの原因・持続因子および解決策

原因・持続因子1

- **姿勢が悪い**
  不適切な角度でパソコンの画面を見る、パソコンの脇で書類を書く、後ろを向いて長時間話す、電話の受話器を肩と耳の間に挟んで話す、片方の肩にバッグをかけるなど。
- **寝る姿勢が悪い**
  筋肉が疲れている、冷たい風にさらされる状態で、頭を傾けたまま座って寝る、高い枕で寝る、長イスの肘かけにもたれかけて寝るなど。
- **ストレスによって肩が持ち上がっている**
- **人間工学にあわないイスや杖を使用し、無理な姿勢をとる**
  高い肘かけのイスに座る、長い杖を使用して歩くなど。

解決策

- 話す人と向きあうように身体やイスの向きを調整しましょう。楽譜あるいは本を読むときは、目の高さに合わせましょう。また、視力も姿勢と関係するため、視力を矯正する必要があるかどうかを確認しましょう。詳細に関しては、2章「人間工学」(p14)、「身体力学」(p16) を参照してください。
- 頸部の生理学的弯曲が維持できない場合は、イス、ソファ、飛行機の座席で座ったまま寝ることはやめましょう。なお、頸部を支える枕が販売されているので、この枕を使用して頸椎の弯曲を保持できる高さにしましょう。
- 肩が上がっているのに気がついたら、心身をリラックスさせるように心がけましょう。長時間リラックスできるように、訓練しましょう。なお、鍼、漢方、ホメオパシー、カウンセリングなどを用いて、緊張の原因を治療することもよいでしょう。詳細に関しては、4章を参照してください。
- 寝る前に、温湿布やホットパックで首を温めましょう。また、首にスカーフやゲートルを使用するなどして、頸部が冷えないようにしてください。

原因・持続因子2

- **クロールで泳ぐ**

解決策

- 泳ぎ方を変えるか、クロールで泳ぐときはシュノーケルを使用しましょう。

原因・持続因子3

- **ウイルス性疾患に感染している**
  風邪、インフルエンザ、ヘルペス（口唇単純ヘルペス）などの様々なウイルス感染の初期症状として、肩甲挙筋のトリガーポイントが活性化することがあります。

解決策

- 風邪やインフルエンザに対して、医師がカッピング法あるいは刺絡（指先から瀉血する方法）を行うことで、肩の筋肉が楽になることがあります。感染症の詳細に関しては、4章を参照してください。

原因・持続因子4
- 交通事故により怪我をした
- 前鋸筋（26章）あるいは上部僧帽筋（8章）にトリガーポイントが存在する
- 姿勢に異常がある
  ふくらはぎの筋力低下、脚長差、扁平足、短縮した腰方形筋（28章）などの構造的な問題があるなど。

解決策
- 下記の「他に確認すべき筋肉」で示した筋肉を治療しましょう。交通事故の後遺症やむち打ち症である場合は、8〜16章の筋肉を確認してください。また、腰方形筋も確認してください。
- ふくらはぎが緊張している場合は、腓腹筋（58章）、ヒラメ筋／足底筋（59章）を参照してください。また、ふくらはぎの筋力低下がある場合は、コンディショニング運動を行う必要があります。そのため、筋肉のコンディショニング運動の知識があるトレーナーあるいは理学療法士の診察を受けてください。
- 身体が非対称である場合は、専門医の診察を受け、リフトやパッドを用いて調整しましょう。また、扁平足である場合は、靴の中敷きを使用してください。

セルフケアテクニック

圧迫方法

■ 後頚部の圧迫

後頚部の圧迫は、肩甲挙筋のトリガーポイント治療に対しても効果があります。圧迫方法に関しては、9章を参照してください。

ストレッチ

■ 肩甲挙筋のストレッチ
① イスに座り、イスの縁に片側の手の指をかけます。
② 反対側の手で頭を押さえ、軽く首が伸びるまで（約45°）下に引きます（写真A）。伸ばすときは、首の後ろが伸びていると感じる程度で構いません。イスに座りながら温かいシャワーを筋肉にあてて、ストレッチを行うのもよいでしょう。

他に確認すべき筋肉

後頚筋群（9章）の後頭下筋群、斜角筋（42章）、前鋸筋（26章）、上部僧帽筋（8章）

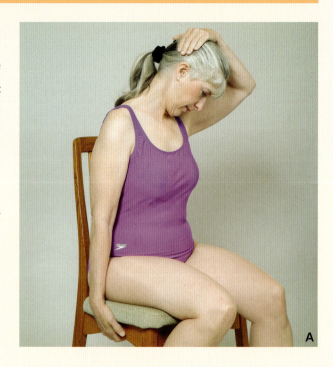

20 菱形筋（りょうけいきん）

菱形筋は、C7からT5と肩甲骨の内側縁に付着し、肩甲骨を固定したり、上肢帯を内転させたりする作用があります。

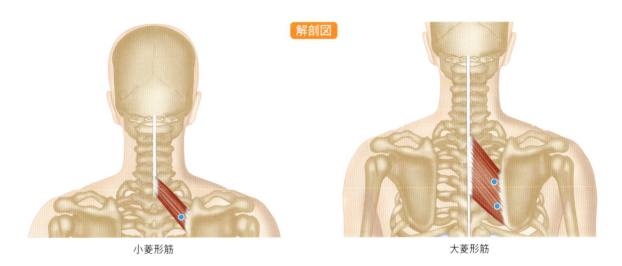

小菱形筋　　　　　　　　大菱形筋

菱形筋のトリガーポイントの多くは、大胸筋（23章）や小胸筋（43章）の緊張に伴って生じます。臨床的には、胸筋から関連痛が生じることはほとんどありませんが、これらの筋肉に緊張や潜在性トリガーポイントが存在すると、菱形筋に影響が及びます。そのため、胸筋の緊張やトリガーポイントを治療するよりも、菱形筋を強化したほうがよいと考えられています。なお、自分で治療を行うときは胸筋を最初に治療し、その後、菱形筋の治療を行うのがよいでしょう。

一般的な症状

- 痛みは肩甲骨付近に集中し、表面がうずくように感じる。痛みは肩甲骨の上端にも放散する。
- 患側を下にして寝たり、前方に手を伸ばすなどの動作で症状が悪化する。
- 肩甲骨を動かしたときに、バリバリした音がする場合は、菱形筋に存在するトリガーポイントが原因である場合がある。
- 背中を丸めた姿勢をしている場合、菱形筋にトリガーポイントが存在することがある。

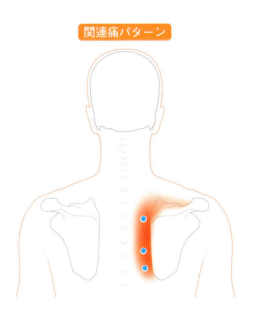

関連痛パターン

トリガーポイントの原因・持続因子および解決策

原因・持続因子1
■ 背中を丸めた姿勢をとる
　長時間肩をすくめてうつむいた姿勢をとる（例：縫い物）、天井を塗装するときのように長時間腕を伸ばすなど。

解決策
■ 2章「人間工学」（p14）、「身体力学」（p16）を参照してください。

原因・持続因子2
■ 大胸筋と小胸筋に緊張やトリガーポイントが存在する

解決策
■ 胸筋を治療するために、23章、43章を参照してください。

原因・持続因子3
■ 精神的に落ち込んでいる
　長期間落胆する、悲しむなど。これらの状態は、前方に肩を下げる原因となり、過呼吸などを招く可能性があります。

解決策
■ 適切な呼吸方法を身につけましょう。詳細に関しては、7章を参照してください。
■ うつ病、落胆、悲しみに苦しんでいる場合は、4章を参照してください。

原因・持続因子4
■ 上位胸椎の脊柱側弯症（上背部から中背部までの椎骨の弯曲）が認められる

解決策
■ 一部の脊柱側弯症は、トリガーポイントの圧迫により矯正できることがあります。詳細に関しては、4章「脊椎と骨格の異常」（p27）を参照してください。
■ 脚長差や骨盤のずれがある場合は、リフトやパッドを用いて調整してください。

セルフケアテクニック

　最初に大胸筋（23章）や小胸筋（43章）のトリガーポイントを確認し、治療を行いましょう。次に、肩甲挙筋（19章）、僧帽筋（8章）、斜角筋（42章）、広背筋（38章）、棘下筋（35章）が同じ領域に痛みを起こす可能性があるため、これらの筋肉にトリガーポイントがあるかを確認してください。菱形筋のトリガーポイントは、これらの筋肉のトリガーポイントを治療することにより明確になるでしょう。

圧迫方法

■ 菱形筋の圧迫方法

①仰向けとなり、肩甲骨を外転させるように胸の前で腕を保持します。テニスボールを使用し、肩甲骨の縁に沿ってトリガーポイントを圧迫します（写真A）。

②ボールの上にもたれながら、肩甲骨の上角から下角にかけて圧迫したい部位に力をかけます。ボールは手で動かさずに、ボールの上で身体を移動させましょう。脚を曲げて行うと、簡単に圧迫する部位を変えることができます。

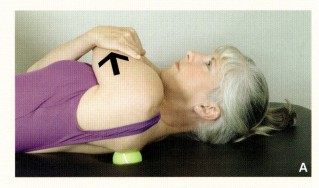

③ボールで圧迫しているときは、腕を胸の前に保持するように心がけましょう。これは、腕を胸の前で保持しないと、肩甲間部の空間が閉じてしまうため、トリガーポイントに圧が届かない可能性があるためです。そのため、菱形筋の治療を行うときは、腕の位置を調整し、肩甲骨の縁にボールがあたっているかを常に確認してください。

ストレッチ

■ 僧帽筋のストレッチ
中部僧帽筋と下部僧帽筋のストレッチ（8章）は、菱形筋に対しても効果があります。

■ 胸筋（大胸筋）のストレッチ
胸筋（大胸筋）のストレッチは、菱形筋に対しても効果があります。詳細に関しては、17章を参照してください。

他に確認すべき筋肉

　大胸筋（23章）、小胸筋（43章）、肩甲挙筋（19章）、僧帽筋（8章）、棘下筋（35章）

鑑別診断
　肩甲肋骨症候群の診断を受けている場合は、必ず菱形筋にトリガーポイントが存在するかを確認してください。また、C7からT5の椎骨にずれがある場合は、専門医の診察を受ける必要があります。

21 下後鋸筋
かこうきょきん

　下後鋸筋は、T11からL2の棘突起から始まり、下位4本の肋骨（第9肋骨から第12肋骨）に付着し、一部は胸郭にも付着しています。

　この筋肉の作用に関しては諸説あり、呼吸の補助的な作用があるともいわれていますが、TravellとSimonsら（1999年）は、「呼吸時に下後鋸筋から活動を示す電気信号は認められなかった」と報告しています。そのため、体幹の回旋や腰部を前屈させる補助的な作用があると考えられます。

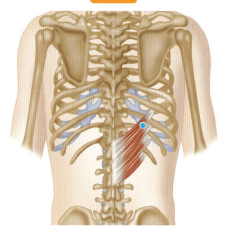
解剖図

　一般的に、下後鋸筋のトリガーポイントは、腰椎の捻挫などの障害に伴って形成されることが多く、下後鋸筋だけにトリガーポイントが存在することは稀です。そのため、胸腰部傍脊柱筋群（18章）を治療した後も痛みが残る場合は、念のため、下後鋸筋も確認してください。

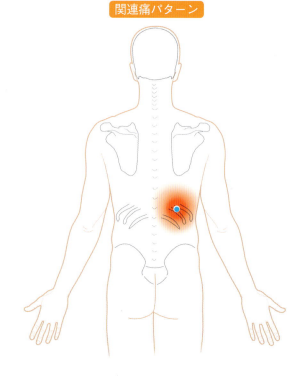
関連痛パターン

一般的な症状
- 背中や胸郭下部の深部にうずくような痛みがある。
  なお、痛みが体幹前面に放散することもある。
- 体幹の回旋が制限される。

トリガーポイントの原因・持続因子および解決策

原因・持続因子1

■背中に負担をかける
　物を持ち上げたり、腰を曲げたり、手を伸ばしたり、頭上で仕事をするなど。

解決策

■物を持ち上げるときは、腰よりも膝を曲げ、物を身体に近づけて持ち上げてください。なお、頭上で仕事をする場合は、頻繁に休憩をとりましょう。

原因・持続因子2

■長時間座る

解決策

■座るときは、ランバー・サポートを使用しましょう。また、硬めのマットレスを使用し、5〜7年おきに交換しましょう。イスの高さなどが身体にあわない場合は、調整するか、交換してください。詳細に関しては、2章「人間工学」(p14)、「身体力学」(p16) を参照してください。

原因・持続因子3

■不適切な呼吸あるいは咳をしている

解決策

■適切な呼吸方法を身につけましょう。詳細に関しては、7章を参照してください。
■慢性的に咳が続いている場合は、4章を参照してください。

原因・持続因子4

■脚の長さが異なる

解決策

■脚長差があったり、身体が非対称な場合は、専門医の診察を受けてください。

セルフケアテクニック

胸腰部傍脊柱筋群（18章）の胸腸肋筋、胸最長筋を確認してください。

圧迫方法

■下後鋸筋の圧迫方法

胸腰部傍脊柱筋群（18章）の治療は、下後鋸筋も同時に治療できることがあります。この際、必ず下後鋸筋の付着部である肋骨の前方（特にカーブする部位）まで治療を行ってください（**写真A1、A2**）。

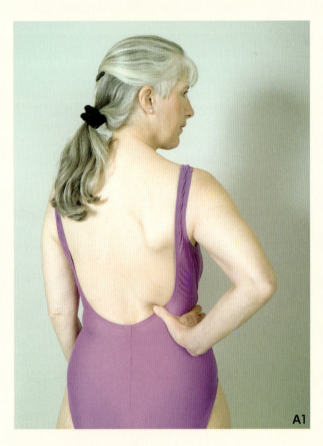
A1

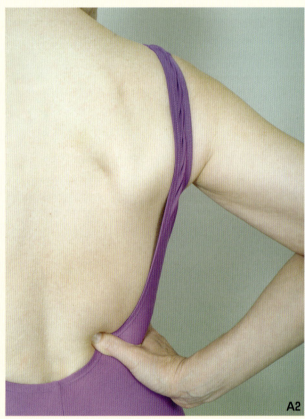
A2

他に確認すべき筋肉

胸腰部傍脊柱筋群（18章）

鑑別診断

セルフケアを行っても症状が改善しない場合は、水腎症、腎盂腎炎、尿管逆流症などの腎臓疾患、あるいは下部胸神経根症である可能性があります。これらの可能性を除外するために、医療機関を受診する必要があります。

T10からL2のアライメントのずれ、下位4本の肋骨のアライメントのずれが認められる場合も、専門医の診察を受けましょう。

22 腸腰筋
ちょうようきん

　腸腰筋は、腸骨筋と腰筋（大腰筋・小腰筋）で構成されています。腰筋は、T12からL5の前面と、椎骨間に存在する椎間板の上方から大腿骨（骨盤の内側で腰筋と腸骨筋が結合し、最終的には腱となる）に付着しています。なお、腰筋は椎骨の裏側に付着している腰方形筋（28章）よりの前方に存在しています。

　小腰筋は50％の人にしか確認できず、股関節を越えて大腿骨に付着することはありません。しかし、腸骨筋には骨盤壁を補強する作用があり、股関節を越えて大腿骨に付着しています。腸腰筋には股関節を曲げる作用があり、大腿部を体幹に近づけたり、直立姿勢を保持するのに役立ちます。

解剖図

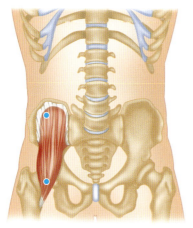

腸骨筋

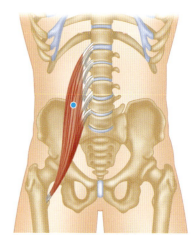

腰筋

　この筋肉にトリガーポイントが存在しても、トリガーポイントに関する知識がない医療従事者が診察すると、単なる腰痛と判断され、筋肉以外に原因があると考えることがあります。手術によって腰痛が解消されない場合は、腸腰筋や腰方形筋のトリガーポイントが原因である可能性があります。

一般的な症状

- 腰筋は背中または腰部（椎骨の際）、殿部に痛みが放散する。一方、腸骨筋は太ももと鼠径部の前面に痛みを放散する。左右両方の腸腰筋にトリガーポイントが存在する場合は、その痛みは腰方形筋（28章）の関連痛パターンと類似しており、痛みが腰部を斜めに走るように感じる。
- 特に立ち上がるときに痛みは増悪するが、イスに座ったり、背もたれにもたれかかった場合でも、腰痛（あるいは違和感）を感じることがある。また、痛みは便秘によって増悪する。最も楽な姿勢は、横になって膝を引き寄せたり、仰向けで膝を曲げる姿勢である。なお、身体を真っ直ぐに伸ばしたまま立ち上がる、腹筋運動を行う、座った状態から立ち上がるなどの動作が困難である。
- 10代の女性において、腸腰筋と骨盤の成長のバランスが悪い場合は、虫垂炎のような症状が起こることがある。ただし、腸腰筋の痛みは両側に生じることが多いため、右側に痛みがある場合は、虫垂炎である可能性が高いと考えられる。なお、腸腰筋は軽傷であっても、血腫（あざ）などができやすい筋肉である。
- 抗凝固剤を使用している場合は、腸腰筋に血腫ができやすく、痛み、腫脹、歩行困難を引き起こす可能性がある。なお、血腫が大腿神経を圧迫するなど、他の問題を起こす可能性がある。

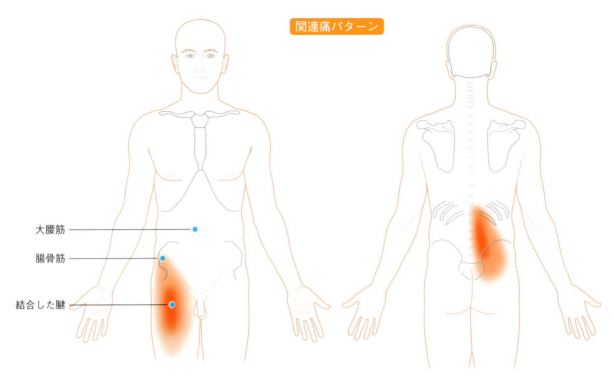

関連痛パターン

大腰筋
腸骨筋
結合した腱

殿部の関連痛パターン

トリガーポイントの原因・持続因子および解決策

原因・持続因子1

■**膝を曲げた姿勢で長時間座る**
　90°以上の角度で股関節を曲げた状態で長時間座る（膝関節が股関節より高い姿勢）、長時間車を運転する、胎児のように丸くなって寝るなど。

解決策

■座るときは、背もたれに背中をもたせかけるようにして、太ももと体幹の角度を大きくしてください。長時間座らなければならない場合は、定期的に立ち上がってストレッチをしてください。なお、ストレッチを行うことができない場合は、腸腰筋の治療を受けるまでは、四つ這いになって床を這うように移動しなければなりません。

■寝るときは、膝の下に枕を入れましょう。また、胎児のような姿勢で、股関節を曲げて寝るのを避けましょう。硬めのマットレスを購入し、5〜7年おきにマットレスを交換しましょう。なお、マットレスの表面を硬くするために、スプリングとマットレスの間にベニヤ板などを敷くことは有効な手段です。詳細に関しては、2章を参照してください。

原因・持続因子2

■**背骨にずれがある**
　腰筋の付着部であるT10からL1のアライメントのずれ、腸骨筋の付着部であるL5のアライメントのずれなど。

解決策

■腰椎や仙腸関節（仙骨と腸骨が結合する部分）のずれは、腸腰筋のトリガーポイント治療の効果を妨げる可能性があるため、医師の診察を受けてください。詳細に関しては、4章を参照してください。

原因・持続因子 3

- **筋肉に損傷がある**
  妊娠、腹筋運動、過呼吸などによる筋損傷など。
- **大腿直筋に緊張がある**

解決策

- 腹部と太もも上部 1/3 の部位をホットパックで温めましょう。また、腹筋運動を行うことは避けてください。
- 適切な呼吸方法を身につけましょう。詳細に関しては、7 章を参照してください。
- 大腿四頭筋（65 章）の大腿直筋の状態を確認してください。腸腰筋が単独で障害されるのは稀なため、腰方形筋（28 章）に問題がないかを確認してください。

原因・持続因子 4

- **月経痛がある**

解決策

- 月経痛の原因を確認するために、医師や鍼灸師の診察を受けてください。また、手術が必要であるような深刻な状態を見落とさないために、医療機関で診察を受ける必要もあります。

原因・持続因子 5

- **脚の長さが異なる**
  脚長差がある、骨盤に異常があるなど。

解決策

- 脚長差があったり、骨盤に異常がある場合は、リフトやパッドを用いて調整してください。

セルフケアテクニック

　腸腰筋には、他の筋肉を補助する「副子固定」のような作用があります（収縮することによって他の筋肉を保護する）。腸腰筋を治療しても症状が改善しない場合は、他の筋肉の緊張や痛みが症状を引き起こしている可能性があります。そのため、腸腰筋の治療を行う前に、下記に示す筋肉を確認しましょう。痛みを感じるときは、それらの筋肉が症状を増悪させている可能性があります。

　なお、ハムストリングス（56 章）の短縮は、腸腰筋に大きな負荷を与え、骨盤に異常な傾きを起こす可能性があります。Travell と Simons は、「腸腰筋を治療する前にハムストリングスを治療することが大切である」と強調しています。また、腸腰筋にトリガーポイントが存在する場合は、小殿筋（62 章）、中殿筋（31 章）、大殿筋（30 章）、胸腰部傍脊柱筋群（18 章）、後頚筋群（9 章）の後頭下筋群にもトリガーポイントが形成されたり、影響し合っている可能性があるので、必ず確認してください。

圧迫方法

■ 腸腰筋の圧迫方法

　腸腰筋は深部にあるため、トリガーポイントを直接圧迫することが困難です。腸腰筋の位置はわかりにくいため、治療するときは筋肉を収縮させ、触診により筋肉を特定した後、圧迫をするのがよいでしょう。なお、指の爪が長いと、腸腰筋を傷つける可能性があるため、注意してください。

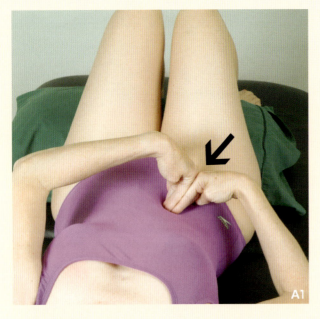
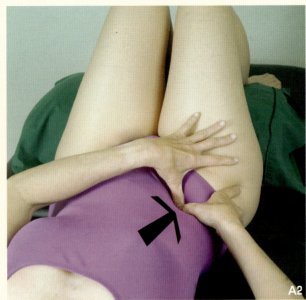
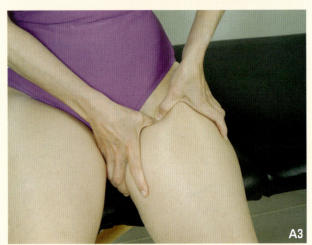

①膝の下に枕などを入れ、仰向けになります。次に、へそから4横指下くらい離れた部位に両指を伸ばした状態で手の甲をあわせ、背中の方向に垂直に圧迫します。その後、正中方向に角度を変えて、再度圧迫してください（写真A1）。なお、十分な圧迫を加えるためには、指の位置がとても重要です。また、へその真上と真下にも同様に圧迫してください。

②骨盤前面に親指を引っかけ、外側へ圧迫します（写真A2）。

③腸腰筋が緊張しないように背もたれのあるイスなどに腰かけ、太ももの前面を圧迫します（写真A3）。圧迫する部位は、鼠径部の少し下で、恥骨部から太ももに向かって約1/3のあたりです。この部位には主要な神経や動脈が存在するため、強く圧迫しないようにしてください。

ストレッチ

ストレッチをしすぎると、腸腰筋のトリガーポイントが悪化する可能性があります。このため、風呂でのストレッチ（17章）をやりすぎないでください。また、つま先に体重をかけるストレッチを行うときは、体重をかけすぎないようにしてください。

■腹部のストレッチ①

ストレッチの方法に関しては、17章を参照してください。

■腹部のストレッチ②

ストレッチの方法に関しては、17章を参照してください。

■ 太ももと股関節のストレッチ
①イスの背もたれなどにつかまり、片側の脚を伸ばした状態で後ろに引き、反対側の脚の膝を軽く曲げます（写真B1）。
②背中を伸ばした状態で骨盤を前方に移動させるようにして、筋肉を伸ばします（写真B2）。

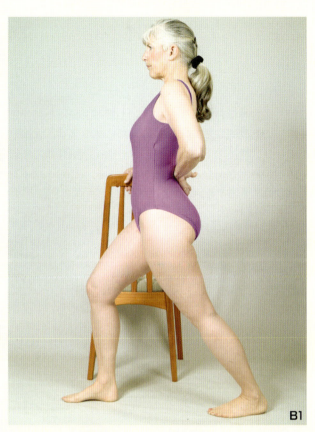
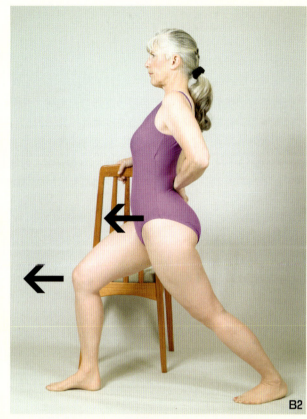

他に確認すべき筋肉

■ 腰痛に対する筋肉
　腰方形筋（28章）、腹筋群（25章）の腹直筋下部、胸腰部傍脊柱筋群（18章）の胸最長筋・多裂筋、大殿筋（30章）、中殿筋（31章）

■ 大腿前面と鼠径部の痛みに対する筋肉
　大腿筋膜張筋（63章）、恥骨筋（68章）、股関節内転筋群（67章）の長内転筋・短内転筋・大内転筋、大腿四頭筋（65章）の大腿直筋・中間広筋

23 大胸筋／鎖骨下筋

　大胸筋は、胸郭のほとんどを覆っており、胸骨、鎖骨、肋骨、上腕骨に付着しています。上腕と上肢帯を動かす作用があり、強制吸気時（無意識ではなく、意識的に行う呼吸）の補助的な筋肉としての役割もあります。大胸筋が緊張すると前かがみになるため、猫背の原因となります。また、大胸筋のトリガーポイントは、心臓発作に類似した症状が生じることがあることから、心臓発作との鑑別が難しい場合があります。したがって、トリガーポイントによる痛みと判断する前に、心臓や肺に問題がないか、医療機関を受診する必要があります。

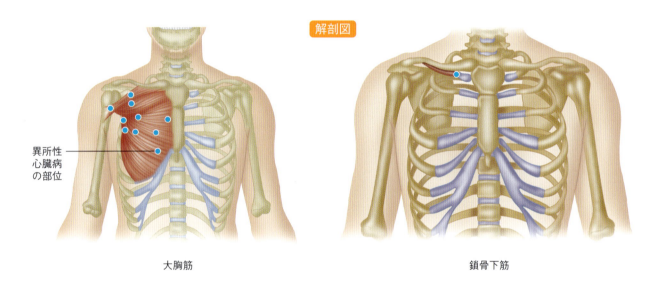

解剖図

異所性心臓病の部位

大胸筋　　　　　　　　　鎖骨下筋

　鎖骨下筋は、鎖骨と第1肋骨の間に位置し、第1肋骨と胸骨の接合部と鎖骨に付着しています。肩を動かす補助的な作用があります。

一般的な症状

大胸筋
- 痛みは、胸郭、肩、乳房、脇、手など、幅広く放散し、その痛みは睡眠が妨げられるぐらいに激しいこともある。なお、大胸筋のトリガーポイント自体が関連痛を引き起こしていなくても、大胸筋が収縮することで背中に痛みが広がる。
- 可動域制限あるいは胸郭に締めつけられる感覚が生じる。また、大胸筋の障害は五十肩に関与している。詳細に関しては、肩甲下筋（37章）を参照。
- 乳房の圧痛、乳頭あるいは乳房の過敏化が認められ、衣服が刺激となることもある。なお、乳房のうっ血感や、リンパの排出障害によって生じるたるみ感などを感じることがある。上室性頻拍、上室性期外収縮、心室性期外収縮などの不整脈は、体幹の右側の第5肋骨と第6肋骨の間、乳首左側の約1～2 cmの特定の領域に生じる。

鎖骨下筋
- 鎖骨の下部、上腕前面の下部、前腕外側の下部、親指、人差し指、中指に痛みを生じる。

23章　大胸筋／鎖骨下筋

関連痛パターン

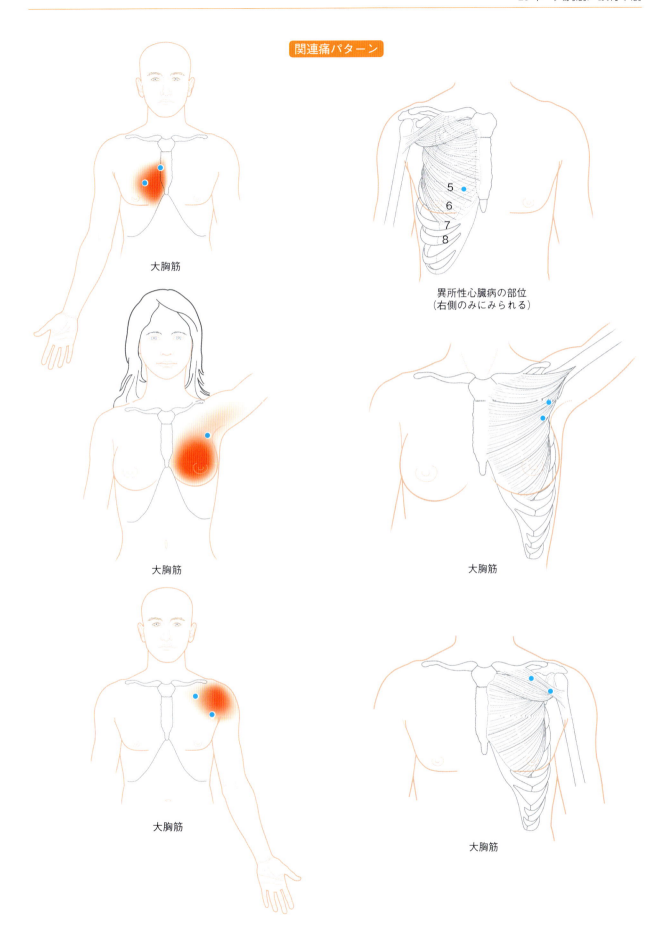

大胸筋

異所性心臓病の部位
（右側のみにみられる）

大胸筋

大胸筋

大胸筋

大胸筋

大胸筋

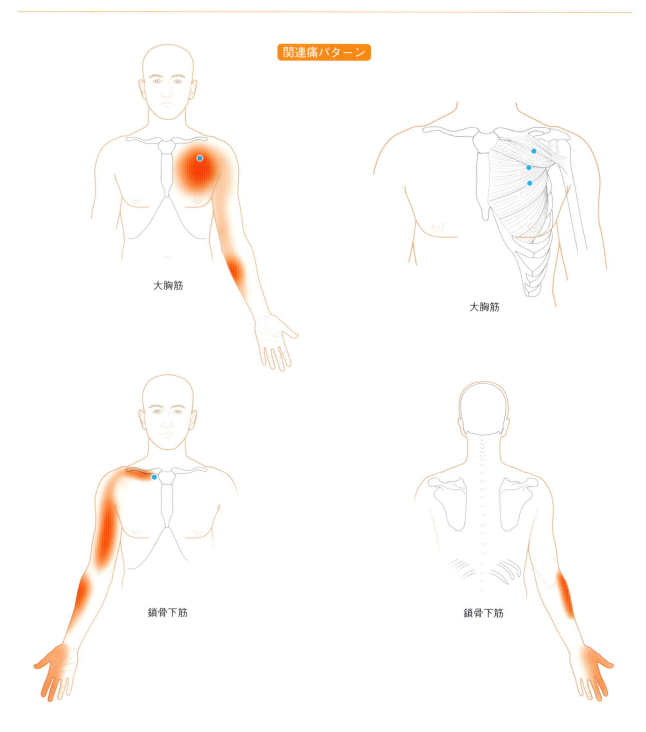

トリガーポイントの原因・持続因子および解決策

原因・持続因子1

■ **姿勢が悪い**
　前かがみで座ったり立ったりする、肩を前方に丸めるような悪い姿勢をとるなど。

■ **重い物を持ちながら手を伸ばす仕事を行う**
　チェンソーや枝切りばさみを使用するときのように、繰り返し同じ動作を行うなど。

■ **筋肉を直接冷やす**
　筋肉が疲労しているときに冷たい風にあたるなど。

■ **ギプスや三角巾で腕を固定している**

解決策

- 母趾球に少し体重がかかる矯正装具を使用しましょう。このような矯正装具を使用すると、頭の位置が後方に移り、頚部と腰部のカーブを自然な状態に戻すことができるので、肩を引き、胸郭が広がった姿勢となります。詳細に関しては、2章「履き物」(p18) を参照してください。
- 胸の前で腕組みをすることを控えましょう。腕組みは大胸筋を収縮させるため、イスの肘かけを肘の高さにするなどの工夫をしましょう。また、ランバー・サポートがついているイスを使用することも効果的です。車の座席にランバー・サポートがついていない場合は、携帯用のランバー・サポートを使用してもよいでしょう。詳細に関しては、2章「人間工学」(p14) を参照してください。
- 身体の前で物を持ち上げたり、重い物を持ったまま仕事を行わなければならない場合は、継続して仕事をするのは避け、定期的に休憩をとってください。
- 体幹や肩を冷やさないように、常に温めるように心がけてください。
- 寝るときは、健側を下にして、枕の上に腕を置きましょう。また、患側を下にするときは、腕を90°に保持できるように、腕と胸部・腹部の間に枕を入れましょう。
- ブラジャーの痕が皮膚に残る場合は、サイズを変更する必要があります。詳細に関しては、2章「衣服」(p17) を参照してください。
- ギプスや三角巾を使用するときは、医療従事者に行ってもらいましょう。セルフケアは、ギプスや三角巾が外れてから、痛みが生じない範囲で始めてください。

原因・持続因子2

■ **不安などの精神的な問題がある**
　精神的な問題がある者は、呼吸にも影響を与え、トリガーポイントを形成する可能性があります。

解決策

- 精神的要因に対する対処方法に関しては、4章を参照してください。また、適切な呼吸方法に関しては、7章を参照してください。

原因・持続因子3

■ **心疾患があったり、心臓切開などの手術を行った**
心臓発作あるいは心臓切開術（特に胸骨の切開）の経験があるなど。

解決策

■ 大胸筋のトリガーポイントは、胸部が締めつけられるような狭心症と類似した痛みを生じる可能性があります。その痛み（胸痛）は、上腕を動かしたときに生じ、間欠的で強い場合があります。また、トリガーポイントによる痛みは、安静時にも生じ、睡眠が妨げられる可能性があります。ただし、狭心症とトリガーポイントが同時に存在する可能性もあるので注意してください。セルフケアで痛みが取り除かれたとしても、心肺機能の検査を受ける必要があります。なお、非心臓痛性胸痛の場合は、心電図において一過性の変化（T波の異常）を示す可能性があり、そのときは精密な検査が必要となります。心疾患がある場合は、トリガーポイントからの痛みは冠状動脈の収縮を反射的に減少させるため、心筋の虚血を生じることがあります。そのため、トリガーポイント治療は、痛みの軽減だけでなく、心臓の血液循環を増加させる可能性があります。
■ トリガーポイントによる鎖骨下筋の短縮は、第1肋骨に接触して鎖骨下動静脈を圧迫する可能性があり、これによって胸郭出口症候群が起こることがあります。

セルフケアテクニック

三角筋前部（44章）、烏口腕筋（45章）、胸骨筋（24章）、胸鎖乳突筋（10章）、斜角筋（42章）、僧帽筋（8章）、菱形筋（20章）、前鋸筋（26章）にもトリガーポイントが存在する可能性があるため、これらの筋肉の治療を行う必要があります。なお、僧帽筋と菱形筋は、大胸筋を治療した後に痛みが誘発されることがあります。そのため、大胸筋を治療した後に、上記の筋肉に対してもセルフケアを行う必要があります。

大胸筋が関与して起こる五十肩には、肩甲下筋（37章）、棘下筋（35章）、小円筋（39章）、三角筋後部（44章）に対して治療を行う必要があります。また、胸郭出口症候群と診断されている場合は、トリガーポイントによって胸郭出口症候群と類似した症状が生じることがあるので、広背筋（38章）、大円筋（40章）、斜角筋、肩甲下筋も必ず確認してください。

圧迫方法

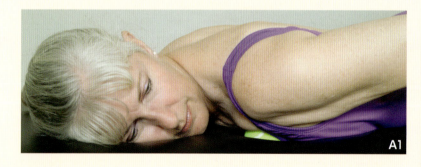
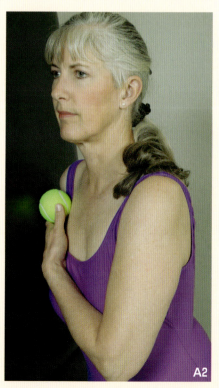

■ **大胸筋の圧迫方法**

①ベッドにうつ伏せとなり、患側を治療します。胸部にボールを置き、脇周辺を中心に圧迫します（写真A1）。脇のほうを圧迫する場合は、圧迫したい側に少し体重を移動させます。ベッドの横に腕を出して行ってもかまいません。

②胸が大きくてうつ伏せが苦しい場合は、長イスの肘かけの端や壁などにボールを置き、体重を前にかけて圧迫してもよいでしょう（写真A2：圧迫部位を示す）。そのとき、腕はリラックスさせた状態で行ってください。

■鎖骨下筋の圧迫方法

①鎖骨下筋の大部分は鎖骨の下にあります。そのため、腕を下げて前かがみになり、体幹から離れるような姿勢をとり、筋肉を圧迫します。

②圧を加える側とは反対側の手を使って、指を鎖骨の下に入れて圧迫します（写真B）。特に、胸骨に近い部位を圧迫してください。

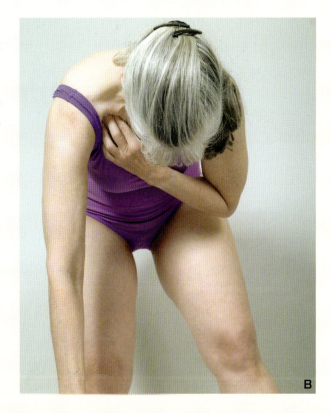

ストレッチ

■胸筋（大胸筋）のストレッチ

ストレッチの方法に関しては、17章を参照してください。

他に確認すべき筋肉

斜角筋（42章）、胸腰部傍脊柱筋群（18章）、三角筋前部・後部（44章）の随伴性トリガーポイント、烏口腕筋（45章）の随伴性トリガーポイント、胸骨筋（24章）、胸鎖乳突筋（10章）、前鋸筋（26章）、菱形筋（20章）、僧帽筋（8章）、棘下筋（35章）、肩甲下筋（37章）、小円筋（39章）、広背筋（38章）、大円筋（40章）

> **鑑別診断**
>
> セルフケアを行っても症状が改善しない場合は、狭心症、筋断裂、上腕二頭筋腱炎、棘上筋腱炎、肩峰下滑液包炎、内側上顆炎、外側上顆炎、C5からC8の神経根症、肋間神経痛、気管支・胸膜・食道の炎症、逆流を伴う裂孔ヘルニア、ガスによる胃の膨張、縦隔気腫、ガスによる大腸の脾弯曲部（横行結腸と下行結腸の間）の膨張、冠不全、線維筋痛症および肺癌である可能性があります。これらの可能性を除外するために、医療機関を受診する必要があります。
>
> また、筋肉に過剰な負荷がかかることで鋭い痛みを感じる場合は、筋断裂の可能性があります。この場合は、トリガーポイントが原因であることが多いのですが、胸壁症候群、Tieze's症候群、肋軟骨炎、過敏性剣状突起症候群、Precordial catch症候群、すべり肋骨症候群、rib-tip症候群などの可能性を除外する正確な検査が必要となります。

24 胸骨筋

胸骨筋の大きさは人によって異なります。通常、胸骨筋のほとんどは胸骨に覆われています。人口の約5％しか胸骨筋をもっておらず、胸郭の片側だけにもつ人もいます。胸骨筋の作用は、現在のところわかっていません。

解剖図

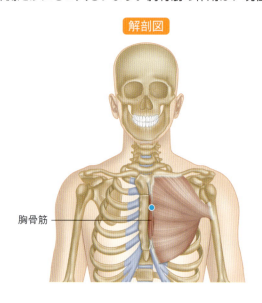

胸骨筋

一般的な症状

- 胸骨下部に激しくうずくような痛みがあり、胸郭上部、肩の前面、上腕内側の下部から肘に放散する。関連痛が身体の左側である場合は、左肘を越えて放散する。
- 痛みは、心臓発作や狭心症による痛みとして誤診されることもある。
- 筋肉の上部にあるトリガーポイントは、痰を伴わない咳や空咳の原因となる。

関連痛パターン

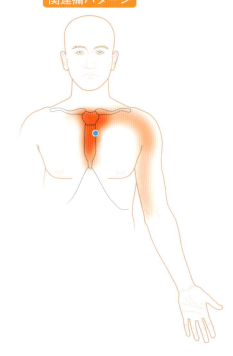

トリガーポイントの原因・持続因子および解決策

原因・持続因子

■ **胸部に外傷、心臓発作、狭心症がある**
　痛みが胸鎖乳突筋（10章）の随伴性トリガーポイントから生じている可能性があります。

解決策

■ 胸骨筋のトリガーポイントの持続因子である胸鎖乳突筋（10章）のトリガーポイントを確認しましょう。なお、鍼治療は胸部の痛みや胸郭深部に感じる痛みの治療に有効です。

セルフケアテクニック

　最初に胸骨筋のトリガーポイントの持続因子である胸鎖乳突筋（10章）のトリガーポイントを確認してください。また、関連したトリガーポイントは大胸筋（23章）に存在する場合もあります。

圧迫方法

■ **胸骨筋の圧迫方法**
① トリガーポイントは、左胸骨の筋肉の上側 2/3 の領域に多く認められます。人差し指、中指、薬指の 3 本を使って圧迫します（**写真 A**）。
② 強く圧迫するときは、圧迫している手の上に反対側の手を重ねて圧を加えます。圧迫後は、ホットパックで温めましょう。

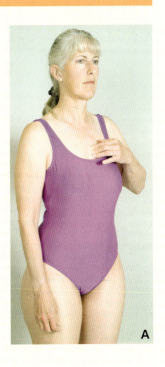

他に確認すべき筋肉

　胸鎖乳突筋（10章）、大胸筋（23章）

鑑別診断

　胸骨筋の痛みは、肋軟骨炎として診断される可能性がありますが、最初にトリガーポイントを確認してください。セルフケアを行っても症状が改善しない場合は、胃食道逆流炎、食道炎、C7神経根症である可能性があります。これらの可能性を除外するために、医療機関を受診する必要があります。

25 腹筋群

腹斜筋、腹横筋、腹直筋、錐体筋

トリガーポイントに関連する腹筋群には、腹斜筋、腹横筋、腹直筋、錐体筋があります。腹筋群は腹部を覆う筋群で、腹壁を構成し、腰を回旋させたり、曲げたりする作用があります。

解剖図

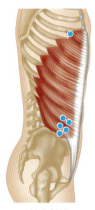
外腹斜筋

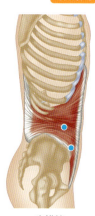
腹横筋

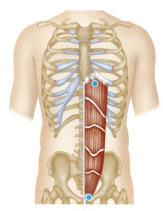
腹直筋

腹筋群に存在するトリガーポイントは、噴出性嘔吐、食欲不振、食物不耐症、吐き気、げっぷ、胸やけ、腹痛、下痢、膀胱痙攣、睾丸痛、月経痛などの症状を引き起こす可能性があります。これらの症状の原因がトリガーポイント由来であるか、臓器疾患由来であるかを鑑別することは困難です。しかし、トリガーポイントは臓器疾患由来の症状が長期間続くことで活性化しやすくなるため、臓器疾患の可能性を除外した上で、症状を軽減するための方法を考える必要があります。

一般的な症状

- 関連痛パターンの図を確認すること。これらの図は、一般的なトリガーポイントの関連痛を示しているが、腹部のトリガーポイントは背中や腰部にまで痛みが放散する。そのため、これらの痛みは、臓器疾患による痛みとして誤診される可能性がある。
- 力強く呼吸をすると、痛みが増悪する。
- 患者の訴えは、痛みではなく、「ヒリヒリする」「お腹が張る」「ガスが溜まっている」と表現する場合がある。

腹斜筋と腹横筋

- 筋肉の上部にトリガーポイントが存在する場合は、腹部痛、胸やけ、食道裂孔ヘルニアに類似した症状が生じることが多く、摂食時や排便時よりも、持続的に痛みが生じる場合が多い。一方、筋肉の下部にトリガーポイントが存在する場合は、頻尿、尿閉、夜尿、慢性下痢、鼠径部痛、睾丸痛を生じる。
- げっぷ、おなら、噴出性嘔吐などを生じる。この場合、トリガーポイントは、腰部や第12肋骨末端周囲に存在する可能性が高い。また、一部は腹筋やその筋膜に存在する。
- 体幹の回旋が制限される。

腹直筋

- 筋肉の上部にトリガーポイントが存在する場合は、腰部を帯状に囲むように背中に痛みが放散する。その症状は、腹部膨満感、胸やけ、消化不良、心臓周囲の痛み、胆嚢領域の痛み、消化性潰瘍や婦人科疾患に類似した痛み、吐き気、嘔吐などを生じる。
- へそ周囲にトリガーポイントが存在する場合は、腰を曲げたり、物を持ち上げたりすることで悪化し、その結果、腹部あるいは腸の痙攣が生じる。乳児に疝痛がみられる場合は、へそ周囲のトリガーポイントを軽く圧迫してください。
- 筋肉の下部1/3に存在するトリガーポイントは、腰部と仙骨（腰椎と尾骨の間の三角骨）を交差するように帯状の関連痛を誘発するとともに、陰茎部（ペニス）に痛みが生じる。また、月経痛、憩室炎、腎臓結石、月経不順に類似した症状が生じる。その他の症状としては、下痢、頻尿、尿閉、排尿括約筋の痙攣なども生じる。
- McBurney's点は、へそのやや右側の部位（正中線から約3横指離れた部位）に存在し、虫垂炎に類似した症状が生じる。また、その痛みは月経前、疲れや不安があるときに生じる。なお、虫垂を切除しても、12.4％の患者は痛みの改善が認められなかったため、これらの症例ではトリガーポイントが原因となっている可能性がある。ただし、虫垂炎の破裂は生命にかかわる危険な状態であるので、正しい診断と治療が必要となる。突然、腹部の痛みが生じたときは、感染症の検査が必要であるため、早急に医療機関を受診してください。手術を行っても、症状が残っている場合は、トリガーポイントを探してください。
- 脊髄神経前枝が絞扼される腹直筋症候群では、婦人科疾患に類似した下腹部痛や骨盤痛を誘発する。

錐体筋

- 痛みは、へそから恥骨上部にかけて正中線付近に放散する。

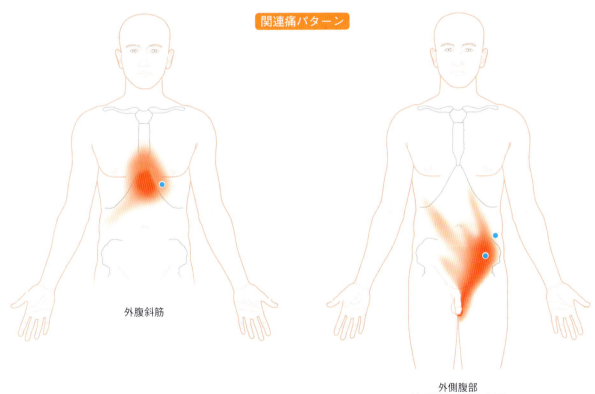

関連痛パターン

外腹斜筋

外側腹部
（腹斜筋と腹横筋付近）

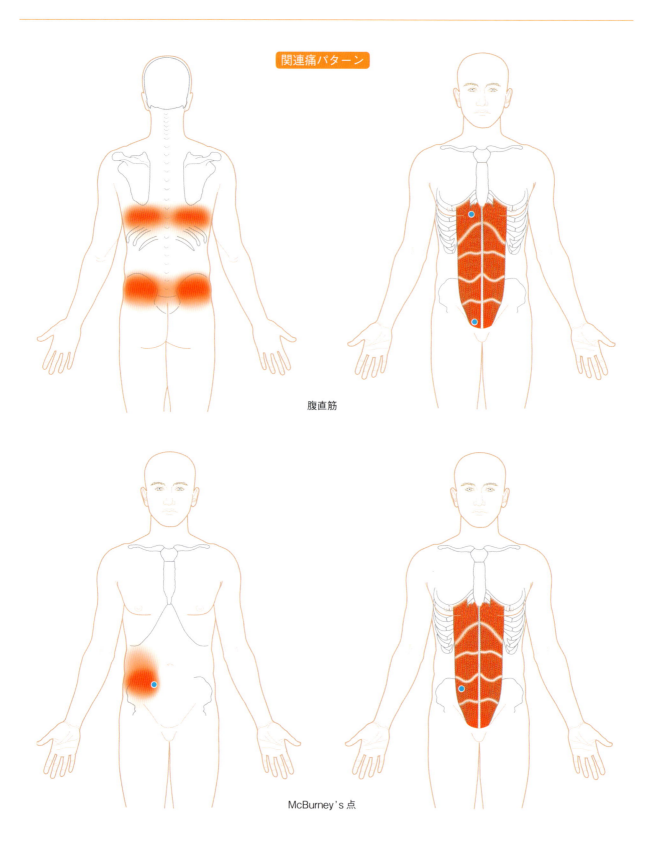

腹直筋

McBurney's 点

25章　腹筋群

関連痛パターン

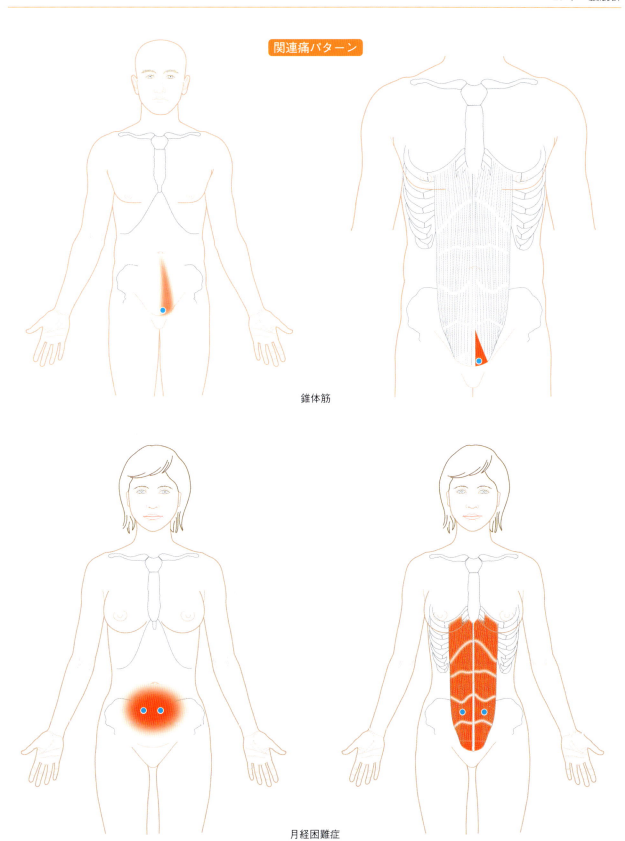

錐体筋

月経困難症

トリガーポイントの原因・持続因子および解決策

原因・持続因子1
■ **姿勢が悪い**
　長時間体幹を曲げた姿勢をとる、腰部に背もたれがないイスに座る、パソコンを使用するときに片側に回旋している、きついベルトを使用するなど。

解決策
- うつむいた姿勢（前傾姿勢）は、上部腹直筋にトリガーポイントが形成される可能性があります。詳細に関しては、7章を参照してください。
- 座るときは、ランバー・サポートを使用してください。イスがあわない場合は、イスを交換したり、調整をしましょう。また、定期的な休憩をとることも大切です。
- ベルト、ウエストバンド、ストッキングなどが、筋肉を圧迫していないかを確かめてください。詳細に関しては、2章を参照してください。

原因・持続因子2
■ **ウイルスや寄生虫などに感染している**
　消化性潰瘍、腸内寄生虫（例：赤痢アメーバ、肉類や魚類の条虫）、赤痢（汚染された水を飲むことによって生じる下痢）、憩室症・憩室炎・胆石症などの臓器疾患によってトリガーポイントが形成されることがあり、臓器疾患が改善した後もトリガーポイントが存在している可能性があります。なお、トリガーポイントの持続因子には、ウイルス感染のような症状や便秘による筋肉の緊張などもあります。

解決策
- 持続因子を除外するために、潰瘍、感染症、憩室炎、胆石症などの疾患を治療しましょう。詳細に関しては、4章を参照してください。
- 便秘を改善しましょう。水をたくさん飲み、カルシウム、マグネシウム、葉酸のサプリメントを摂取するようにしましょう。鍼や漢方は、便秘治療に効果があります。

原因・持続因子3
■ **腹部の外傷や手術痕がある**
　虫垂切除あるいは子宮摘出などの外科的手術、腹部の直接的な外傷など。

解決策
- 手術痕は、その筋肉の関連痛だけでなく、周辺組織に多くのトリガーポイントを形成する可能性があります。長期間、手術痕に痛みが持続していた場合でも、その周囲に鍼治療を行うことでトリガーポイントが消失すると、痛みは改善されます。

原因・持続因子4
■ **精神的ストレスあるいは疲労がある**

解決策
- 適切な呼吸方法を身につけましょう。詳細に関しては、7章を参照してください。
- 精神的要因と睡眠障害に対する対処方法に関しては、4章を参照してください。

原因・持続因子5
■ **寒さで筋肉が緊張している**

解決策
- 全身を温めてください。

原因・持続因子 6
■ 腹筋へ過剰な負荷をかける
　過度に腹筋運動を行ったり、腹部を引っ込め続ける状態が続く場合など。

解決策
■ 不適切な腹筋運動は、腹筋だけでなく、横隔膜（27章）にもトリガーポイントを形成する場合があるので、理学療法士あるいはトレーナーなどの専門家から適切な運動方法を学んでください。また、運動をやりすぎたり、痛みが生じる運動も行うべきではありません。腹筋に怪我がある場合は、過剰な負荷がかからない、ゆっくりとした運動を行いましょう。なお、痛みが回復するまでは、運動は行うべきではありません。詳細に関しては、5章を参照してください。
■ 腹部を引っ込め続けることは、あまりよいことではありません。これは、慢性的に筋肉が緊張するために、筋線維の適切な収縮機能が阻害され、トリガーポイントが形成されやすくなります。

原因・持続因子 7
■ 脚の長さが異なる
　脚長差がある、骨盤に異常があるなど。

解決策
■ 専門医の診察を受け、リフトやパッドを用いて調整しましょう。

セルフケアテクニック

　腹筋の痛みは、胸腰部傍脊柱筋群（18章）に存在するトリガーポイントが原因となっている可能性があるので、両方の筋肉を必ず確認してください。また、胃痛や胃痙攣、吐き気、げっぷも、胸腰部傍脊柱筋群のトリガーポイントが関係している可能性があります。

　下腹部の痛み、圧痛、筋痙攣は、膣の内壁に存在するトリガーポイントが原因となっていることがあります（32章を参照）。股関節内転筋群（67章）に関連したトリガーポイントが筋肉の上部に存在する場合は、鼠径部と下腹部より上に向かって関連痛が生じていることがあります。

圧迫方法

■ 腹筋群の圧迫方法
① 仰向けになり、指を使って腹部の敏感な部位に圧を加えます（写真 A1）。膝下に枕を入れると、簡単に過敏な部位を見つけることができます。恥骨の上から肋骨の下まで幅広く圧迫します。また、圧迫は両側を行いましょう。
② 恥骨を圧迫するときは、腰部を垂直に押すよりも下方に向かって圧迫してください（写真 A2、A3）。なお、ホットパックを使用したり、入浴時に行ってもよいでしょう。

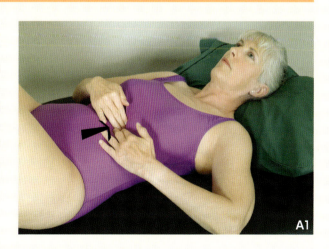

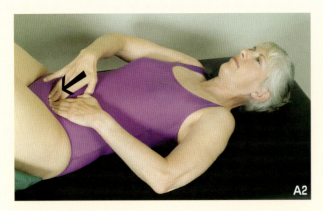 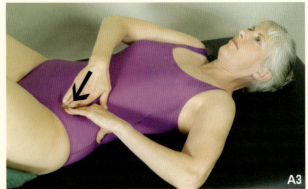

ストレッチ

■腹部のストレッチ①
ストレッチの方法に関しては、17章を参照してください。また、17章「腹部のストレッチ②」も行ってください。

運動

■骨盤突出し（傾斜）運動
このコンディショニング運動は腹直筋を強化します。治療によってトリガーポイントが数週間悪化しない状態にまで改善したときは、この運動を行ってください。なお、この運動を繰り返し行うときは、通常の運動と同じように休息をとりながら行ってください。

①膝を曲げた状態で仰向けとなり、片側の手を下腹部に、反対側の手を上腹部に置きます（写真B1）。
②互いの手を近づけるようなイメージで、腰部を床に押しつけます（写真B2）。
③腰を浮かすように腹部に力を入れ、さらに手を近づけていきます（写真B3）。手が離れてしまう場合は、腰部を平らにせずに、アーチ状になるようにしましょう。
④最後に、元の状態に戻り、深呼吸をします。

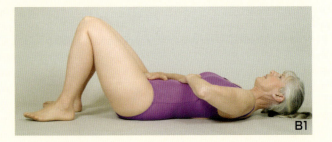
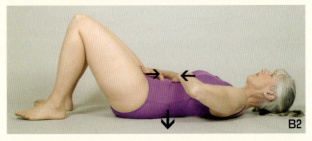
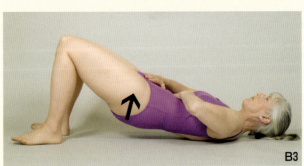

他に確認すべき筋肉

前鋸筋（26章）、胸腰部傍脊柱筋群（18章）、肋間筋／横隔膜（27章）、股関節内転筋群（67章）

鑑別診断

　突然、腹部に痛みが生じたときは、すぐに医療機関を受診してください。痛みの原因が腹直筋のトリガーポイントである場合は、腹部中央下に小結節と粘着性がある筋束（いわゆる硬結）を触知することができます。痛みの原因が虫垂炎である場合は、腹筋全体が硬直して板のように感じられます。その際は、医療機関において血液検査などで虫垂炎の鑑別を行ってください。なお、軽い腹痛の場合は、マッサージや鍼をすることで痛みをコントロールできることがあります。

　医療機関では、虫垂炎以外にも、消化性潰瘍、大腸炎、painful rib 症候群、尿路疾患、線維筋痛症、食道裂孔ヘルニア、胃癌、腎臓結石、胆結石、鼡径ヘルニア、肝炎、膵炎、婦人科疾患、憩室症、臍ヘルニア、胸部神経根症、上部腰部神経根症、肋軟骨炎、回虫症、てんかん、腹直筋血腫などを鑑別する必要があります。なお、上腹部の痛みの原因は、Tietze's 症候群あるいはすべり肋骨症候群である可能性があります。そのため、恥骨と寛骨の機能障害、椎骨と肋骨のずれを確認するために、専門医の診察を受ける必要があります。

26 前鋸筋
ぜんきょきん

　前鋸筋は、上位（第3付近）から第8肋骨・第9肋骨の脊椎に位置し、肩甲骨の端を走行している筋肉です。翼状肩甲にならないように、肩甲骨を保持する作用があります。

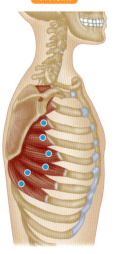

解剖図

一般的な症状

- 痛みは、主に胸下部腋窩側の領域、肩甲骨下端付近、上肢の内側、手のひら、薬指と中指に放散する。また、乳房に圧痛が生じる。
- 深呼吸や十分に呼吸できないほどの短い呼吸、さらには呼吸を止めずに文章を読むときなどに痛みが生じる。通常、このような痛みを脇腹痛と呼ぶ。
- 患側を下にして熟睡することができない。
- 翼状肩甲が認められたり、肩を前方に丸めることがある。
- 前鋸筋の支配神経は、斜角筋（42章）によって絞扼される。

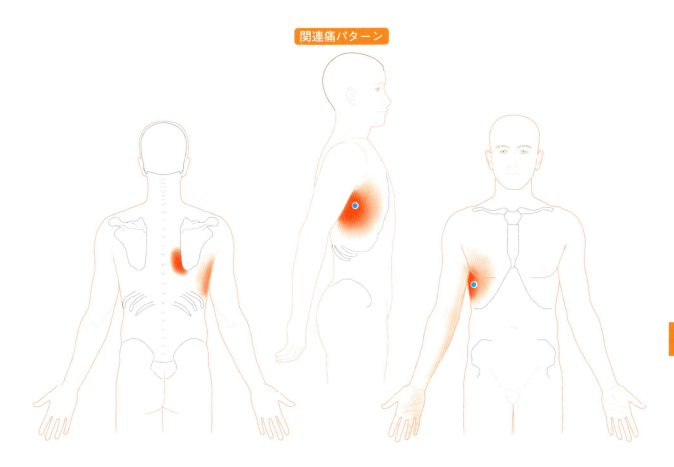

関連痛パターン

トリガーポイントの原因・持続因子および解決策

原因・持続因子1

■ 筋肉を使いすぎて痛めている

　腕立て伏せをする、速く走る、長時間走る、バタフライなどの強い負荷がかかる泳ぎをする、頭上に重い物を持ち上げるなど。

解決策

- 腕立て伏せ、懸垂などの手を頭上に上げる動作は避けましょう。
- 寝るときは、健側を下にして、患側の腕には枕を挟みましょう。
- 適切な呼吸方法を身につけましょう。詳細に関しては、7章を参照してください。

原因・持続因子2

■ 激しい咳をしている

解決策

- 慢性的に咳が続いている場合は、根本的な原因を治療する必要があります（4章を参照）。原因を治療することができないときは、咳をすることによって痰を排出したり、鎮咳剤を使用する必要があります。なお、鍼や漢方は、咳と痰の治療に効果があります。

原因・持続因子3

■ 不安があったり、心臓発作を起こした

解決策

- 鍼、漢方、ホメオパシー、カウンセリングなどで、不安に対する治療を行いましょう。また、ストレスの多い状況を改善する努力をしてください。詳細に関しては、4章「精神的要因」（p30）を参照してください。

セルフケアテクニック

　僧帽筋（8章）、菱形筋（20章）、胸腰部傍脊柱筋群（18章）に存在するトリガーポイントは、類似した関連痛パターンを生じる可能性があるため、これらの筋肉を確認してください。また、前鋸筋と同時に、上後鋸筋（36章）にトリガーポイントが存在している可能性もあります。なお、前鋸筋のトリガーポイントは、広背筋（38章）、斜角筋（42章）、胸鎖乳突筋（10章）に存在するトリガーポイントが原因で生じる可能性があります。これは、これらの筋肉も呼吸に関与しているためです。

　一方、脇腹痛を生じるトリガーポイントは、これらの筋肉の他に横隔膜（27章）と腹筋群（25章）があります。

圧迫方法

■ 前鋸筋の圧迫方法

　健側を下にして横向きとなり、脇の下を胸郭に向かって圧を加えます（写真A：圧迫部位を示す）。また、脇、肩甲骨、肩部、胸郭の下なども確認しましょう。

ストレッチ

ストレッチを行う前に、ゆっくりと2〜3回深呼吸をすると効果的です。

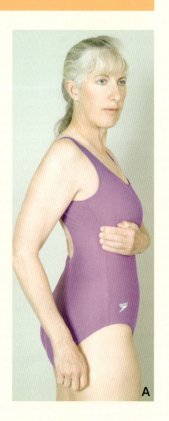

■ 胸筋（大胸筋）のストレッチ

　このストレッチは、前鋸筋に対しても効果があります。詳細に関しては、17章を参照してください。

■ 前鋸筋のストレッチ

　イスの背もたれに腕をかけて、背もたれから離れるように体幹を回旋させます（写真B）。

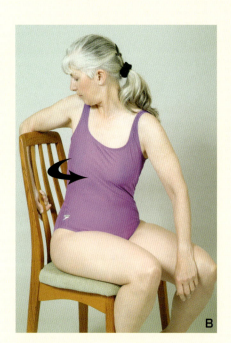

他に確認すべき筋肉

　広背筋（38章）、斜角筋（42章）、胸鎖乳突筋（10章）、胸腰部傍脊柱筋群（18章）、僧帽筋（8章）、菱形筋（20章）、上後鋸筋（36章）

鑑別診断

　セルフケアを行っても症状が改善しない場合は、肋骨疲労骨折、肋軟骨炎、肋間神経絞扼、C7神経根症、C8神経根症、帯状疱疹である可能性があります。これらの可能性を除外するために、医療機関を受診する必要があります。また、胸椎中央付近のアライメントのずれを確認するために、専門医の診察を受ける必要があります。

27 肋間筋／横隔膜

肋間筋は肋骨の間を走行し、体幹の回旋と呼吸を補助します。また、横隔膜は胸腔と腹腔の間に壁を形成し、胴体と胸郭を分けることで吸気に作用します。

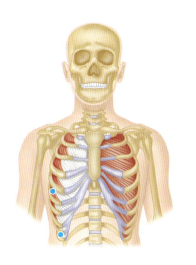

解剖図

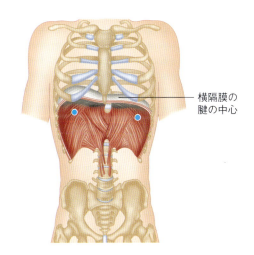

横隔膜の腱の中心

一般的な症状

肋間筋
- 肋間筋は、隣接した肋間に限局したうずく痛みと、体幹に放散するうずく痛みが生じる。トリガーポイントは隣り合う肋骨の上下の肋間隙に痛みを放散する。身体の中心から離れた部分に存在するトリガーポイントの痛みは、正中に向かって放散する。
- トリガーポイントが存在する側（患側）に側屈するよりも、健側に側屈するほうが痛みが増加し、逆に患側に側屈すると痛みは軽減する。また、肋間筋のトリガーポイントは、片側あるいは両側への胸椎の回旋を制限することがある。
- 痛みは、エアロビクス、咳、くしゃみ、努力性呼吸、無理な呼気などで悪化する。
- 痛みのため、患側の腕を真っ直ぐに上げることができない。その結果、腕を上げることを控えるため、肩関節周囲炎になりやすい。詳細に関しては、33章を参照。
- 患側を下にして横に寝ることができない。
- 心房細動などの不整脈は、右側の肋間筋に存在するトリガーポイントから誘発される。

横隔膜
- 横隔膜は、激しい運動中に胸郭の下縁に急な痛みを生じ、呼気の最後に痛みが最も強くなる。横隔膜の中央に存在するトリガーポイントは、患側の肩上部に痛みを放散する。
- 胸の痛み、呼吸困難、咳に伴う痛み、深呼吸ができないなどの症状を伴う。
- 精神的な苦痛によって痛みが悪化する。

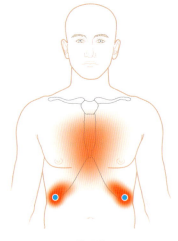

関連痛パターン

肋間膜　　　　　　　　　　　　　横隔膜

トリガーポイントの原因・持続因子および解決策

原因・持続因子1

■肋骨周囲の手術を行った

外傷（肋骨の骨折のような局所の外傷）、手術（開創器を使用した胸部手術）、豊胸手術など。

解決策

■外傷や手術後にコルセットを着用する場合は、必要以上に長時間使用しないでください。医師の許可を得て、少なくとも3時間に1回5分程度は取り外しましょう。また、コルセットを外すことができるまで改善したときは、怪我や痛みを悪化させない程度の強さでトリガーポイントを圧迫しましょう。

原因・持続因子2

■帯状疱疹を発症していたり、激しい咳をする

解決策

■トリガーポイントは、帯状疱疹の発症に関連して肋間筋に形成されることがあります。トリガーポイントを治療することにより、帯状疱疹後の神経痛のうち、胸郭の後ろや横の痛みを軽減する可能性があります。なお、帯状疱疹の初期症状では、鍼、漢方、ホメオパシーを利用した治療が、トリガーポイントの形成を予防します。

■慢性的に咳が続いている場合は、根本的な原因を治療する必要があります。原因を治療することができないときは、咳をすることによって痰を排出したり、鎮咳剤を使用する必要があります。なお、鍼や漢方は、咳と痰の治療に効果があります。詳細に関しては、4章を参照してください。

原因・持続因子3

■肺や胸部に疾患がある

気胸（肺の虚脱）、膿胸（胸部の感染症）、腫瘍による胸水（胸膜腔内の体液の貯留）などの症状は、胸下部に痛みを伴うため、下位3つの肋間筋にトリガーポイントが形成される可能性があります。

解決策

■気胸、膿胸、腫瘍による胸水を治療した後、怪我や痛みを悪化させない程度の強さでトリガーポイントを治療しましょう。

27章　肋間筋／横隔膜

原因・持続因子 4
■ 大胸筋にトリガーポイントが存在する

解決策
- 大胸筋の治療方法に関しては、17章、23章を参照してください。
- 正しい姿勢（特に頭の位置）をすることがトリガーポイントを治療する上で最も重要です。うつむいた姿勢（前傾姿勢）は複数の筋肉にトリガーポイントを形成し、継続させる可能性があります（7章を参照）。車、机、パソコン、テレビ、食事のときにうつむいた姿勢で座り続けると症状が悪化するので、座るときにはランバー・サポートを使用して、姿勢を矯正してください。また、立つときは、靴に中敷きを入れることで姿勢が改善します。詳細に関しては、2章「人間工学」（p14）、「身体力学」（p16）を参照してください。

原因・持続因子 5
■ 不適切な呼吸をしている

解決策
- 適切な呼吸方法を身につけましょう。詳細に関しては、7章を参照してください。

原因・持続因子 6
■ 横隔膜に過剰な負荷がかかる運動をする

横隔膜のトリガーポイントは、過度のエアロビクス、慢性的な咳、胃切除（一部あるいは全ての胃切除）などでも形成されることがあります。腹筋、胸筋、上腕二頭筋（46章）の過剰な運動は、腹筋群（25章）の腹直筋や横隔膜にトリガーポイントを形成させる可能性があります。

解決策
- 腹筋群のトリガーポイントを治療することで、呼吸困難が改善する可能性があります。トリガーポイントが改善するまでは、エアロビクスや腹筋などの運動を控えましょう。筋肉の治療の詳細に関しては、5章を参照してください。
- 慢性的な咳の詳細に関しては、4章を参照してください。

セルフケアテクニック

前鋸筋（26章）を確認してください。腹部を膨らませて深い呼吸をしたときの痛みは、腹筋群（26章）の腹横筋に存在するトリガーポイントが原因である可能性があります。一方、腹部をへこませて息を吐くときの痛みは、横隔膜に存在するトリガーポイントが原因である可能性があります。

圧迫方法

■ 肋間筋の圧迫方法

①肋間筋を圧迫するために、先端に消しゴムがついている鉛筆を用意してください。
②人差し指で肋骨の間を確認し、反対側の手に持った鉛筆の先端の消しゴムで、肋骨の間を圧迫します（**写真A**）。

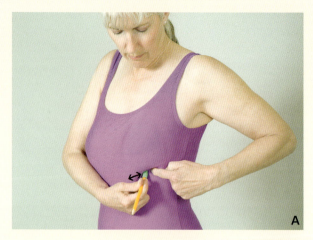

■ 横隔膜の圧迫方法

①横隔膜の縁を圧迫できるように、両膝を曲げた状態で仰向けになります。
②一方の胸郭の下の縁に指（両手）を添えてください。
③完全に息を吐き出したときに、胸郭の下から上へと指を押し上げて、肋骨を引っ張ります（**写真B**）。
④その後、リラックスして呼吸をしましょう。

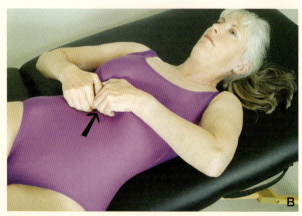

ストレッチ

■ 上腕三頭筋のストレッチ

　このストレッチは、肋間筋に対しても効果があります。ストレッチのときには、特に胸郭周囲が伸びていることを意識して行います。ストレッチの方法に関しては、41章を参照してください。

■ 横隔膜のストレッチ

①十分に息を吐き出します。腹部がへこんでいることを意識してください。
②次に、息を十分に吸い込みます。胸郭の真下の部分が上がっていることを意識してください。
③①、②の位置を維持するのではなく、数回リズミカルに動かしましょう。

他に確認すべき筋肉

　前鋸筋（26章）、腹筋群（25章）

鑑別診断

　肋間筋のトリガーポイントによる痛みと類似した症状を生じる疾患には、心臓疾患、心臓発作、Tietze's症候群、胸椎神経根症、肋軟骨炎、腫瘍、胸水、膿胸などがあります。これらの疾患の可能性を除外するために、医療機関を受診する必要があります。また、肋骨や胸椎のずれは、トリガーポイントと同時に症状を誘発している可能性があるため、トリガーポイントの治療により症状が改善しても、重篤な疾患がないかを確認するために、専門医の診察を受ける必要があります。
　横隔膜のトリガーポイントによる痛みと類似した症状を生じる疾患には、横隔膜の痙攣（スパズム）、消化性潰瘍、胃食道逆流、胆嚢の疾患（痛みが右側のみの場合）などがあります。これらの疾患の可能性を除外するために、医療機関を受診する必要があります。

28 腰方形筋／腸腰靭帯

　腰方形筋は、第12肋骨、腸骨稜、腰椎横突起に付着しています。この筋肉は、脊柱腰部の安定性を保っています。また、殿部を引き上げる作用や、片側に腰を曲げる（側屈）作用もあります。一方、両側の腰方形筋が同時に作用すると、前屈姿勢から背中を伸ばしたり、咳のような強制呼吸時の呼気に補助的に作用します。なお、腰方形筋のトリガーポイントは、仙骨殿部領域の痛みの約30%の原因となっている可能性があります。

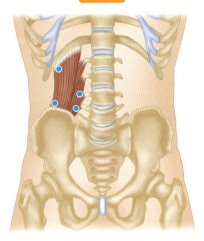

解剖図

　腸腰靭帯は、第5腰椎横突起から骨盤に付着しています。また、一部は第4腰椎横突起にも付着しているともいわれています。腸腰靭帯には腰椎を安定化させる作用があり、特にL4、L5、S1の椎間板や腰椎が障害された場合、腰部と仙骨殿部領域における痛みに関与しています。

　骨棘あるいは腰部脊柱管の狭窄が必ずしも痛みの原因とならない場合があります。それは、このような画像所見があっても痛みを訴えない患者は多く存在するからです。しかし、その逆の場合もあるので注意が必要です。このように画像所見と症状が一致しない場合、トリガーポイントが原因である可能性を考慮しておきましょう。腰部周囲に痛みがある場合は、腎感染症ではないかと不安に感じる人もいます。しかし、腎感染症の症状は、高熱や悪寒を伴うため、このような症状がある場合は、医療機関を受診する必要があります。なお、他にもトリガーポイントがあるかを確認し、症状が軽減するかを確認しましょう。

一般的な症状

- 痛みは、殿部、仙骨、股関節やその周囲、鼠径部前面、睾丸、陰嚢、下腹部周囲など、様々な部位に放散する。なお、どの部位に痛みが放散するかは、トリガーポイントの位置によって大きく異なる。仙骨と腸骨が関係する仙腸関節や大転子（股関節）の痛みは、関節の機能障害による痛みとして誤診されることがある。
- 痛みは、一般的に重くてだるい深部痛であるが、動きによっては鋭く刺すような痛みとなる。
- 階段を昇ったり、体幹を回旋させたり、反対側に傾けるときなどに特に痛みが生じる。また、前屈時の可動域が制限される。

- 患側を下にして寝ると、体重をかけることができないくらいの強い痛みが生じる。横向きになったり、起き上がったり、イスから立ち上がるときは、非常に痛く、動作そのものを行うことができない。背筋を伸ばして立ったり座ったりすることは、痛みのためにできないが、四つ這いになって移動することはできる。また、咳やくしゃみは、一時的に耐えがたい痛みを生じる。
- 太ももの前面には電撃様の痛み、股関節には重だるい痛みが生じる。また、ふくらはぎには痙攣、下肢と足には灼熱感が限局的に生じる。
- 腰方形筋と小殿筋（62章）のトリガーポイントを圧迫すると、坐骨神経領域に痛みが誘発される。
- 腸腰靭帯は、第4腰椎と第5腰椎の周囲に局所的な関連痛を生じる。その関連痛は股関節や鼠径部周囲の深部痛、太ももの前面に拡散する痛みの原因にもなる。

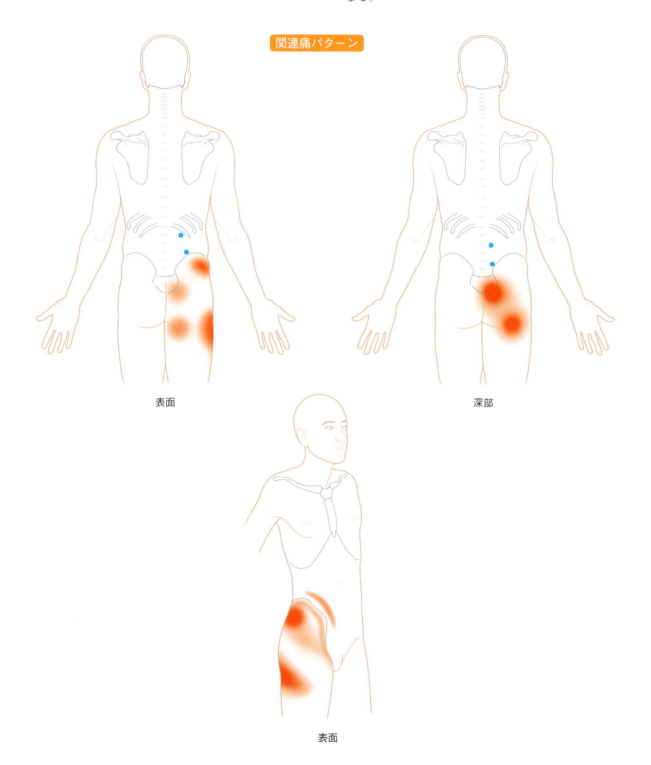

関連痛パターン

表面　　　深部

表面

トリガーポイントの原因・持続因子および解決策

原因・持続因子 1

■ **腰に負荷がかかる動作をする**

重い物を持つ（特に体幹を回旋させる動作と組み合わせて）、低いイスやベッドから立ち上がる、立ったままズボン・靴下・靴を履くようなぎこちない動作をするなど。

解決策

- ■ 重い物を持つことは、できるだけ避けてください。物を持ち上げるときは、膝を曲げ、背中を真っ直ぐに伸ばし、物を身体に近づけて持つようにしてください。
- ■ イスから立ち上がるときは、浅く腰かけ、身体を少し横に向けて、イスの前に足を置き、太ももに力を入れて真っ直ぐに立ちましょう。必要があれば、手を使ってください。また、座るときは逆の順番で座ってください。
- ■ ズボン・靴下・靴は座って履きましょう。
- ■ 階段あるいは踏台を昇るときは、体幹を45°傾けた状態で背筋を真っすぐに保ってください。

原因・持続因子 2

■ **ある特定の動作や運動を繰り返し行う**

園芸をする、床を磨く、重い物を運ぶ、ギプスをして歩く、傾斜のある浜辺や道を歩いたり走ったりするなど。

解決策

- ■ 庭仕事のときは、約20〜25cmの高さの台に座り、定期的に休憩をとってください。
- ■ 重い物を持つことは避けてください。重い物を持たなければならない場合は、膝を曲げ、背中を真っ直ぐに伸ばし、物を身体に近づけた姿勢を保ってください。
- ■ 骨折により、歩行ができるギプスを着用する場合は、健側の靴にギプスの高さにあわせて中敷きを入れましょう。
- ■ トリガーポイントが不活性化されるまでは、平坦な道を歩き、傾斜のある歩道や道路、浜辺を歩いたり、陸上競技場のトラックでの運動は避けましょう。

原因・持続因子 3

■ **殿部の痛みの原因となる姿勢をとる**

車の座席に骨盤が傾いた状態で座る、後ろのポケットに財布を入れたまま座るなど。

解決策

- ■ 座るときは、適切なランバー・サポートを使用してください。イスがバケットシート（スポーツカーなどに装備されているバケット状の座席）である場合は、座席の真ん中に座るようにしてください。
- ■ 後ろのポケットに財布を入れることはやめましょう。詳細に関しては、2章「人間工学」（p14）、「身体力学」（p16）を参照してください。

原因・持続因子 4

■ **机、流し台、作業台にもたれて作業をしている**

解決策

- ■ 流し台や作業台では前かがみにならず、真っ直ぐに立っていてください。何かにもたれる必要がある場合は、その時間を短くし、空いているほうの手で身体を支えましょう。詳細に関しては、2章「人間工学」（p14）、「身体力学」（p16）」を参照してください。

原因・持続因子 5
■ 寝る姿勢が悪い

古いマットレスや柔らかいマットレスを使用している、環境的な問題（体重が重い人が隣に寝ているなど）、寝返りができないなど。

解決策
■ 硬めのマットレスを購入し、5〜7年おきにマットレスを交換してください。なお、マットレスの表面を硬くするために、スプリングやマットレスの間にベニヤ板などを敷くことも有効な手段です。仰向けや横向きに寝ることが楽に感じるはずです。腰のずれを調整するために腰に枕を入れたり、膝の下に枕を入れることが有効な場合もあります。横向きに寝ることが楽なときは、脚の前に枕を置き、その上に太ももをのせましょう。また、筋肉が冷えていないかについても確認してください。

原因・持続因子 6
■ 交通事故や転倒時に外傷を負った

解決策
■ 本章のセルフケアテクニックを行ってください。

原因・持続因子 7
■ 腹筋の筋力が低下している

解決策
■ 25章「骨盤突出し（傾斜）運動」（p132）を行いましょう。腹筋運動は薦められませんが、理学療法士あるいは他の医療従事者の指導のもとでは、座った状態で運動を行うことができます。

原因・持続因子 8
■ 上肢や下肢の長さが異なる

片側の上腕が短いため、片側へ傾いた姿勢をとったり、骨盤の異常で身体が傾いているなど。このような構造異常が1つでも存在すると、痛みは悪化します。

解決策
■ 専門医の診察を受け、リフトやパッドを用いて調整しましょう。詳細に関しては、4章「脊椎と骨格の異常」（p27）を参照してください。リフトで矯正が必要なくらい脚長差がある場合は、薄いリフトから始め、適切なリフトの高さになるまで調整してください。なお、調整後は背部の筋肉がこの状態に慣れるまで、胸腰部傍脊柱筋群（18章）の治療を行ってください。
■ 片側の上腕が短い場合は、肘かけの高さを調整できるイスを購入しましょう。なお、高さを調節するために、肘かけにスポンジやタオルを巻いてもよいでしょう。

補足
腰方形筋に伴うトリガーポイントの関連痛が数週間以上持続する、またはトリガーポイントを治療しても一時的な症状の改善しか認められない場合は、3章、4章に記載した持続因子について確認してください。特に、栄養不足やビタミン不足、精神的要因、ウイルス性感染症・細菌性感染症・寄生虫感染症、アレルギー、臓器機能障害と疾患（特に甲状腺異常）の項目を確認してください。

セルフケアテクニック

　必ず両側のセルフケアを行いましょう。特に腰部と殿部の筋肉は、片側のみが問題であることは少ないでしょう。中殿筋（31章）にトリガーポイントがある場合は、腰方形筋のトリガーポイントを活性化させる可能性があるため、中殿筋を必ず確認してください。

　中殿筋と小殿筋（62章）のトリガーポイントは、腰方形筋の筋力を低下させる可能性があります。腰方形筋のような深部の筋肉は、マッサージより鍼のほうが簡単に治療できるため、鍼治療を検討すべきでしょう。ただし、親指を使って腸骨稜を下方向に圧迫する方法は、動きを一部改善することができ、症状も一時的に軽減するでしょう。

圧迫方法

■胸腰部傍脊柱筋群の圧迫方法
　胸腰部傍脊柱筋群は、腰方形筋と協調して腰部を安定させる作用があるため、この筋群のセルフケアを行いましょう。圧迫方法に関しては、18章を参照してください。

■腰方形筋の圧迫方法
　腰部周囲の治療を行うとき、多くの人はテニスボールや野球のボールを使用しますが、そのボールが硬くないかを必ず確かめてください（5章を参照）。また、ソフトボールは大きすぎるため、適当ではありません。なお、腰部周囲のトリガーポイントを探すときは、ボールは手で動かすほうがよいでしょう。また、ボールが跳ね返るような強い圧をかけないでください。椎間板ヘルニアと診断されている場合は、脊柱に近い領域に圧をかけることは避けてください。

■腸腰靱帯の圧迫方法
①腸腰靱帯は、第5腰椎と腸骨稜の間にある小さなくぼみに存在するため、親指の先で探します（写真A1：圧迫部位を示す）。
②硬い床（フローリング、リノリウム、薄いカーペットなど）の上に膝を曲げて仰向けになります（写真A2）。次に、ゴルフボールを使って、自分の体重で圧をかけます。
③十分な圧をかけることができないときは、反対側の膝の上に同側のふくらはぎを置きます。なお、胸腰部傍脊柱筋群（18章）の多裂筋を治療するときは、仙骨上端よりも、さらに下の領域を圧迫してください。

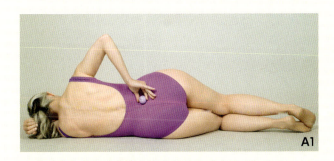
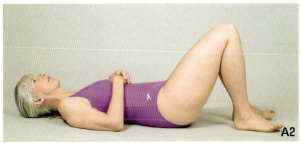

ストレッチ

■仰向けの姿勢でのストレッチ
①膝を曲げた状態で仰向けになり、手を頭の後ろに組みます。手を頭の後ろに組むことができない場合は、このストレッチを行わないほうがよいでしょう。
②片側の膝の上に脚を置き、床の方向に膝全体を押しつけます。このとき、腰部と殿部の筋肉が伸ばされているような感覚が生じます（写真B1、B2）。
③次に、膝から脚をはずして元の状態に戻り、反対側も同じように行います（写真B3、B4）。
④②、③を数回繰り返し行います。次に、下記の「股関節引き上げストレッチ」も行ってください。

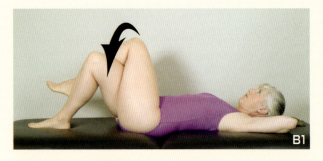
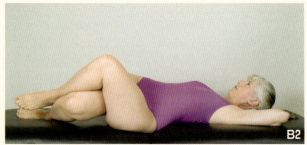
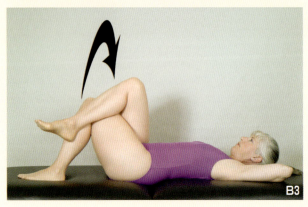
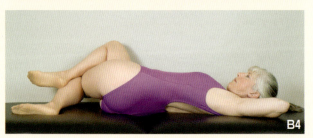

■ 抵抗を加えた仰向けの姿勢でのストレッチ
　トリガーポイントが数週間不活性化し、関連痛を生じなくなったら、「仰向けの姿勢でのストレッチ」に抵抗負荷を加えてもよいでしょう。
①右側をストレッチするために左脚を右膝の上に置きます。
②右側の筋肉が伸びるように左脚を床の方向に力を加え、右膝はその力に対して抵抗しながら、筋肉の緊張と弛緩を繰り返してください。
③右側が終わったら、左側も同じように行います。

■ 股関節引き上げストレッチ
①仰向けとなり、股関節を真っ直ぐに伸ばします（写真C1）。
②両股関節に手を置き、息を吸いながら片側の骨盤が下に降りるように脚を下げてストレッチを行います（写真C2）。このとき、腰部周囲が伸ばされているような感覚が生じます。そして、息を吐きながら、元の状態に戻します。
③②を反対側も同じように行います。

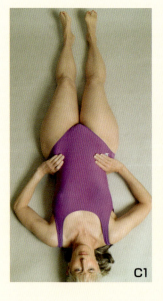
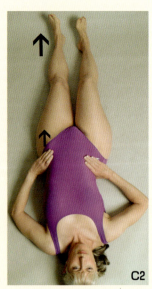

他に確認すべき筋肉

胸腰部傍脊柱筋群（18章）、腸腰筋（22章）、腹筋群（25章）、広背筋（38章）、中殿筋（31章）の1次性トリガーポイントや随伴性トリガーポイント、小殿筋（62章）の随伴性トリガーポイント

> **鑑別診断**
>
> セルフケアを行っても症状が改善しない場合は、脊髄腫瘍、重症筋無力症、胆石症、肝疾患、腎臓結石、尿路障害、腹腔内感染症、腸内寄生虫、憩室炎、大動脈瘤、多発性硬化症である可能性があります。これらの可能性を除外するために、医療機関を受診する必要があります。また、脊椎のずれや仙腸関節の亜脱臼を確認するために専門医の診察を受けましょう。

29 梨状筋
りじょうきん

梨状筋、双子筋（上双子筋・下双子筋）、大腿方形筋、内閉鎖筋、外閉鎖筋

　梨状筋は仙骨の前面から起こり、大腿骨の大転子で停止しています。この筋肉は、脚に体重がかかったとき、太ももが正中線に対して回旋しすぎないように調整する作用があります。また、脚に体重がかからず、真っ直ぐなときは太ももを外旋させます。さらに、股関節が90°に屈曲しているときは、正中線に向かって脚を固定する作用があります。

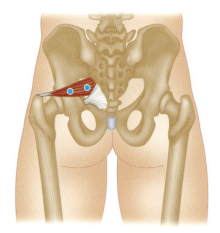

梨状筋

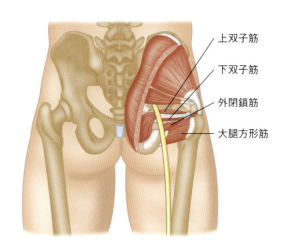

解剖図

上双子筋
下双子筋
外閉鎖筋
大腿方形筋

　梨状筋の問題によって生じる痛みには、梨状筋が坐骨神経を圧迫して起こる梨状筋症候群という病態があります。これは、男性よりも女性が罹患する割合が高く、男女比は1：6です。一方、梨状筋にトリガーポイントが存在することによっても、神経の絞扼が起こったり、殿部や骨盤の領域に痛みが放散することがあります。

　梨状筋が緊張したとき、坐骨神経や他の大きな神経、さらには血管が絞扼されることがあります。神経が絞扼された場合でも、梨状筋にトリガーポイントが存在している可能性があります。トリガーポイント自体が筋肉を緊張させる原因となっている場合は、トリガーポイントが絞扼を起こす一因となっている可能性があります。

　坐骨神経の絞扼に対する外科的手術を受けた患者の中には、神経・筋変性を示した症例があります。しかし、実際の調査では、約10％の症例で坐骨神経線維の一部あるいは全てが梨状筋を通過していましたが、それ以外の症例では、坐骨神経線維は梨状筋を通過していなかったことが報告されています。つまり、坐骨神経線維と梨状筋の関連性は低いと考えることができます。TravellとSimonsは、「トリガーポイントが梨状筋症候群の直接的な原因ではないか」と述べています。

　梨状筋の下には、5つの大腿外旋筋（上双子筋、下双子筋、大腿方形筋、内閉鎖筋、外閉鎖筋）が存在します。5つの大腿外旋筋の関連痛パターンは、梨状筋のトリガーポイントの関連痛パターンと明確に区別できません。そのため、痛みは、少なくとも大腿外旋筋からも生じている可能性があるということを考慮しなければなりません。殿部全体の領域（特に坐骨〈坐骨結節〉の中央部分）を圧迫することで、大腿外旋筋のトリガーポイントを治療することができます。

一般的な症状

- 痛みは、仙腸関節（仙骨と腸骨が結合する部分）の範囲、さらには殿部や太もも後面の下方に放散する。
- 痛みは座ったり、活動しているときに悪化する。姿勢を変えることで痛みが和らぐこともある。脚を組んで座ることが難しい場合が多い。
- 仰向けで寝るとき、足が真っ直ぐにならずに外旋する。
- 梨状筋が緊張や膨隆し、坐骨神経が絞扼されると、関連痛がふくらはぎや足の裏まで広がる。そして、殿筋が萎縮し、足がしびれ、歩くのが困難になる。さらに、脚がむくむこともある。陰部神経が絞扼されると、鼡径部や肛門前の痛みだけではなく、男性ではED（性機能不全）、女性では性交時の痛みの原因となることがある。

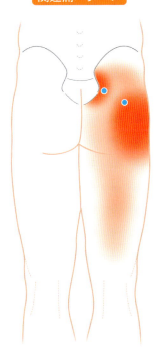

関連痛パターン

トリガーポイントの原因・持続因子および解決策

原因・持続因子1

■ 殿部に体重の大部分がかかる座り方をする

　膝を曲げたままベッドで本を読む、膝を抱え込んで座る、正座で床に座る、長時間車を運転するなど。

解決策

- ベッドの上で本を読んだり、床に座ったり、殿部に体重がかかるような座り方をしないでください。ハムストリングス（56章）に体重の一部がかかるように、ランバー・サポートを使用し、背筋を伸ばして座りましょう（2章を参照）。なお、枕に座ると、一時的に痛みが和らぎます。
- 寝るときは、膝から足首までの両脚の間に枕を挟みましょう。なお、股関節が90°にならないように気をつけましょう。
- 車を運転をするときは、定期的に休憩をとり、長時間の運転は避けましょう。長時間運転するときは、定期的に脚を動かすことができるように、クルーズコントロール（車速設定装置）が搭載されている車を購入することをお薦めします。

原因・持続因子 2

■殿部が緊張している

解決策

- 梨状筋症候群の患者は、男性より女性のほうが多い傾向があります。筆者の経験では、女性が怒りを我慢したときに殿部の筋肉が緊張し、梨状筋にトリガーポイントが形成されやすいことに気がつきました。そのため、感情によって痛みが生じている可能性がある人は、4章「精神的要因」（p30）を参照してください。なお、自分自身で殿部が緊張していることに気がつくことが大切であり、意識的に梨状筋をリラックスさせるように心がけましょう。

原因・持続因子 3

■突然筋肉に過剰な負荷がかかった

転倒を防ごうとして姿勢を立て直す、体重が片足にかかっているときに身体を強くねじったり曲げたりする、重い物を持っているときに身体を横にねじるなど。

■筋肉を繰り返し使う

後ろに繰り返し身体をねじる、走る、女性では性交中に脚を広げるなど。

解決策

- トリガーポイントが不活性化するまで、走ったり、テニス、サッカー、バレーボールなどは控えてください。

原因・持続因子 4

■筋肉を直接強打したり、交通事故で怪我をした

解決策

- 椎間板の膨隆や椎間板ヘルニアの存在を確認するために医療機関を受診してください。椎間板に問題があった場合でも、痛みを取り除くためにトリガーポイント治療が有効である可能性があります。なお、怪我をした部分やその近くをボールなどで圧迫してはいけません。また、鍼は椎間板の膨隆や椎間板ヘルニアに対して効果的な治療方法です。椎間板に問題がない場合は、セルフケアを行いましょう。

原因・持続因子 5

■股関節に疾患がある

変形性股関節症や股関節置換術を行った人の多くは、初期の段階でトリガーポイントが存在し、数年間治療されていない状態が継続していたと考えられます。トリガーポイントが存在すると、股関節の動きに引っかかりが生じ、その結果、球関節の関節摩耗が起こる可能性があります。

■仙腸関節のアライメントのずれがある

解決策

- 外科的処置が必要な状態にならないように、トリガーポイントを治療しましょう。すでに外科的処置を受けている場合でも、セルフケアを行うことは、持続している痛みの軽減や他の筋肉の障害を予防します。なお、腰椎や仙腸関節の機能障害を確認するために、専門医の診察を受けてください。また、仙腸関節が関与しているときは、梨状筋も同時に治療してください。
- 梨状筋症候群に対して手術を検討している人は、手術を受ける前にトリガーポイント治療と仙腸関節を緩めることをお薦めします。これらの治療で効果がある場合、手術をせずにすむ可能性があります。

原因・持続因子 6

■ **身体構造のバランスが悪い**
　第1趾より第2趾のほうが長い、脚長差がある、足が回内しているなど。

■ **脚が長くなった**
　リフトを用いて短い脚を過剰に調整したために脚が長くなったなど。

解決策

■ 脚長差があったり、骨盤のずれがある場合は、専門医の診察を受け、リフトやパッドを用いて調整しましょう。片側のリフトを使用してから痛みが生じた場合は、適切な高さかどうかを確認する必要があります。また、第1趾より第2趾のほうが長い場合は、回内位を予防するために矯正装具を使用しましょう。詳細に関しては、2章、4章を参照してください。

原因・持続因子 7

■ **骨盤に慢性的な炎症がある**
　慢性骨盤炎、仙腸関節が感染した仙腸骨炎があるなど。

解決策

■ 感染症、特に発熱を同時に伴う場合は、直ちに医療機関を受診してください。

セルフケアテクニック

　梨状筋や仙腸関節の治療後、横隔膜領域（胸郭下縁の深部）に痛みがあるときは、適切な呼吸方法を身につける必要があります（7章を参照）。また、横隔膜（27章）に対するセルフケアを行いましょう。

圧迫方法

■ **胸腰部傍脊柱筋群の圧迫方法**
　胸腰部傍脊柱筋群が影響を与えている可能性があるので、梨状筋に対するセルフケアの一環として、胸腰部傍脊柱筋群を治療しましょう。圧迫方法に関しては、18章を参照してください。

■ **梨状筋の圧迫方法**

①仰向けとなり、テニスボールで殿部のトリガーポイントを治療します。膝を曲げ、仙骨（腰椎と尾骨の間にある三角形の骨）の端と骨盤の上、さらには殿部下のカーブのラインなど、股関節周囲を圧迫します（写真A）。

②股関節（殿部で大きくへこんだ部分）付近の領域では、膝を曲げた状態を維持し、股関節を外側に開くことでボールに圧をかけます。トリガーポイントがある場合は、梨状筋を探しているときに存在する部位がわかります。

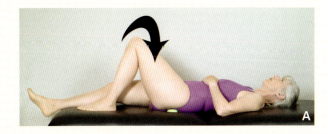

ストレッチ

■ 梨状筋のストレッチ

①仰向けとなり、左脚を右膝の外側に交差させます。
②左手で左骨盤前面を押さえ、ベッドのほうへ押しつけます。右手はストレッチを補助するように、床のほうへ左膝を押してください（写真B）。意識的に息を吸って吐き出し、吐き出すときにストレッチをしましょう。
③①、②を反対側も同じように行います。

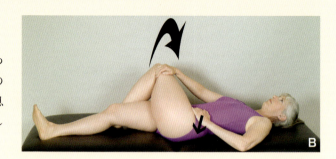

■ ベリーダンス

立った状態で腰に手を置き、痛みが生じない程度で円を描くように腰を動かします（写真C）。

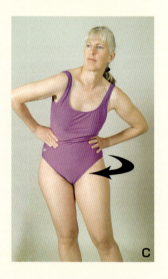

他に確認すべき筋肉

小殿筋後部（62章）、骨盤底筋群（32章）の肛門挙筋・尾骨筋、大殿筋（30章）、中殿筋（31章）

鑑別診断

　セルフケアを行っても症状が改善しない場合、もしくは両側に痛みを感じる場合は、脊柱管狭窄症（脊髄の通り道の狭窄）である可能性があります。この可能性を除外するために、MRI検査をする必要があります。なお、鍼は痛みをとる助けとなりますが、脊柱管狭窄自体に変化は起こりません。痛みが強いときは、手術が必要となる場合があります。
　仙腸関節における関節炎あるいは他の種類の関節炎は、梨状筋に存在するトリガーポイントが原因であるかもしれないので、その可能性を除外するために専門医の診察を受ける必要があります。

30 大殿筋
だいでんきん

　大殿筋は、腸骨、仙骨、尾骨より起始しており、腸脛靱帯と大腿骨で停止しています。この筋肉は、2.5cmを超える厚い筋肉で、その大きさと線維方向が2本の脚で直立して立つことを可能とし、他の霊長類と人間が区別される1つの特徴となっています。

　大殿筋は、股関節を伸展させたり、外旋の補助をする作用があります。走ったり、跳んだり、階段を昇ったり、坂を上ったり、泳いだり、座っている状態から立ち上がったりするときに作用します。

解剖図

中殿筋（殿部筋膜によって覆われている）
大殿筋

一般的な症状

- 痛みは、殿部、仙骨の下方、仙腸関節、尾骨に放散する。トリガーポイントは痛い部位よりも少し脇に形成されるが、座っているときは、痛みが尾骨にあるように感じる。
- 殿溝に存在するトリガーポイントは、殿部の深部に痛みを放散するため、硬いイスに座ったときは、骨が圧迫されるように感じることがある。
- 痛みは、坂を上る、前方に前かがみになる、冷たい水の中で泳ぐなどにより、さらに悪化する。
- ハムストリングの緊張と関連して、可動域の制限が認められる。

関連痛パターン

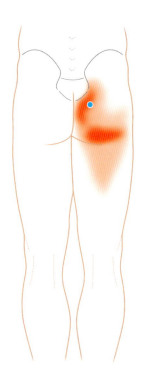
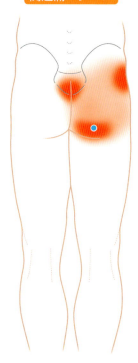
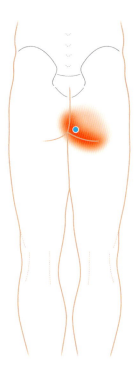

トリガーポイントの原因・持続因子および解決策

原因・持続因子1

■ **姿勢が悪い**

うつむいた姿勢（前傾姿勢）で長時間坂を上る、度々前かがみになる、腰を安定させないで物を持ち上げる、後ろのポケットに財布を入れたまま座る、同じ姿勢で長時間座る、脚を真っ直ぐに伸ばして背もたれにもたれかかるなど。

解決策

- ■ トリガーポイントが不活性化するまで、前かがみになって作業したり、坂道を上ったり下ったりすることを避けてください。
- ■ 物を持ち上げるときは、膝を曲げて適切に持ち上げる必要がありますが、大殿筋に大きな負担がかかるため、トリガーポイントが不活性化するまでは、物を持ち上げることは避けてください。なお、物を持ち上げる必要があるときは、片膝を曲げて物を持ち、太ももに片手を置いて立ち上がってください。イスから立ち上がるときも、太ももに手を置いて立ち上がりましょう。
- ■ 後ろのポケットに財布を入れることはやめましょう。
- ■ 15〜20分以上座ることを避けましょう。部屋の端にタイマーを置いておくと、忘れずに休憩をとることができます。再び座るときは、その前に周囲を少し歩きましょう。

原因・持続因子2

■ **寝る姿勢が悪い**

太ももを胸のほうへ近づけた状態で横向きで寝る、膝の下に枕などの支えがない状態で横向きに寝る、脚を真っ直ぐに伸ばした状態で長時間仰向けに寝るなど。

解決策

- ■ 横向きで寝るときは、脚の間に枕を挟みましょう。また、仰向けで寝るときは、膝の下に枕を入れましょう。

原因・持続因子 3

■水泳などの競技を行っている
　クロールや平泳ぎなどで泳ぐ、立ったり横向きに寝た状態で脚を持ち上げるスポーツをしているなど。

解決策

■クロールや平泳ぎを避け、背泳ぎあるいは横泳ぎに変更してください。また、脚を持ち上げるような動作はやめましょう。

原因・持続因子 4

■筋肉に損傷がある
　筋肉への直接的な衝撃を受ける、転倒する、転倒を防ごうとして筋肉が収縮する、刺激の強い薬剤を筋肉内注射するなど。

解決策

- ■怪我をしたときは、本章のセルフケアテクニックを行いましょう。
- ■筋肉内注射を受ける場合は、三角筋（44章）などに変更できるか、医師に確認してください。変更できない場合は、圧痛点のない部位を医師に選択してもらいましょう。

原因・持続因子 5

■身体構造に異常がある
　仙腸関節のアライメントがずれている、立った状態で頭部が前方へ出ている、脚長差がある、第1趾より第2趾のほうが長いことにより過度の回内位が認められるなど。

解決策

- ■仙腸関節の調整が必要である場合は、専門医を受診してください。
- ■正しい姿勢を身につけましょう。詳細に関しては、7章を参照してください。
- ■脚長差がある人は、リフトで調整する必要があります。
- ■第1趾より第2趾のほうが長い場合は、回内位を予防するために矯正装具を使用しましょう。詳細に関しては、2章、4章を参照してください。

セルフケアテクニック

圧迫方法

■胸腰部傍脊柱筋群の圧迫方法
　片側の胸腰部傍脊柱筋群が緊張していると、骨盤を傾けながら回旋するため、股関節痛が生じたり、殿筋群にトリガーポイントが形成される原因となることがあります。そのため、最初に両側の胸腰部傍脊柱筋群を治療した後、左右の殿筋群の治療を行いましょう。胸腰部傍脊柱筋群の圧迫方法に関しては、18章を参照してください。

■ 大殿筋の圧迫方法
①殿部領域にあるトリガーポイントを治療するため、ベットの上に仰向けとなり、テニスボールを使って圧迫します（**写真A1**：圧迫部位を示す）。
②特に仙骨（脊柱の下で三角形の骨）の際に沿って圧迫しましょう（**写真A2**）。
③殿部下方は必ず圧迫しましょう。殿部下方の殿溝や尾骨付近を圧迫するには、イスのクッションの上にボールを置くと、簡単にトリガーポイントを圧迫することができます（**写真A3**）。

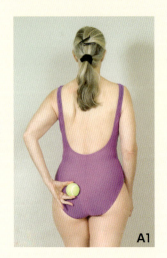
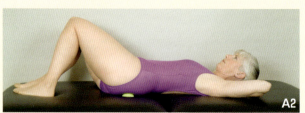
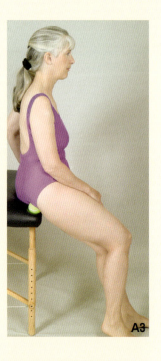

ストレッチ

■ 腰部のストレッチ
　このストレッチは、大殿筋に対しても効果があります。このストレッチを行うことにより、徐々に痛みがなくなり、胸の方へ太ももを近づけることができるようになるでしょう。ストレッチの方法に関しては、18章を参照してください。

■ 腹部のストレッチ①
　腹筋群（25章）の腹直筋、腸腰筋（22章）にトリガーポイントが存在している場合は、大殿筋を緩めると、これらの筋肉に痙攣が起こる可能性があります。このようなことが起こらないときは、これらの筋肉もストレッチを行う必要があります。ストレッチの方法に関しては、17章を参照してください。

運動

　大殿筋は、エアロバイクなどの固定自転車で運動しても作用しません。また、サイクリングや歩行の際に、ペダルを踏む強度を高くしたり、歩行時の負荷を増加させても、大殿筋にはそれほど強い負荷はかかりません。トリガーポイントが不活性化したら、泳いだり、坂道を歩いたり、跳ねたりするなどの運動を行い、大殿筋に問題がないかを確認してください。
　大殿筋に対しては、無酸素運動より有酸素運動のほうが効果的であるため、運動強度は最適な心拍数を維持した上で、年齢に即した最適な範囲に調整しましょう。運動強度は、インターネットなどを参考にして設定するとよいでしょう。

他に確認すべき筋肉

　中殿筋（31章）、ハムストリングス（56章）、胸腰部傍脊柱筋群（18章）、小殿筋（62章）、腸腰筋（22章）、大腿四頭筋（65章）の大腿直筋

31 中殿筋

　中殿筋は、腸骨と大腿骨の大転子に付着しています。主に同側の脚に体重がかかるときに、骨盤を安定させる作用があります。また、中殿筋は、ウォーキングや様々な活動において、持久性や力を発揮するために必要不可欠な筋肉です。

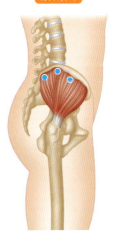
解剖図

　多くの人は腰痛になると、腰部領域に注意を向けますが、中殿筋のトリガーポイントからの痛みは下背部や腰部に放散します。なお、本書では混乱を避けるために、非特異性腰痛の表現は避け、「腰部痛」「殿部痛」「仙骨部痛」などの表現を用います。

一般的な症状

- 痛みはトリガーポイントの部位に応じて、仙腸関節から仙骨上方や殿部後上方に放散する。右図のTrP3は、会社員やランナーによく認められるトリガーポイントである。
- 前かがみの姿勢で座ったときに痛みが生じる。歩行中の痛みは、第1趾より第2趾のほうが長い場合に、特に起こりやすい傾向にある。また、患側を下にして寝ることが困難である。
- 頸部痛や頭痛の原因になる。

関連痛パターン

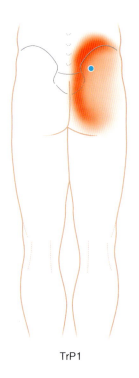

TrP1

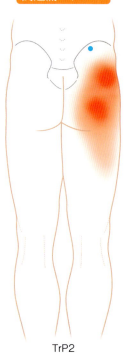

TrP2

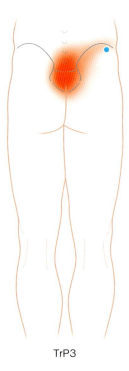

TrP3

トリガーポイントの原因・持続因子および解決策

原因・持続因子1

■ **姿勢が悪い**

　長時間片側の足に体重をのせて立つ、低いイスに座る、後ろのポケットに財布を入れたまま座る、胎児のように丸くなって眠るなど。

解決策

- ズボンやスカートをはいたり、靴を履いたりするときは座って行いましょう。
- 同じ姿勢で長時間座り続けることを避け、脚を組むこともやめましょう。部屋の端にタイマーを置いておき、そのアラームを消しに行くことで、定期的に立つ時間を確保するとよいでしょう。
- 座るときは、後ろのポケットに財布を入れないようにしましょう。
- 寝るときは、膝の間に枕を挟みましょう。身体の後ろに枕を置いて体幹を支え、健側を下にして横になると、最も快適な姿勢となります

原因・持続因子2

■ **殿部に負荷のかかる運動を行っている**

　ランニングをする、長時間テニスやエアロビクスをする、長時間浜辺を歩く、エアロバイクのような固定自転車で運動するなど。

解決策

- トリガーポイントが不活性化されるまでは、上記の活動を中止したり、運動方法を改善する必要があります。なお、動作の前後には、必ずセルフケアを行いましょう。

原因・持続因子 3

■ **筋肉に損傷がある**

筋肉に直接的な衝撃を受ける、転倒する、転倒を防ごうとして筋肉が収縮する、刺激の強い薬剤を筋肉内注射するなど。

解決策

- 怪我をしたときは、セルフケアを行いましょう。
- 筋肉内注射を受ける場合は、三角筋（44章）などに変更できるか医師に確認してください。変更ができない場合は、圧痛点のない部位を選択してもらいましょう。

原因・持続因子 4

■ **身体構造に異常がある**

仙腸関節のアライメントがずれている、立った状態で頭部が前方へ出ている、脚長差がある、第1趾より第2趾のほうが長いことにより過度の回内位が認められるなど。

解決策

- 仙腸関節の調整が必要な場合は、専門医の診察を受けてください。
- 正しい姿勢を身につけましょう。詳細に関しては、7章を参照してください。
- 脚長差のある人は、リフトで調整する必要があります。
- 第1趾より第2趾のほうが長い場合は、回内位を予防するために矯正装具を使用しましょう。詳細に関しては、2章、4章を参照してください。

セルフケアテクニック

腰方形筋からのトリガーポイントは、中殿筋にトリガーポイントを形成する可能性があるため、セルフケアで一時的にしか症状が軽減しない場合は、腰方形筋（28章）のトリガーポイントを確認してください。また、梨状筋（29章）は、中殿筋と同時にトリガーポイントが形成されることが多いため、梨状筋も同時に確認しましょう。なお、腰部の手術後に痛みが持続している場合は、殿部全体のトリガーポイントを確認しましょう。

圧迫方法

■ **胸腰部傍脊柱筋群の圧迫方法**

片側の胸腰部傍脊柱筋群が緊張していると、骨盤を傾けながら回旋するため、股関節痛が生じたり、殿筋群にトリガーポイントが形成される原因となることがあります。そのため、最初に両側の胸腰部傍脊柱筋群を治療した後、左右の殿筋群の治療を行いましょう。胸腰部傍脊柱筋群の圧迫方法に関しては、18章を参照してください。

■ 中殿筋の圧迫方法

　中殿筋に存在するトリガーポイントは見落されやすく、思っているよりも高い位置にトリガーポイントが存在していることがあるので、広範囲にトリガーポイントを探してください。なお、腰まで下着やズボンを履いている場合、トリガーポイントは下着やベルトがある上前腸骨棘に認められるかもしれません。また、トリガーポイントは、腸骨稜周囲に存在している可能性もあります。

①仰向けとなり、仙骨付近にボールを置きます（写真A1：圧迫部位を示す）。
②外側を刺激するときは、手でボールを動かし、骨盤縁の外側まで圧迫します（写真A2）。中殿筋全体からトリガーポイントを探すために、骨盤の外側までボールを動かしましょう。

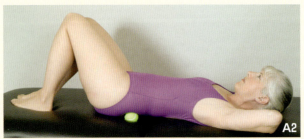
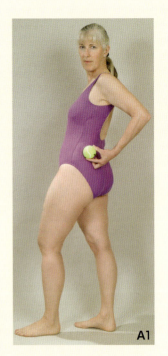

ストレッチ

■ 中殿筋のストレッチ

①ベッドの端で横向きに寝ます。下の脚は少し曲げ、上の脚をベッドから降ろし、ストレッチを行います（写真B1）。
②①の脚の上下を逆にし、反対側の脚をベッドから降ろし、ストレッチを行います（写真B2）。
③ストレッチを長く続けるために、深呼吸をしながら行います。

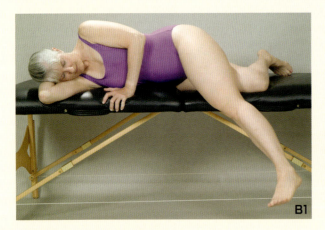
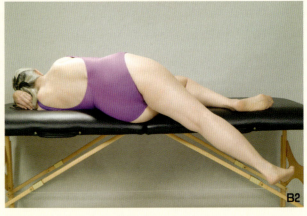

他に確認すべき筋肉

梨状筋（29章）、小殿筋（62章）、大殿筋（30章）、大腿筋膜張筋（63章）、腰方形筋（28章）

鑑別診断

　セルフケアを行っても症状が改善しない場合は、間欠性跛行を伴う閉塞性動脈硬化症などの可能性があります。この可能性を除外するために、医療機関を受診する必要があります。また、心臓や循環器の疾患の既往歴がある場合には、中殿筋と大腿筋膜張筋（63章）にトリガーポイントが形成されやすいといわれています。

32 骨盤底筋群

肛門括約筋、会陰横筋、肛門挙筋、尾骨筋、坐骨海綿体筋、球海綿体筋、内閉鎖筋

　骨盤底筋群は、泌尿生殖器全体を覆い囲むように、骨盤の底部に位置しています。尾骨や仙腸関節に作用する尾骨筋と、太ももに作用する内閉鎖筋を除けば、ほとんどの筋肉は肛門、陰茎（ペニス）、膣、尿道の機能をコントロールする作用があります。

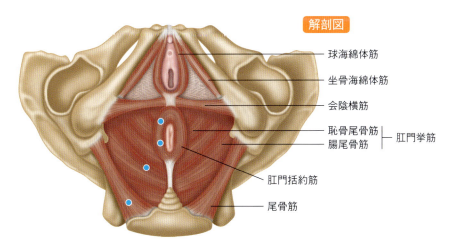

解剖図

球海綿体筋
坐骨海綿体筋
会陰横筋
恥骨尾骨筋 ｜肛門挙筋
腸尾骨筋
肛門括約筋
尾骨筋

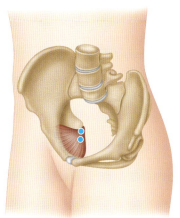

内閉鎖筋

　骨盤底筋群にトリガーポイントがある患者の83%は女性です。実際、膣や尿道などに生じる症状に苦痛を感じていますが、ほとんどの場合、トリガーポイントがその原因だとは気がついていません。そのため、本章では、どのような症状が生じた場合にトリガーポイントの専門家の診察を受ける必要があるかについて解説します。

　トリガーポイントを自分で治療する場合は、圧迫やストレッチなどの方法がありますが、簡単に行うことはできません。しかし、持続因子であれば、自ら改善することができます。

一般的な症状

肛門括約筋
- 尾骨、肛門領域、仙骨（腰椎と尾骨の間の三角骨）の下方に痛みが放散し、特に排便時に痛みを伴うことがある。患者自身がどの部位に痛みがあるのかを正確に説明するのが難しいため、尾骨痛、股関節痛、腰部痛として訴えることが多い。

会陰横筋
- 尾骨、肛門領域、仙骨の下方に痛みが放散する。患者自身がどの部位に痛みがあるのかを正確に説明するのは難しいため、尾骨痛、股関節痛、腰部痛として訴えることが多い。

肛門挙筋（恥骨尾骨筋と腸尾骨筋が含まれる）
- 尾骨と肛門領域、仙骨の下方に痛みが放散する。患者自身がどの部位に痛みがあるのかを正確に説明するのは難しいため、尾骨痛、股関節痛、腰部痛として訴えることが多い。
- トリガーポイントは、性交時の膣の痛み、直腸や骨盤内の痛みを引き起こすことがある。座ることが不快に感じることがある。痛みは仰向けになったり、排便時に悪化することがある。
- 便秘や頻繁な排便が認められる。
- 尾骨は正常で圧痛もないが、尾骨痛を訴えることがある。そのため、痛みの原因を肛門挙筋症候群や他の類似疾患と誤診されることがある。

尾骨筋
- 尾骨、肛門領域、仙骨の下方に痛みが放散する。患者自身がどの部位に痛みがあるのかを正確に説明するのは難しいため、尾骨痛、股関節痛、腰部痛として訴えることが多い。
- 座ることが最も苦痛と感じることがある。
- トリガーポイントは、妊娠後期および陣痛初期に筋・筋膜性腰痛を引き起こす可能性がある。
- 尾骨は正常で圧痛もないが、尾骨痛を訴えることがある。

坐骨海綿体筋
- トリガーポイントは、膣、陰嚢下方の陰茎（ペニス）基部、膣や陰嚢と肛門の間の領域などの生殖器領域に関連痛が生じる。

球海綿体筋
- トリガーポイントは、膣、陰嚢下方の陰茎（ペニス）基部などの生殖器領域に関連痛が生じる。
- 女性では、トリガーポイントが性交中（特に挿入時）に、膣と肛門の間の領域にうずくような痛みを起こすことがある。
- 男性では、トリガーポイントが陰嚢の背側領域の痛みや、背筋を伸ばして座るときの不快感を生じたり、時にED（性機能不全）の原因となることもある。

内閉鎖筋（骨盤部分）
- トリガーポイントは、膣、肛門、骨周囲、大腿部後上方に痛みを起こすことがある。また、直腸に関連痛や膨満感を起こすこともある。

膣内壁のトリガーポイント
- 子宮摘出後、トリガーポイントは膣内壁に形成され、下腹部と子宮頚部周囲に関連痛が生じる。患者は卵巣や月経時の痛み、膀胱の痙攣などを訴えるが、膣のトリガーポイントを圧迫すると症状が再現する。

関連痛パターン

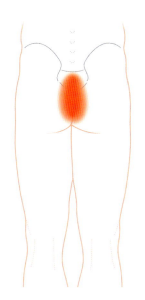
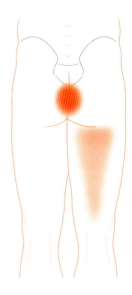

トリガーポイントの原因・持続因子および解決策

原因・持続因子1

■ **仙腸関節に問題がある**

　筋痙攣と圧痛は、仙腸関節の関節機能障害（わずかに可動する仙腸関節が適切に動かない）によって生じる可能性があります。また、仙骨に付着する骨盤底筋群のトリガーポイントは、仙腸関節を不安定にする可能性があります。

■ **骨盤の怪我や疾患がある**

　骨盤領域のトリガーポイントは、転倒、交通事故、外科的手術などで活性化します。

解決策

■ 腰仙関節、仙腸関節、仙尾関節の機能障害の確認と治療をするために、専門医を受診してください。理学療法士には骨盤底筋治療を専門とし、ストレッチなどの様々なテクニックを用いて治療できる者がいます。

原因・持続因子2

■ **何らかの持続因子が存在する**

解決策

■ 痛みを引き起こしている原因を特定することができない場合も多いことから、栄養やその他の持続因子を確認してください。詳細に関しては、3章、4章を参照してください。

原因・持続因子3

■ **座る姿勢が悪い**

　長時間前かがみの姿勢で座ることにより、肛門挙筋のトリガーポイントが活性化する可能性があります。

解決策

■ 適切なランバー・サポートを用いて、背筋を伸ばして座りましょう。詳細に関しては、2章を参照してください。

原因・持続因子 4

■ **骨盤内に慢性炎症がある**

痔、子宮内膜症、慢性卵巣卵管炎、前立腺精嚢炎、間質性膀胱炎などの慢性炎症は、肛門挙筋と関連が深いと考えられています。

解決策

■ 慢性炎症の確認と治療をするために、医療機関を受診しましょう。

検査方法（医師向け）

尾骨領域と尾骨筋は、2層の直腸粘膜と1層の膣粘膜があるため、膣から触診するのは困難でしょう。したがって、正確に検査と治療を行うには、直腸と膣の両方から触診を行う必要があります。

肛門挙筋、肛門括約筋、尾骨筋、内閉鎖筋、前尾骨筋は、直腸を通じて検査と治療をすることが最も効率的です。検査には痛みを伴うこともあることから、トリガーポイントの原因となる可能性もあります。なお、最初に痔がないかを確認しましょう。肛門括約筋にトリガーポイントが存在する場合は、深刻な深部痛が生じている可能性があります。そのため、施術者がゆっくりと指を挿入しやすいように、リラックスして、筋肉の余分な力を抜くようにしてください。痛みが続く場合は、膣内検査を試みましょう。

女性では、球海綿体筋の場合のみ膣内検査を行うことができる可能性があります。ただし、尾骨筋と内閉鎖筋には、膣内検査よりもよい方法があるかもしれません。

男性では、会陰横筋、坐骨海綿体筋、球海綿体筋、女性では会陰横筋、坐骨海綿体筋が外部から検査できます。

参考

骨盤底筋群の検査の詳細については、以下の書籍に解説されています。

Myofasial Pain and Dysfunction: The Trigger Point Manual Vol. 2, The Lower Extremities (Travell and Simons 1992, pp. 110-29)

他に確認すべき筋肉

大殿筋（30章）、梨状筋（29章）

33 肩、上腕、肘の痛み

　五十肩、テニス肘、胸郭出口症候群などの肩、上腕、肘に痛みやしびれをきたす疾患は、トリガーポイントが原因で症状が起こる可能性があります。また、腱板損傷は、トリガーポイントが存在するためにこわばっている筋肉に対して、急激なストレスが加わることで生じる可能性があります。さらに、トリガーポイントは怪我の回復過程を防げていることもあります。

五十肩

　肩甲下筋（37章）に存在するトリガーポイントは、激しい痛みと運動制限を引き起こします。ただし、肩甲挙筋（19章）のトリガーポイントによる痛みは、五十肩だけでなく、癒着性関節包炎、片麻痺などと診断されることがあります。しかし、このような場合、肩痛と可動域制限以外には、上肢帯に構造的な異常が認められないことから、本来は特異的な疾患名で診断されることは適切とはいえないでしょう。

　症状が増悪すると、患者は肩より上に腕を上げることができなくなり、さらに腕を組むことも困難となります。通常は、安静時や動かしたときには痛みはありませんが、運動時や夜間に痛みが悪化します。なお、他の筋肉に存在するトリガーポイントが痛みに関与すると、様々な痛みと運動制限が加わるため、診断はさらに複雑になります。

　一方、上肢帯領域の筋肉・滑液包（滑液嚢）・靭帯に肥厚した組織が認められる場合、その症状は肩甲下筋にあるトリガーポイントが原因である可能性があります。肩甲下筋にあるトリガーポイントは血管を収縮させ、その結果、筋細胞の酸素量を減少させます。その後、隣接する筋肉に線維組織あるいは肥厚組織が生じる可能性があり、癒着性関節包炎の原因となることがあります。そのため、肩甲下筋のトリガーポイントとその周囲の筋群のトリガーポイントを治療する必要があります。なお、五十肩において肩甲下筋と関係している筋肉は、大胸筋（23章）、広背筋（38章）、棘上筋（34章）、大円筋（40章）などがあります。

　TravellとSimonsは、彼らの著書*1の中で、五十肩や上肢帯周囲の治療について考察をしています。癒着性関節包炎、五十肩、片麻痺と診断された場合は、この書籍を読むことをお薦めします。その内容は、おそらく治療の助けとなるでしょう。なお、これらの疾患は、痛みが増悪したり、筋肉の障害が認められることが多いので、治療の初期段階から積極的にトリガーポイント治療が必要となります。

　初期段階でセルフケアを行うことができれば、多くの症状を軽減あるいは完全に回復することができるでしょう。なお、鍼は肩の痛みと運動制限を治療するのに効果的な手段であり、場合によっては、局所に赤外線加熱装置（TDP）や灸、冷却スプレーなどを併用することもあります。また、漢方を処方することがあります。MRI検査によって、筋肉、腱、靭帯の断裂が認められている場合を除いて、手術を行う前に様々な治療を試すことをお薦めします。

腱板損傷

　腱板は、肩甲下筋（37章）、棘上筋（34章）、棘下筋（35章）、小円筋（39章）の4つの筋肉で構成されています。残念なことに、肩周囲の痛みは、ほとんど腱板損傷として診断されてしまい、明確な原因を特定することはあまりありません。腱板断裂は、正式にはMRI検査によって確定診断する必要があり、その際、筋肉あるいは筋群の断裂が認められることが重要なポイントとなります。なお、筋肉の過緊張が断裂の一因となっている場合は、断裂が確認されたとしても、トリガーポイントが存在している可能性があります。

---

*1『Myofascial Pain and Dysfunction-The Trigger Point Manual Vol1 The Upper Half of the Body-』、Travell & Simons著、1999年

胸郭出口症候群

　胸郭出口症候群は、まるで特定の病態があるかのように考えられていますが、特定の病態というより、ある種の症状が存在していることを示しているだけです。なお、どのような症状あるいは原因かに関しては、文献によって大きく異なっています。

　斜角筋（42章）のトリガーポイントは、異常な筋肉の緊張が原因となり、胸郭出口症候群と類似した症状を示すことが報告されていますが、見落とされていることが多いのも事実です。さらにいえば、本来の胸郭出口症候群ではないトリガーポイント由来の症状でも、胸郭出口症候群と診断されることが多いでしょう。

　TravellとSimonsは、彼らの著書*2の中で、胸郭出口症候群という病態について考察しています。胸郭出口症候群と診断された場合は、この書籍を読むことをお薦めします。その内容は、おそらく治療の助けとなるでしょう。また、手術を考えているのであれば、トリガーポイントが存在する可能性も考慮に入れ、下記に示す筋肉にトリガーポイントが存在していないかどうかを熟練した施術者に確認してもらう必要があります。もし、トリガーポイントの存在の可能性を考慮せずに手術を行った場合は、手術の成功率が50％以下となるかもしれません。完全に回復するには、手術が必要であることは事実ですが、大部分の患者は手術をしなくても、回復する可能性があります。なお、手術が失敗した後に、様々な問題が生じる可能性があることも理解しておくべきです。

　斜角筋（42章）、大胸筋（23章）、広背筋（38章）、大円筋（40章）、肩甲下筋（37章）に存在するトリガーポイントは、胸郭出口症候群と類似した関連痛パターンを示す可能性があります。複数の筋肉にトリガーポイントがある場合は、どの筋肉が原因であるかがはっきりとしないので、必ず1つずつ筋肉を確認してください。さらに、僧帽筋（8章）、小胸筋（43章）、肩甲挙筋（19章）に存在するトリガーポイントも、胸郭出口症候群と診断される可能性があります。また、鎖骨下筋（23章）が肥厚すると、第1肋骨との間で鎖骨下静脈を圧迫する可能性があります。そのため、これらの筋肉のトリガーポイントも、必ず確認しなければなりません。なお、第1肋骨を調整する必要がある場合は、専門医の診察を受ける必要があります。

　最後に、関連している可能性があるトリガーポイントには棘上筋（34章）、棘下筋（35章）、胸鎖乳突筋（10章）、後頚筋群の頭板状筋（9章）があり、随伴性トリガーポイントには上腕三頭筋（41章）、三角筋（44章）、大胸筋（23章）、小胸筋（43章）、手関節伸筋群・腕橈骨筋・指関節伸筋群（48章）があります。

テニス肘

> 肘の外側の筋肉の痛みは、通常、テニス肘として診断されます。この周囲に痛みを引き起こすトリガーポイントは、回外筋（49章）、手関節伸筋群（48章）の長橈側手根伸筋・指伸筋、腕橈骨筋（48章）、上腕三頭筋（41章）、肘筋（41章）、上腕二頭筋（46章）、上腕筋（52章）の順で形成されることが多いでしょう。これらの筋肉を確認し、テニス肘による症状が軽減するかどうかを確かめてください。

解決策

■ 夜寝るときは、肩・上腕・肘の位置を、**写真A1**または**写真A2**のようにすると、痛みや症状を軽減することができます。

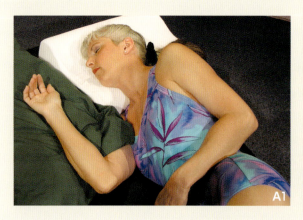
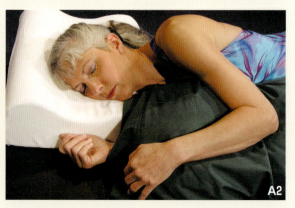

　なお、34～46章には、肩、上腕、肘の痛みに関する、様々な解決策を記載してあります。

---

*2『Scalene Muscles』、Travell & Simons著、1999年

34 棘上筋(きょくじょうきん)

棘上筋は、棘下筋（35章）、肩甲下筋（37章）、小円筋（39章）とともに腱板を構成する筋肉の1つです。この筋肉は、肩甲骨上部と上腕骨に付着し、上腕骨を固定し、体幹から腕を遠ざける作用があります。

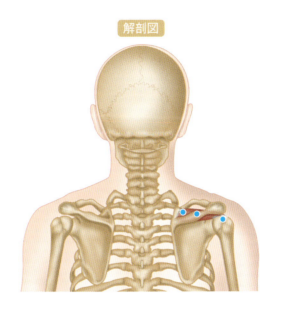
解剖図

残念なことに、肩周囲の痛みは、詳しい原因を調べることなく、腱板損傷と診断されることが多いようです（33章を参照）。しかし、実際には、腱板損傷ではなく、トリガーポイントによる関連痛が痛みの原因となっている可能性があります。また、滑液包炎とトリガーポイントは同時に発生することもあり、棘上筋にあるトリガーポイントの痛みは、三角筋下滑液包炎による痛みとして誤診されることがあります。

一般的な症状

- 肩周囲の深部痛は、主に上腕骨上端外側や肘に強く感じ、特に腕の外側を下降し、手首まで幅広く感じる。安静時の痛みは鈍く、腕を上げるような運動時に増悪する。
- 背中の後ろに手を回せなかったり、指で反対側の肩甲骨に触れることができない。なお、症状が軽い場合は、このような症状よりも、頭へ手を伸ばしたり、スポーツを行うときに可動域制限を感じることが多い。
- 肩のクリック音やパキッという音がするのは、おそらく硬くなった筋肉が肩関節の正常な滑りを妨げているためである。

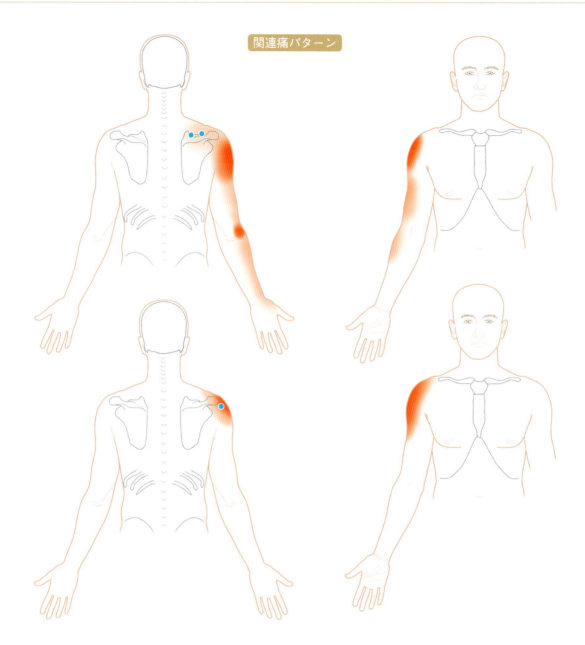

関連痛パターン

トリガーポイントの原因・持続因子および解決策

原因・持続因子1

■ 重い物を運ぶ
　重い物（例：重いバッグ、ノートパソコン、手提げ鞄、トランクなど）を運ぶ、肩の高さより上に重い物を持ち上げるなど。

解決策

- キャリーバッグを使用するか、1人で物を運ぶことをやめましょう。
- 重いバッグや手提げ鞄のかわりに、リュックサックや斜めがけ鞄などを使用しましょう。
- 頭上に物を持ち上げる、腕を伸ばし続ける、腕を上げ続けるなどの動作はやめましょう。

原因・持続因子2

■ 鎖につないだ犬を散歩させている

解決策

- 犬を引っ張るためのリードを購入してください。リードを使用すれば、どんな大きさの犬でも引っ張られることはありません。

セルフケアテクニック

棘下筋（35章）や僧帽筋（8章）にも影響を及ぼしている可能性があるので、これらの筋肉を必ず確認してください。三角筋（44章）にもトリガーポイントが形成されることがあるため、上記の筋肉を治療した後、必ず治療を行ってください。また、広背筋（38章）を治療する必要がある場合もあります。

圧迫方法

■ 棘上筋の圧迫方法
①柱の前に立ち、手でテニスボールを柱の縁に固定します。その後、約90°に身体を倒し（前屈し）、手の力を抜いて、肩周囲をボールで圧迫します（写真A）。
②さらに圧を加える場合は、ボールに寄りかかります。頭はリラックスさせてください。
③ボールを持ちかえて、反対側も圧迫します。

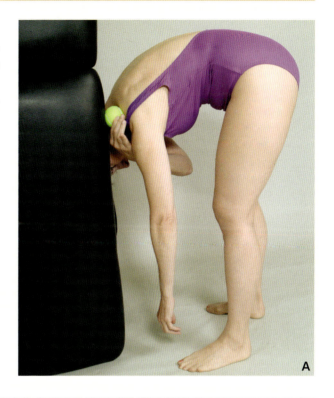

ストレッチ

■ 棘下筋のストレッチ
　棘下筋（35章）のストレッチは、棘上筋に対しても効果がある可能性があります。腱板の筋肉に損傷の疑いがある場合は、MRI検査で損傷がみられないことが確認できるまでストレッチを行わないでください。ストレッチの方法に関しては、35章を参照してください。
　なお、損傷があるかどうかを確認できていない、または損傷が認められた場合は、上記の棘上筋の圧迫のみを行いましょう。

他に確認すべき筋肉

　棘下筋（35章）、僧帽筋（8章）、三角筋（44章）の随伴性トリガーポイント、広背筋（38章）、肩甲下筋（37章）、小円筋（39章）

鑑別診断

　セルフケアを行っても症状が改善しない場合は、頚部関節炎や神経根刺激を誘発させる骨棘、肩甲上神経の絞扼、上腕神経叢損傷がある可能性があります。これらの可能性を除外するために、医療機関を受診する必要があります。また、三角筋下滑液包炎と腱板断裂に加えて、棘上筋にトリガーポイントがある場合は、肩関節に付着する腱板構成筋に広範囲の圧痛が生じますが、トリガーポイントのみの場合は棘上筋の中央に圧痛が生じます。
　腱板断裂は、激しい痛みを引き起こし、通常、ドロップアームテストが陽性となります。ただし、MRI検査によって確認しない限り、正確な診断ができません。さらに、C5やC6のアライメントのずれが痛みの原因となる場合があるため、専門医の診察を受け、確認する必要があります。

35 棘下筋
きょくかきん

　棘下筋は、肩甲骨の後面と上腕骨に付着しています。この筋肉は、上腕骨を固定し、上腕を外旋させる作用があります。この領域におけるトリガーポイントは、長時間パソコンで作業をしたり、特にマウスを頻繁に使用する人によく認められます。

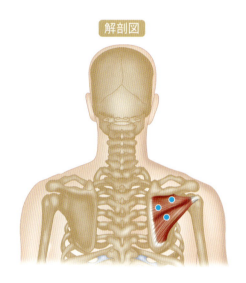
解剖図

　棘下筋は腱板を構成する4つの筋肉の1つで、その他には棘上筋（34章）、肩甲下筋（37章）、小円筋（39章）の3つの筋肉があります。残念なことに、肩周囲の痛みは、詳しい原因を調べることなく、腱板損傷と診断されることが多いようです（33章を参照）。しかし、実際には、腱板損傷ではなく、トリガーポイントによる関連痛が痛みの原因となっている可能性があります。

一般的な症状

- 肩前方や関節深部に痛みを生じる。また、痛みは前腕、指、後頭部下方に放散する。さらに、痛みは菱形筋（20章）の上部（背部中央）に放散し、下部僧帽筋（8章）のトリガーポイントを活性化させる。そのため、棘下筋と下部僧帽筋のトリガーポイントを不活性化させる必要がある。
- 患側あるいは反対側の腕を下にして寝ると痛みが生じ、睡眠の妨げとなる。
- しびれを訴える場合がある（特に夜間）。
- 背部に腕を伸ばす、頭の前方に腕を上げるなどの動作が困難である。
- 上肢帯の疲労、握力の低下が認められる。テニスのストロークの力が弱くなる。
- 関連痛領域に多汗が認められる（運動や体温上昇によるものではなく、必要以上に発汗する）。
- 棘下筋と棘上筋（34章）が同時に緊張すると、肩甲上神経が絞扼され、肩の痛みを引き起こしたり、棘下筋の筋萎縮が生じたりする。

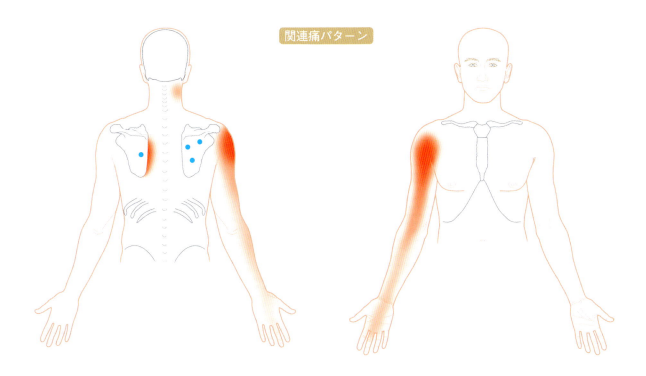

関連痛パターン

トリガーポイントの原因・持続因子および解決策

原因・持続因子1

- **腕の支えがない状態で、長時間前方や頭上に腕を伸ばす動作をする**
  パソコン（特にマウス）を使用する、カヤックを漕ぐ、車を運転する、テニスをするなど。
- **後方に手を伸ばす動作をする**
  そりや荷台を引っ張る、寝室のランプを消すなど。
- **突然筋肉に過剰な負荷がかかる動作をする**
  転倒を防ごうとして何かにつかまる、重い物を持ち続けるなど。

解決策

- 身体にあわない家具は、調節あるいは交換しましょう。新しい家具は、身体力学を考慮して選びましょう。詳細に関しては、2章を参照してください。
- 長時間前方に腕を伸ばす動作をしなければならない場合は、定期的に休憩をとるか、使う腕をかえましょう。
- 物を引っ張るよりも押すほうがよいため、物を運ぶときはキャリーバッグや荷台よりも、ショッピングカートのような押すタイプのものを使用しましょう。
- トリガーポイントが不活性化するまで、重い物を持ち続けることはやめましょう。
- 寝る前に筋肉を20分程度ホットパックで温めてください。なお、ホットパックにより血液循環が途絶えたり、やけどをしないように、ホットパックの上に横になるのではなく、筋肉の上にホットパックを置きましょう。
- 寝るときは、健側の上肢を下にして横になり、枕の上に患側の上肢を置きましょう。

原因・持続因子2

- **テニスやスキーをする**

解決策

- これらのスポーツを中止するか、動作を修正する必要があります。テニスでは、サーブをする腕をかえたり、ゆるいサーブを打つようにしましょう。スキーではストックで身体を押し出すのをやめ、スキー板で滑るようにしましょう。

セルフケアテクニック

小円筋（39章）、棘上筋（34章）、三角筋（44章）、上腕二頭筋（46章）、大円筋（40章）、大胸筋（23章）、肩甲下筋（37章）、広背筋（38章）のトリガーポイントが関与している可能性があるため、これらの筋肉を必ず確認しましょう。

圧迫方法

■棘下筋の圧迫方法

多くの人は、菱形筋（20章）の周囲に痛みが存在することから、この筋肉の周囲のみ治療を行い、棘下筋を見落とす傾向にあります。さらに、菱形筋の周囲はほとんどの部位で圧痛が認められるため、菱形筋に問題があると勘違いしやすいので、棘下筋の圧痛点を正しい方法で確認することが大切です。

①腕を約90°曲げた状態で患側を下にして横向きになり、肩甲骨の後面をじっくりと探します。棘下筋は、自分の指が届くので、腕の下から手を伸ばし、親指でその筋肉を押して、正確な部位を探しましょう。なお、この筋肉は圧痛点が多くあります。圧痛点が多い場合は、ベッドの上でテニスボールを使って圧迫します（写真A1）。

②患側を下にして横向きになることが難しい場合は、ストッキングにボールを入れ、肩越しにぶら下げ（写真A2）、壁やイスの背もたれにもたれかかります（写真A3）。圧を調節するときは、壁やイスの背もたれに寄りかかる力で調節してください。なお、壁や背もたれに対して、身体を斜めにあてることが大切です。身体を斜めにあてないと、脊柱近くを刺激することになり、棘下筋の治療にはなりません。そのため、患側の腕の力は完全に抜きましょう。

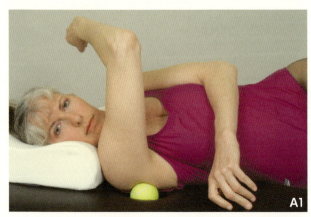
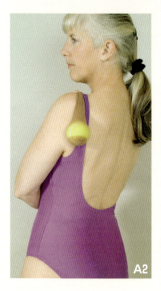
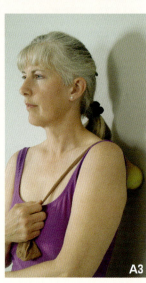

ストレッチ

■棘下筋のストレッチ
①胸の前で患側の肘を握り、腕を伸ばします（写真B1）。
②患側の上肢を腰の上に置き、反対側の手で患側の手首を握り、ゆっくりと腕を引っ張ります（写真B2）。シャワーを浴びながら行うと、ストレッチを効果的に行うことができます。

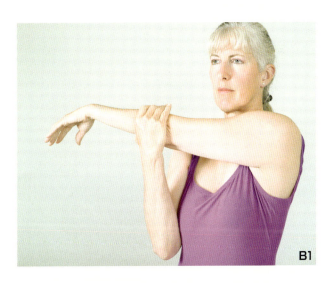
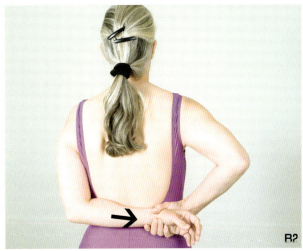

他に確認すべき筋肉

棘上筋（34章）、小円筋（39章）、三角筋前部・後部（44章）の随伴性トリガーポイント、上腕二頭筋（46章）、大胸筋（23章）、大円筋（40章）、広背筋（38章）、肩甲下筋（37章）

鑑別診断

セルフケアを行っても症状が改善しない場合は、棘上筋（34章）と棘下筋が走行している肩甲切痕で肩甲上神経が絞扼されている可能性があります。これを除外するために、医療機関を受診する必要があります。肩甲上神経の絞扼は、神経伝導の潜時、棘下筋の萎縮、MRIや超音波によって検査することで確認できます。なお、肩関節炎は類似した関連痛パターンを生じる可能性があるため、注意が必要です。

棘下筋のトリガーポイントの関連痛パターンは、椎間板に起因するC5神経根症、C6神経根症、C7神経根症と類似しているため、神経学的検査や筋電図検査などを行う必要があります。また、上腕二頭筋長頭腱炎やインピンジメント症候群の治療がうまくいっていない場合は、棘下筋、大胸筋（23章）、小胸筋（43章）のトリガーポイントを確認してください。なお、腱板断裂は激しい痛みが生じ、外転の運動制限を起こしますが、確定診断をするときにはMRI検査を行います。

36 上後鋸筋

上後鋸筋は、正中線上で C6 から T2 の椎骨と、第 2 肋骨角外側から第 5 肋骨角外側の筋膜（結合組織）に付着しています。肩甲骨下部にあるトリガーポイントは、肩甲骨の圧迫によって悪化する可能性があります。

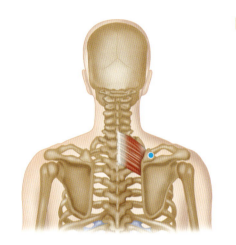
肩甲骨下のトリガーポイント

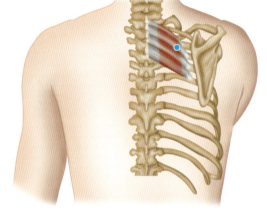
トリガーポイントは肩甲骨と腕を
前方に動かすことで触知できる

解剖図

上後鋸筋のトリガーポイントは多くの患者に認められますが、肩甲骨に妨げられて触診しにくいため、よく見落とされます。マッサージ台などに腕を置くと肩甲骨が外転し、トリガーポイントを触知しやすくなります。

一般的な症状

- 痛みは肩甲骨上（深部痛）、腕の後面下方、小指に放散する。腕を伸ばしたまま物を持ち上げたり、患側を下にして寝ると、トリガーポイントが肩甲骨で圧迫されるため、痛みが増悪する。
- 痛みは胸郭上部でも感じることがある。
- 手にしびれが放散する。

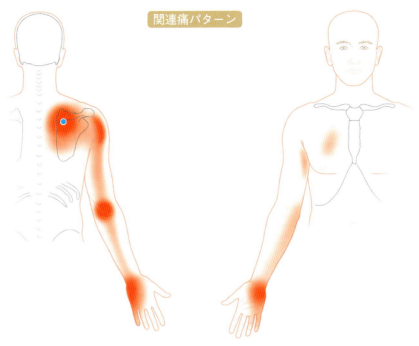

肩甲骨の下に存在するトリガーポイント

トリガーポイントの原因・持続因子および解決策

原因・持続因子1

■ 高い机や台の上で書類を書いたり、前方によく腕を伸ばす

解決策

- 職場、自宅、旅行先ではランバー・サポートを使用しましょう。職場の環境を適切にするために、2章「人間工学」（p14）を参照してください。
- 腕を伸ばす動作を避けるために、必要な物は身の回りに置くようにしましょう。

原因・持続因子2

■ 咳、喘息、肺気腫などにより、不適切な呼吸をしている

解決策

- 適切な呼吸方法を身につけましょう。詳細に関しては、7章を参照してください。

原因・持続因子3

■ 重度の脊椎側弯症

解決策

- 脊椎側弯症の一部は、セルフケアテクニックの圧迫方法を用いると、改善できる可能性があります。ただし、セルフケアを行う前には、専門医の診察を受ける必要があります。
- 脚長差があったり、骨盤に異常がある場合は、専門医の診察を受け、リフトやパッドを用いて調整しましょう。詳細に関しては、4章「脊椎と骨格の異常」（p27）を参照してください。

原因・持続因子4
■ 横向きで寝るときに、肩甲骨が肋骨下部にぶつかって筋肉が圧迫される

解決策
■ 楽な姿勢（患側を上にする姿勢）で横向きになり、腕を支えるために患側の上肢を枕の上に置きましょう。

セルフケアテクニック
　斜角筋（42章）のトリガーポイントは、上後鋸筋のトリガーポイントを形成することがあるため、この筋肉を必ず確認してください。また、菱形筋（20章）と胸腰部傍脊柱筋群（18章）の胸腸肋筋・胸最長筋・多裂筋が相互に関係しあうことによって、トリガーポイントが形成される可能性があります。

圧迫方法

■ **上後鋸筋の圧迫方法**
　この方法はテニスボールを使って行いますが、上後鋸筋はトリガーポイントを探すのが難しい筋肉です。
① ボールの上に横になり、胸の前で腕を交差して、肩甲骨内側の上方を刺激します（写真A）。おそらく圧痛は内側にあるように感じ、トリガーポイントを圧迫しても、実際にはずれていることがあるので、注意しましょう。
② 胸の前で腕を交差することができない場合は、肩甲骨でトリガーポイントが覆われています。このようなトリガーポイントは、施術者の治療を受けるとよいでしょう。

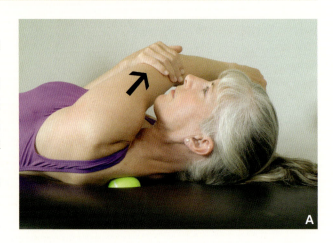

他に確認すべき筋肉
　斜角筋（42章）、菱形筋（20章）、胸腰部傍脊柱筋群（18章）

鑑別診断
　セルフケアを行っても症状が改善しない場合は、胸郭出口症候群、C7神経根症、C8神経根症、肘頭部滑液包炎、尺骨神経障害がある可能性があります。これらの可能性を除外するために、医療機関を受診する必要があります。手（特にC8、T1が支配する領域）のしびれは、上後鋸筋のトリガーポイントからの関連痛と類似しているため、神経根症と誤診されることがあるので、必ずトリガーポイントを確認しましょう。また、T1のずれを確認するために、専門医の診察を受ける必要があります。通常、その場合は全ての椎骨に圧痛が認められます。

37 肩甲下筋
けんこうかきん

　肩甲下筋は、片側が肩甲骨と胸郭の間の肩甲骨前面に付着しているため、探すことが難しい筋肉です。反対側は上腕骨に付着しており、腕を動かすとき、肩関節に上腕骨を引きつけることで上腕の動きを補助する作用があります。

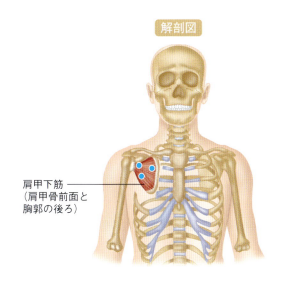

解剖図

肩甲下筋
（肩甲骨前面と
胸郭の後ろ）

　肩甲下筋は、腱板を構成する筋肉の1つで、五十肩に関係する主要な筋肉です。また、肩甲下筋、広背筋（38章）、大円筋（40章）、斜角筋（42章）、大胸筋（23章）からの関連痛は、胸郭出口症候群による痛みとして誤診される可能性があります。胸郭出口症候群に関しては、33章を参照してください。

一般的な症状

- 痛み（激痛）は三角筋後部（44章）に放散し、場合によっては肩甲骨や上腕三頭筋（41章）の下方、手首周囲に締めつけられるような痛みと圧痛を生じることで、より後面の痛みを悪化させる。
- ボールを投げるとき、腕を肩の高さまで上げることができないほど、重度な可動域制限が生じることがある。

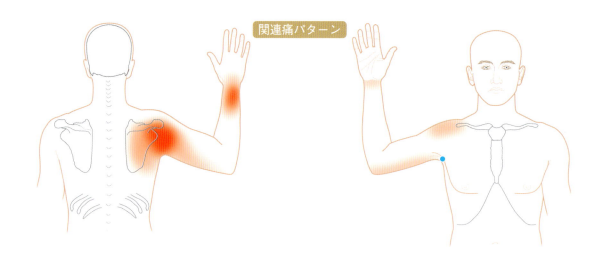

関連痛パターン

トリガーポイントの原因・持続因子および解決策

原因・持続因子1

- **腕を上げるなどの肩の反復運動を行う**
  クロールで泳ぐ、ボールを投げる、子どもを頭上に繰り返し持ち上げるなど。
- **前かがみの姿勢をとる**

解決策

- 適切な座り方を身につけ職場の環境を改善するために、2章を参照してください。また、正しい姿勢を身につけるために、7章を参照してください。なお、トリガーポイントが取り除かれるまでは、上記の反復運動はやめてください。
- 患側を下にして横向きになったり、仰向けで寝るときは、腕の角度を90°（屈曲位）に保つため、体幹と腕の間に枕などを入れてください。なお、患側を上にするときは、腕を枕の上に置きましょう。
- 座っているときは、定期的に腕を動かし、イスあるいは自動車の場合、座席の背もたれや肘かけに腕を置きましょう。

原因・持続因子2

- **転倒したときに手に外傷を負った**
  転倒から身を守るために手を伸ばす、転倒を防ごうとして物をつかむ、肩が脱臼する、上腕が骨折する、肩関節包が損傷するなど。
- **長期間、ギプスや副木で肩を固定している**

解決策

- 33章を参照してください。また、下記の全ての筋肉を治療してください。

セルフケアテクニック

トリガーポイントは、大円筋（40章）、広背筋（38章）、大胸筋（23章）、棘下筋（35章）、小円筋（39章）にも存在している可能性があるため、これらの筋肉を必ず確認してください。

圧迫方法

肩甲下筋は自分で圧迫するのは難しいため、この筋肉の治療は施術者に依頼してください。

ストレッチ

■胸筋（大胸筋）のストレッチ

このストレッチは、肩甲下筋に対しても効果があります。肩甲骨と胸筋を温めた後、17章のストレッチを行いましょう。

■肩甲下筋のストレッチ

①身体を前傾させて片側の腕を下げ、左腕の場合は時計回り、右腕の場合は反時計回りに大きな円を描くようにそれぞれ回します（**写真A**）。このとき、頭の力は完全に抜いた状態を保ってください。

②車の座席あるいはイスの背面に手を回した状態で休憩したり、腕を頭の後ろに組んだり、天井に向かって手を伸ばすことでも、この筋肉をストレッチできます。

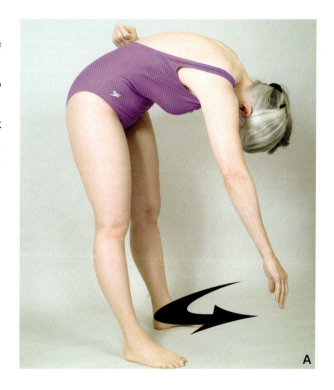

他に確認すべき筋肉

大胸筋（23章）、大円筋（40章）、広背筋（38章）、上腕三頭筋（41章）の随伴性トリガーポイント、三角筋（44章）の随伴性トリガーポイント、棘上筋（34章）、棘下筋（35章）、小円筋（39章）

鑑別診断

肩甲下筋のトリガーポイントの痛みは、腱板断裂、癒着性関節包炎、C7神経根症、胸郭出口症候群、末梢神経障害に類似した症状が生じたり、また同時に障害されている可能性があります。そのため、これらの疾患の可能性を除外するために医療機関を受診し、MRI検査や他の検査をする必要があります。癒着性関節包炎は、関節造影によって確定診断を行うとよいでしょう。また、癒着性関節包炎は、トリガーポイントによる痛みよりも弱いものの、こわばりが強く、短期間のステロイドの経口投与が必要となります。また、腱板断裂である場合は激痛が生じ、通常は外転の運動制限が認められます。

38 広背筋

　広背筋は、正中線上のT7からL5の椎骨、仙骨、腸骨稜、第8肋骨あるいは第9肋骨から第12肋骨に付着しています。その線維は上腕骨にも付着しており、腋窩の後壁を形成しています。様々な方向に腕を動かし、上肢帯を下げるときに作用します。

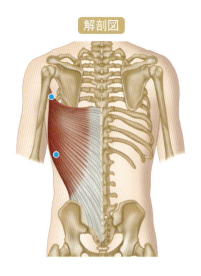
解剖図

　広背筋と同じ領域に関連痛を生じる筋肉が数多くあるため、広背筋のトリガーポイントからの関連痛はよく見落とされます。そのため、この領域に痛みがあり、他の筋肉を治療してもあまり症状の改善が認められないときは、広背筋にトリガーポイントがあるかを確認してください。また、中背部痛を増悪させるような特定の動きが確認できない場合は、この筋肉が原因となっている可能性があります。

　広背筋は五十肩と関連がある可能性があります。また、この筋肉からの関連痛は、胸郭出口症候群による痛みとして誤診される可能性があります。なお、胸郭出口症候群と関連がある広背筋以外の筋肉に関しては、33章を参照してください。

一般的な症状

- 肩甲骨下部とその周囲に持続した鈍痛が放散する。また、痛みは腕、薬指、小指にまで放散することがある。
- 筋肉の上部にトリガーポイントがよく認められる。なお、肩前面や殿部の上部に放散する痛みは、同側の腰の上部に存在しているトリガーポイントが原因である。
- 初期段階では、身体の前で重い物を持つときに痛みが生じるだけであり、安静時に痛みを感じることはない。しかし、運動時に痛みがしだいに強くなり、背伸びをしたり、手で重い物をとろうと伸ばしたときにさらに痛みが悪化する。

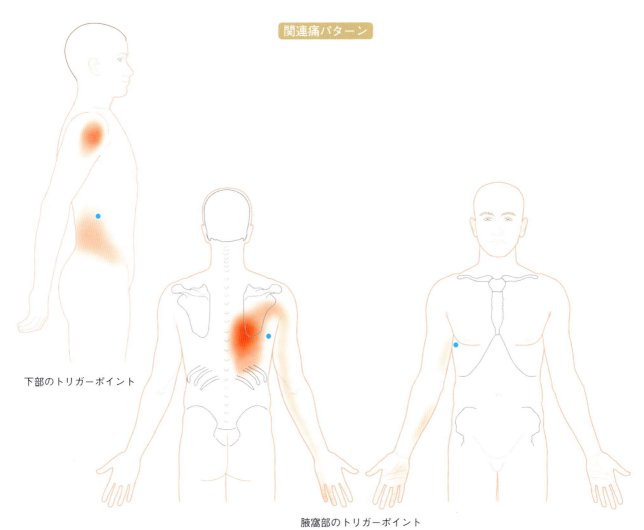

関連痛パターン

下部のトリガーポイント

腋窩部のトリガーポイント

トリガーポイントの原因・持続因子および解決策

原因・持続因子 1

- **肩に負担がかかる動作を行う**
  身体の前で重い物を持つ、重いチェーンソーを使う、肩の高さで道具を持って作業するなど。
- **肩に過剰な負荷がかかる動作を行う**
  重い物を持ち上げる、頭上の重い物を降ろす、ブランコやロープにぶら下がる、バタフライで泳ぐ、ボールを投げる、洗濯物や重い袋などを繰り返し放り投げる、庭の雑草を引き抜くなど。

解決策

- 手を伸ばしたり、上方で物を持ったり、つかんだりすることを避けましょう。これらの動作をしなければならないときは、台や脚立(きゃたつ)を使いましょう。
- 物を降ろさなければならないときは、上腕を身体に近づけて降ろすようにしましょう。症状が増悪した動作は、その動作を修正するか行うのをやめましょう。
- 寝るときは、体幹から腕を離しましょう。その際、体幹付近に枕を置きましょう。

原因・持続因子 2

- **きついブラジャーを着用している**

解決策

- サイズのあったブラジャーを身につけましょう。ブラジャーをはずした後、皮膚にゴムひもの痕が残る場合は、ひもがきつすぎます。詳細に関しては、2章「衣服」(p17)を参照してください。

セルフケアテクニック

　上後鋸筋（36章）からの関連痛は、広背筋のトリガーポイントの形成に関与している可能性があるため、上後鋸筋を必ず確認しましょう。また、大円筋（40章）と上腕三頭筋（41章）は、広背筋のトリガーポイントと同時に形成されるため、大円筋や上腕三頭筋も必ず確認しましょう。

圧迫方法

■ 広背筋の圧迫方法

①長イスや背もたれに患側の腕をのせ、反対側の手を腋窩の下に入れ、腋窩の約2.5cm下の部位をつまみます（写真A1）。このとき、皮膚の浅い部分をつまむのではなく、できるだけ胸郭に近いところをつかむようにします。指で圧迫するだけでも、効果が認められる場合があります。

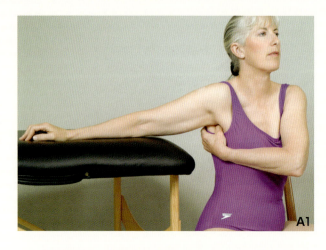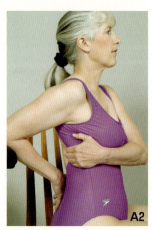

②写真A2のように、下部のトリガーポイントを圧迫しても効果が認められます。

③筋肉に圧痛が認められない場合は、テニスボールあるいはラケットボールの上に横になりましょう。頭の上に腕を真っ直ぐ伸ばしてベッドに横たわると、圧痛点は腋窩のちょうど下にきます。

ストレッチ

■ 広背筋のストレッチ

①頭の後方から患側の手を反対側の頬に巻きつけるようにし、可能であれば耳の上に指がくるまで伸ばします（写真B1）。

②ストレッチの強度を強めるときは、指を頬の前まで持っていきます（写真B2）。理想としては、口角まで指を伸ばせるのがよいでしょう。

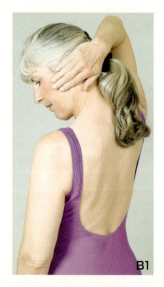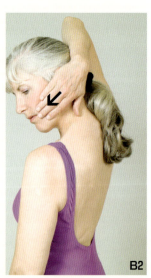

■ 胸筋（大胸筋）のストレッチ

　このストレッチと、上記の広背筋のストレッチは、広背筋の治療に効果があります。胸筋（大胸筋）のストレッチに関しては、17章を参照してください。両方のストレッチを行った後、それらの筋肉をホットパックで15〜20分間温めましょう。血液循環が途絶えたり、やけどをしないように、ホットパックの上に横になるのではなく、筋肉の上にホットパックを置きましょう。

他に確認すべき筋肉

大円筋（40章）、上腕三頭筋（41章）の随伴性トリガーポイント、腹筋群（25章）の腹直筋上部、肩甲下筋（37章）、胸腰部傍脊柱筋群（18章）の胸腸肋筋に存在する随伴性トリガーポイント、前鋸筋（26章）、上後鋸筋（36章）、下後鋸筋（21章）、手関節と指関節の屈筋群（51章）の随伴性トリガーポイント、下部僧帽筋（8章）の随伴性トリガーポイント

> **鑑別診断**
>
> セルフケアを行っても症状が改善しない場合は、肩甲上神経の絞扼、C7神経根症、尺骨神経障害がある可能性があります。これらの可能性を除外するために、医療機関を受診する必要があります。
>
> 上腕二頭筋長頭腱炎は、上腕二頭筋のトリガーポイントによって生じている可能性があります。そのため、腕橈関節の機能障害あるいはT7からL4のずれを確認するため、専門医の診察を受ける必要があります。また、上腕骨頭が肩関節のどの位置にあるかを確認してください。

39 小円筋

　小円筋は、肩甲骨外縁と上腕骨に付着しています。この筋肉は、腕を動かしたり、肩関節を回旋させるときに、上腕骨を補助的に安定させる作用があります。

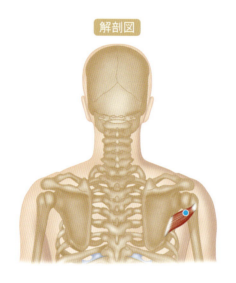
解剖図

　小円筋は、棘上筋（34章）、棘下筋（35章）、肩甲下筋（37章）とともに腱板を構成している筋肉の1つです。棘下筋にトリガーポイントがあるときは、通常、小円筋にもトリガーポイントが存在しています。残念なことに、肩周囲の痛みは、詳しい原因を調べることなく、腱板損傷と診断されることが多いようです（33章を参照）。しかし、症状はトリガーポイントの関連痛による可能性もあります。

一般的な症状

- 棘下筋のトリガーポイントが不活性化された後も、三角筋後部（44章）に顕著に限局した深部痛が存在する。
- 肩の高さより上方あるいは身体の後方に手を伸ばすと、薬指や小指のしびれ、さらにはひりひりとした感覚が悪化する。

39章　小円筋

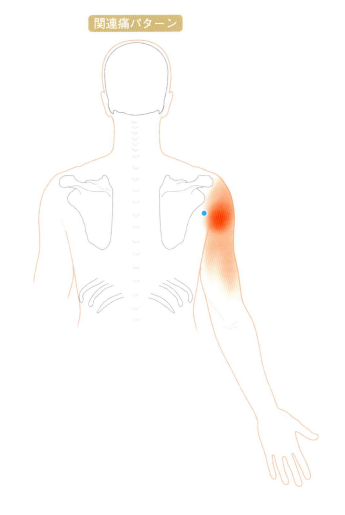

関連痛パターン

トリガーポイントの原因・持続因子および解決策

原因・持続因子

- **突然筋肉に過剰な負荷がかかった**
  転倒を防ごうとして姿勢を立て直す、交通事故のときにハンドルなどにしがみつく、重い物が落ちないように支えるなど。
- **腕に負担がかかる動作をする**
  パソコン（特にマウス）を使用する、カヤックを漕ぐ、車を運転する、テニスをする、腕の支えのない状態で、長時間前方あるいは上方に腕を伸ばした状態で保持するなど。

解決策

- 身体にあっていない家具は、調整あるいは交換し、身体力学を考慮した家具を使用しましょう。パソコンの位置の詳細に関しては、2章を参照してください。
- 腕を前方に伸ばす動作をしなければならない場合は、定期的に休憩をとるか、作業する腕をかえてください。また、トリガーポイントが不活性化するまでは、重い物を運ばないでください。
- 寝る前、筋肉を20分程度ホットパックで温めてください。なお、ホットパックにより血液循環が途絶えたり、やけどをしないように、ホットパックの上に横になるのではなく、筋肉の上にホットパックを置きましょう。
- 寝るときは、腕の角度を90°に屈曲しましょう。必要であれば、体幹と腕の間に枕を入れましょう。

セルフケアテクニック

圧迫方法

■ 棘下筋の圧迫

小円筋の治療を行う前に、棘下筋（35章）のセルフケアを必ず行ってください。圧迫方法に関しては、35章を参照してください。

■ 小円筋の圧迫方法

①棘下筋の圧迫を行った後、腕の下にテニスボールあるいはラケットボールを置いて小円筋を圧迫します（写真A）。小円筋は体幹と腕の間にあり、腋窩の後壁を形成しているので、頭のほうに腕を伸ばした状態で横になります。

②圧を少し弱めるときは、上腕の後ろに枕を入れましょう。逆に、圧を少し強めるときは、上腕の上に頭を置きましょう。

③肩甲骨外側から上腕の約1/4下まで広範囲を圧迫しましょう。

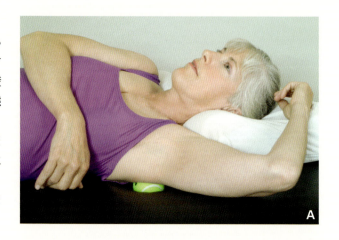

ストレッチ

■ 小円筋のストレッチ

患側の肘を握って、顔の前を横切るように腕を動かし、ストレッチをします（写真B）。

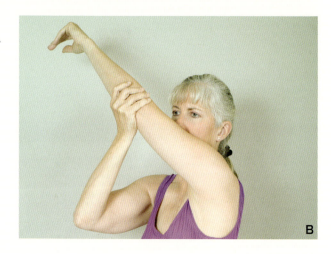

他に確認すべき筋肉

棘下筋（35章）

鑑別診断

セルフケアを行っても症状が改善しない場合は、医療機関を受診する必要があります。四辺形間隙（外側腋窩隙）症候群＊では肩の痛みが生じ、小円筋の萎縮により外側腋窩隙を通過している腋窩神経を直接圧迫する原因となります。この疾患を除外するため、MRI検査によって確定診断をしてください。

薬指と小指のしびれやひりひりとした感覚は、尺骨神経障害あるいはC8神経根症の可能性があるため、神経伝導検査によって確定診断をしてください。三角筋下滑液包炎は、小円筋のトリガーポイントによる関連痛と類似した症状を生じることがあります。強烈な損傷がある場合は、肩鎖関節の脱臼を確認する必要があります。また、腱板断裂では激痛が生じ、外転運動の制限が認められます。その場合は、MRI検査によって腱板断裂を確認しましょう。

＊訳者注　四辺形間隙とは、小円筋、上腕三頭筋長頭、上腕骨外科頸と関節包、大円筋で囲まれた部位で、外側腋窩隙とも呼ばれています。

40 大円筋

　大円筋は、肩甲骨下部と上腕骨に付着しています。また、広背筋（38章）とともに腋窩の後壁を形成しています。この筋肉は上腕を動かす作用があります。

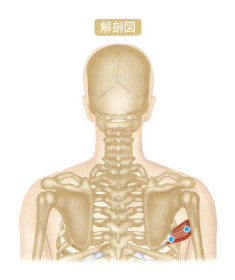
解剖図

　大円筋からの関連痛は、胸郭出口症候群による痛みとして誤診される可能性があります。なお、胸郭出口症候群と関連がある大円筋以外の筋肉に関しては、33章を参照してください。

一般的な症状

- 痛みは、最初に肩の外側と後面、上腕後面の上方に放散され、時に前腕後面にも放散する。通常、痛みは前方に手を伸ばしたり、腕を外側に上げるときに生じる。

- 通常、目立つほどの運動制限はなく、頭上に手を伸ばすときに可動域が制限される。三角筋後部（44章）、大円筋、肩甲下筋（37章）にトリガーポイントが存在している場合は、可動域が制限され、肩に痛みが生じ、その結果、五十肩となることがある。五十肩の詳細に関しては、33章を参照してください。

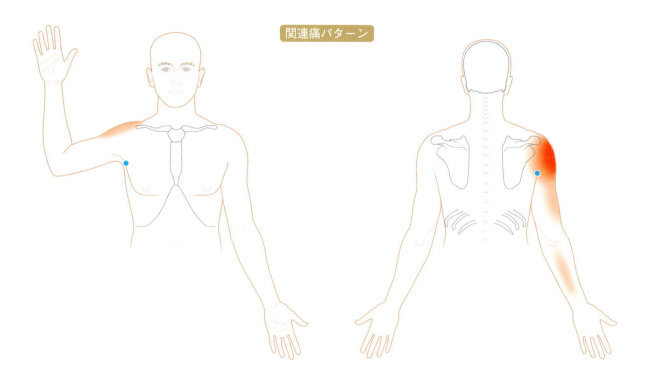

関連痛パターン

トリガーポイントの原因・持続因子および解決策

原因・持続因子

- 肩に負担がかかる動作を行う
  ハンドルが握りにくい車を運転する、頭の上に重い物を持ち上げるなど。
- 社交ダンスをする

解決策

- トリガーポイントが活性化しないように、車のハンドルを握りやすくするなどの工夫をしましょう。
- セルフケアで痛みが軽減されるまでは、頭の上に重い物を持ち上げたり、激しい活動をすることを避けましょう。
- 寝るときは、患側の腕を枕に置きましょう。

セルフケアテクニック

トリガーポイントは、広背筋（38章）と上腕三頭筋（41章）に確認できるでしょう。三角筋後部（44章）、小円筋（39章）、肩甲下筋（37章）も関与する可能性があります。痛みを伴う五十肩である場合は、これらの筋肉を確認し、治療する必要があります。

大円筋が緊張していると、中背部が引っ張られ、菱形筋（20章）も緊張します。大円筋のトリガーポイントを取り除くと、菱形筋の緊張が緩和する可能性があります。

圧迫方法

■大円筋の圧迫方法
①横向きに寝て、腕を真っ直ぐに伸ばし、腕の上に頭をのせます（**写真A1**）。大円筋は腋窩の後壁を形成しているため、この周囲を圧迫します。
②長イスあるいはイスの背もたれに腕を置き、親指とその他の指で大円筋をつまみます（**写真A2**）。

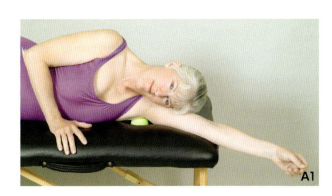
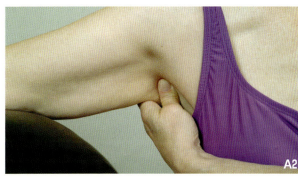

ストレッチ

■上腕二頭筋のストレッチ
このストレッチは、大円筋に対しても効果があります。ストレッチの方法に関しては、41章を参照してください。

他に確認すべき筋肉

広背筋（38章）、上腕三頭筋（41章）、三角筋（44章）の随伴性トリガーポイント、小円筋（39章）、肩甲下筋（37章）

> **鑑別診断**
> セルフケアを行っても症状が改善しない場合は、類似した痛みのパターンを引き起こす肩峰下滑液包炎、三角筋下滑液包炎、棘上筋腱炎、C6神経根症、C7神経根症、胸郭出口症候群である可能性があります。これらの可能性を除外するために、医療機関を受診する必要があります。

41 上腕三頭筋／肘筋

　上腕三頭筋は、起始部が3頭からなっています。内側頭と外側頭は上腕骨に付着し、肘関節にのみまたがっていますが、長頭は肩甲骨に付着し、肩関節と肘関節をまたがっています。停止部は3頭とも肘関節の下にある尺骨と橈骨に付着しています。

　肘筋は、肘関節にある小さな筋肉で、上腕骨と尺骨に付着しています。

　肘筋と上腕三頭筋は、肘関節を伸展する作用があります。また、肩関節にまたがっている上腕三頭筋長頭は、上腕を動かす作用もあります。

解剖図

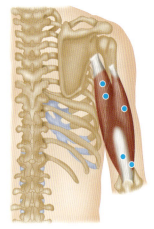

上腕三頭筋

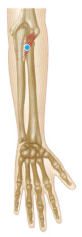

肘筋

　上腕三頭筋にはトリガーポイントがよく認められますが、残念ながら見落されることが多い筋肉の1つです。これらのトリガーポイントは、肘の痛みに大きくかかわっています。なお、テニス肘に関しては、33章を参照してください。

一般的な症状

- 様々な関連痛パターンがあるため、次頁の図で詳細を確認する。最も認められる痛みは、肘関節を囲むような痛みであり、隣接する他の筋肉のトリガーポイントを活性化させたり、持続させる原因の1つである。また、肘関節の骨の一部分を圧迫したり、叩いたりすると痛みが生じる。
- トリガーポイントからの痛みは、テニスやゴルフのような伸展運動を必要とするスポーツを行うと必ず悪化する。
- 上腕三頭筋が橈骨神経を絞扼すると、前腕下位、手首、中指後面にかけてチクチクとするような痛みや感覚鈍麻が生じる。

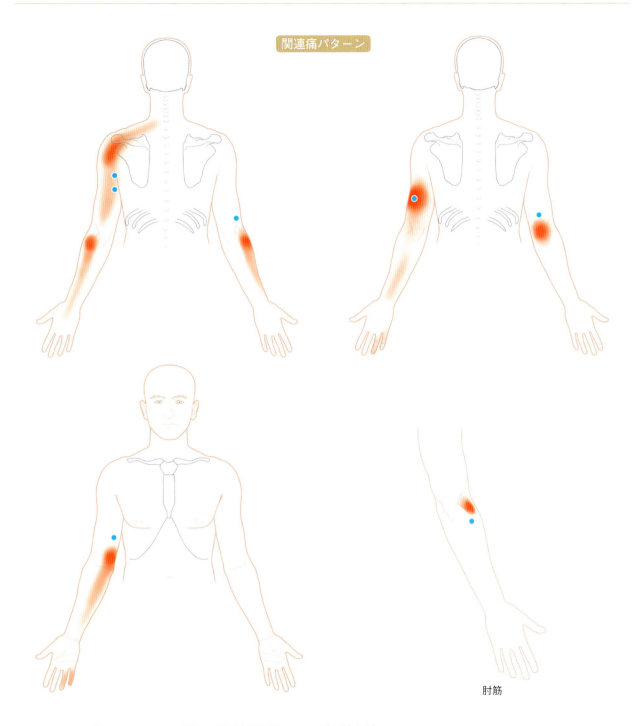

関連痛パターン

肘筋

トリガーポイントの原因・持続因子および解決策

原因・持続因子1

■ **身体力学的に悪い姿勢をとる**
　長時間の運転（特にマニュアル車での変速レバーの使用）、肘の支えなしで手動のミシンをかける、適切な腕の支えなしでパソコンを使用するなど。

■ **マッサージなど、腕に過度の負担がかかる職業についている**

解決策

■ キーボードを打ったり、文章を書いたり、本を読んだり、ミシンを使ったりするときには、体幹の横で腕が保持できるような姿勢をとってください。また、適切な高さの肘かけを使用してください。横にもたれるかかるのではなく、腕は肘の高さに保ってください。詳細に関しては、2章を参照してください。

原因・持続因子2
■筋肉の緊張が持続するスポーツを行う
テニス、ゴルフ、筋力トレーニング（例：腕立て伏せ、懸垂）を行うなど。

解決策
■テニスラケットは、軽いものやグリップの短いものを使いましょう。
■腕立て伏せや懸垂を行うことを控えましょう。

原因・持続因子3
■長い松葉杖や杖を使用する

解決策
■身体にあった松葉杖を使用しましょう。
■杖を使用することで肩が上っていないか、体重の大部分が上腕三頭筋にかかっていないかを確認しましょう。

原因・持続因子4
■上腕が短い

解決策
■詳細に関しては、2章「人間工学」（p14）、4章「骨格の非対称」（p28）を参照してください。

セルフケアテクニック

トリガーポイントを取り除くためには、広背筋（38章）、大円筋（40章）、小円筋（39章）、回外筋（49章）、手関節伸筋群（48章）の長橈側手根伸筋、腕橈骨筋（48章）、上後鋸筋（36章）を治療する必要があります。

圧迫方法

■上腕三頭筋の圧迫方法
①横向きに寝て、腕を真っ直ぐに伸ばし、腕の上に頭をのせます。
②テニスボールあるいはラケットボールの上に上腕を置き、腋窩の後面から肘にかけて圧迫します（写真A）。
③圧を弱くするときは、上腕に枕を置き、その上に頭を置きましょう。また、圧を強くするときは、上腕の上に直接頭を置きましょう。
④この筋肉は上腕後面全体を覆っており、トリガーポイントはその筋肉のいたるところに存在するため、腕を内外に回旋させて、筋肉の先端から末端まで圧迫しましょう。

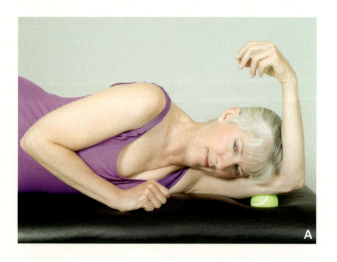

ストレッチ

■ 上腕三頭筋のストレッチ
① 壁の前に立ち、前腕を曲げて頭の後ろに手を添え、頭の上の肘を壁につけます（写真B）。
② 少しずつ壁にもたれかかり、ゆっくりとストレッチをします。

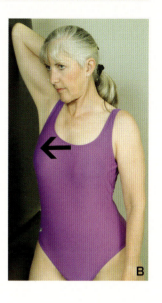

他に確認すべき筋肉

上腕二頭筋（46章）、上腕筋（52章）、広背筋（38章）、大円筋（40章）、小円筋（39章）、回外筋（49章）、手関節伸筋群（48章）の長橈側手根伸筋、腕橈骨筋（48章）、上後鋸筋（36章）

鑑別診断

上腕三頭筋のトリガーポイントからの関連痛は、テニス肘、腱炎、外側上顆炎、内側上顆炎、肘頭部滑液包炎、胸郭出口症候群、関節炎、C7神経根症による痛みとして誤診される可能性があります。これらの疾患と同時に、トリガーポイントが形成される可能性があります。セルフケアを行っても症状が改善しない場合は、これらの疾患の可能性を除外するために医療機関を受診する必要があります。

42 斜角筋

　斜角筋は、前斜角筋、中斜角筋、後斜角筋の3つの部位からなる筋肉で、約50％の人では身体の片側に小斜角筋があるといわれています。この筋肉は上方では頸椎、下方では第1肋骨と2肋骨に付着しており、一部の後斜角筋は第3肋骨にも付着しています。斜角筋は吸気時に頸椎を固定し、第1肋骨と2肋骨を挙上させる作用があります。

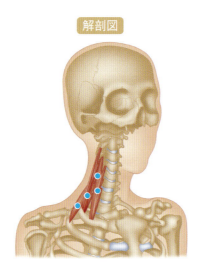

解剖図

　斜角筋のトリガーポイントは背部、肩部、腕部の痛みの主な原因となりますが、見落とされやすい筋肉の1つです。また、この筋肉は頸部や咀嚼筋のトリガーポイントと組み合わさることで頭痛の原因にもなります。さらに左胸部への関連痛は、咽頭炎による痛みとして誤診されることもあります。斜角筋のトリガーポイントは、一般的な関連痛パターンに加え、胸郭出口症候群や手根管症候群に起因する様々な症状の原因となっている可能性もあります。胸郭出口症候群と手根管症候群に関しては、33章、47章を参照してください。

　斜角筋は、頸部の前面に位置しているため、圧迫によるセルフケアを行うと怪我をするおそれがあるので、自分で治療することはやめましょう。熟練した施術者の診察と治療を受けるようにしてください。さらに、本章に示すストレッチを行い、トリガーポイントの活性化や持続化を防止するとともに、持続因子を見つける必要があります。

一般的な症状

- 痛みは、胸部、中背部、上肢、手首、指の前後面の外側を越えて放散する。頭を横に回したり、その状態から肩に向かって顎を下に引いたりすると、痛みが再現する。首を横に傾けたり、鎖骨が斜角筋から離れるように腕を伸ばすと、痛みがなくなることがある。
- 痛みにより睡眠障害を起こす可能性がある。座ったり、寄りかかって寝ると、その痛みはなくなる。
- 頭を回旋するときには、わずかに可動域制限がみられることがある。頭を側屈するときには、可動域制限が強く認められる。
- 斜角筋は、第1肋骨を引き上げることにより、神経・動脈・静脈・リンパ管が圧迫されるため、薬指、小指、手の側面の鈍麻やしびれ、さらに感覚の消失、朝のこわばり（指あるいは手の甲）が生じることがある。
- 親指の鈍麻やしびれを感じることがある（実際には神経圧迫はされていない）。
- 指がこわばったり、不意に物を落とすことがある。
- 四肢を失った患者の幻肢痛の原因となっていることがある。

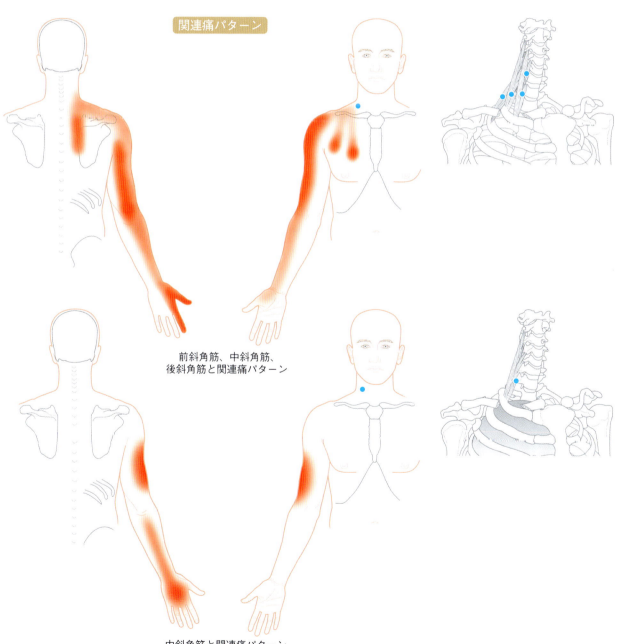

関連痛パターン

前斜角筋、中斜角筋、後斜角筋と関連痛パターン

中斜角筋と関連痛パターン

トリガーポイントの原因・持続因子および解決策

原因・持続因子1

■ **筋肉に過剰な負荷がかかる**
　物を引っ張ったり、持ち上げる（特に腰の高さまで）、乗馬をする、乗馬で手綱を扱う、綱引きをする、セーリングのときにロープを引っ張る、競泳など。

■ **身体力学的に悪い姿勢をとる**
　大きな物を運ぶ、楽器を演奏する、高さのあわない肘かけを使用する、頭部や頚部が低い位置にある（頭部を傾けるなど）など。

■ **頭部に強い刺激を受けた**
　交通事故や頭を打ったことによるむち打ち症、術後も残存している頚部椎間板の膨隆やヘルニアなど。

■ **怪我により足を引きずっている**

■ **胸鎖乳突筋（10章）や肩甲挙筋（19章）にトリガーポイントがある**

■ **胸が大きすぎる**

解決策

■ 斜角筋のトリガーポイントが不活性化されるまでは、運動をやめましょう。また、負荷となる原因を突き止め、関連のある全てのトリガーポイントを治療しましょう。

■ 身体の前で物を持つ、物を強く引っ張るなどの動作をやめましょう。

■ スカーフやネックウォーマーを使って、首を温めましょう。

■ 座って本を読むときは、後方から明るい照明があたるようにしてください。顔を片側に傾けることはやめましょう。

■ 肘は肘かけにかけ、片側に傾いて座ることは避け、真っ直ぐに座りましょう。

■ 電話の受話器を肩と耳の間に挟むのをやめ、通話時はヘッドホンなどを使いましょう。

■ パソコンを使用するときは、画面を目の高さに置き、楽に肘が置ける高さに肘かけを調整しましょう。

■ 耳が聞こえにくい場合は、聞こえやすい方向に身体を傾けるのではなく、補聴器を購入しましょう。詳細に関しては、2章を参照してください。

■ ベッドで本を読むことは避けましょう。寝るときは、頚部を軽く牽引するために、ベッドの頭側を少し高くしましょう。

■ 適切な枕を使用しなければ、痛みは軽減せずに、悪化してしまいます。枕を選ぶときは、頚椎を支え、椎骨のアライメントを維持できるような弾力性のないものにしましょう。専門の医療機関には、適した枕が置いてあります。

■ 寝る前には、首の前面を温めましょう。

■ 仰向けの姿勢から起きるときは、最初にベッドで横向きになり、頭を上げずに起き上がりましょう。

■ 椎間板ヘルニアや椎間板膨隆などに対する手術が必要な場合でも、梅花鍼やカッピング法を用いることで効果が認められる可能性があります。手術を受けたことがある場合は、トリガーポイント治療の専門医の診察を受けましょう。

原因・持続因子2

■ **不適切な呼吸をしていたり、急性疾患・慢性疾患が原因で咳込んでいる**

解決策

■ 適切な呼吸方法を身につけましょう。詳細に関しては、7章を参照してください。

■ できるだけ早く急性疾患・慢性疾患に対する治療を行い、咳の原因を取り除きましょう。詳細に関しては、4章を参照してください。

原因・持続因子3

■身体が非対称である
脚長差がある、骨盤に異常がある、側弯症である、頸肋がある（上位の肋骨が余分にある）、上肢が萎縮しているなど。

解決策

- ■脚長差があったり、骨盤に異常がある場合は、専門医の診察を受け、リフトを用いて調整しましょう。調整しないと、斜角筋のトリガーポイントを取り除くことはできません。
- ■一部の側弯症は、圧迫によるセルフケアによって矯正できます。詳細に関しては、4章「脊椎と骨格の異常」（p27）を参照してください。
- ■頸肋がある場合も、斜角筋のトリガーポイントを取り除けば、症状は軽減します。

セルフケアテクニック

胸鎖乳突筋（10章）と肩甲挙筋（19章）は、斜角筋のトリガーポイントを活性化させたり、持続させる可能性があるため、最初にこれらの筋肉の確認を行ってください。

大胸筋（23章）、広背筋（38章）、大円筋（40章）、肩甲下筋（37章）のトリガーポイントは、胸郭出口症候群に類似した関連痛パターンを示す可能性があります。複数の筋肉にトリガーポイントがある場合は、どの筋肉に問題があるのかがわかりにくいため、全ての筋肉を確認するようにしてください。なお、僧帽筋（8章）、小胸筋（43章）、肩甲挙筋（19章）からの関連痛も、胸郭出口症候群による痛みとして誤診される可能性があります。鎖骨下筋（23章）は肥厚することがあり、その結果、第1肋骨が挙上され、鎖骨下静脈を圧迫する原因となるので、この筋肉にもトリガーポイントがあるかを確認しましょう。また、第1肋骨の調整が必要な場合は、専門医を受診してください。

圧迫方法

頸部の前面には主要な神経と動脈があるため、圧迫によるセルフケアはお薦めできません。そのため、理学療法士やマッサージ師などの施術者の治療を受けるようにしてください。

ストレッチ

　胸筋（17章）のストレッチを行っている場合、斜角筋が改善されるまでは、下記の「頚部を片側に曲げるストレッチ」の①のみを行ってください（このストレッチの②は行わなくても構いません）。また、頚肋がある場合も、「頚部を片側に曲げるストレッチ」の①のみを行いましょう。

■ 頚部を片側に曲げるストレッチ

① ストレッチを行う前には、身体を暖めておきましょう。仰向けになり、ストレッチを行う側の手を腰の下に入れます（写真A1）。顔を天井に向け、反対側の手を側頭部に添え、少し斜め下方に傾けるように頭を肩側へ徐々に引っ張ります（写真A2）。このとき、息は止めずに呼吸をしてください。

② 頭を左側や右側に少し回す動作を繰り返し行います（写真A3、A4）。この動作は異なる筋肉をストレッチすることになります。反対側のストレッチも同じ順序で行います。各側のストレッチを2〜3回ずつ行うとよいでしょう。

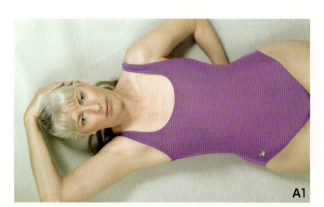
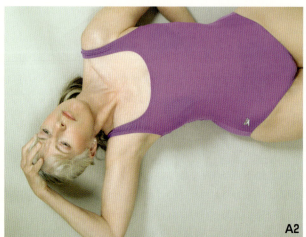
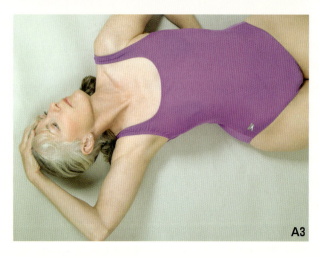
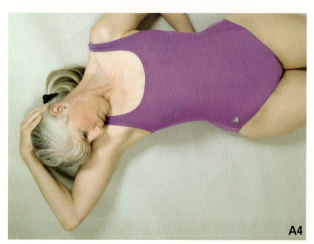

■ 斜角筋のストレッチ

① 座った状態で、頭を片側に最大限回旋してから（写真B1）、顎を下に向けます（写真B2）。

② 次に、元の姿勢に戻って深呼吸したら、反対側も同じように行います。各方向に4回行いましょう。

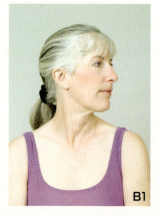
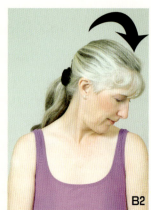

他に確認すべき筋肉

　胸鎖乳突筋（10章）、肩甲挙筋（19章）、上部僧帽筋（8章）、後頚筋群（9章）の頭板状筋、大胸筋／鎖骨下筋（23章）、小胸筋（43章）、広背筋（38章）、大円筋（40章）、肩甲下筋（37章）、上腕三頭筋（41章）の随伴性トリガーポイント、三角筋（44章）の随伴性トリガーポイント、上腕筋（52章）、手関節伸筋群（48章）の橈側手根伸筋・尺側手根伸筋・指伸筋、腕橈骨筋（48章）

鑑別診断

　セルフケアを行っても症状が改善しない場合は、C5神経根症、C6神経根症である可能性があります。これらの可能性を除外するために、医療機関を受診する必要があります。これらの痛みのパターンは、斜角筋のトリガーポイントと類似しており、トリガーポイントが関与する場合は、両側で発症している可能性があります。また、専門医の診察を受け、C4、C5、C6、T1にずれがないか、第1肋骨の挙上が認められないかなどを確認する必要があります。

43 小胸筋

　小胸筋は、肩甲骨烏口突起、第3肋骨、第4肋骨、第5肋骨に付着しています。また、この筋肉は第1肋骨や第6肋骨に付着していることもあります。肩甲骨と上肢帯を下方や前方に牽引し、息を吸うときの補助的な作用があります。

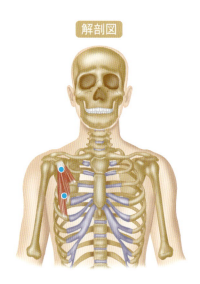
解剖図

　小胸筋のトリガーポイントや他の原因で小胸筋が緊張すると、腋窩動脈や腕神経叢が絞扼されることがあります。その痛みは手根管症候群による痛みとして誤診されることがあります。なお、腕神経叢の絞扼は、薬指、小指、手の甲、前腕外側、親指・人差し指・中指の手のひら側にしびれや不快感を生じます。
　小胸筋の筋肉の緊張やトリガーポイントによる関連痛は、手根管症候群に類似した症状を生じますが、手根管には問題がないため、手根管症候群に対する手術を行っても症状が改善することはありません。なお、手根管症候群に関しては、47章を参照してください。

一般的な症状

- 痛みは、主に肩の前面外側、胸の外側、腕内側、中指、薬指、小指に生じる。その痛みは、狭心症による痛みとして誤診されることがある。
- 肩前面に輪状の痛みが生じ、深呼吸がしにくくなる。
- 肩の高さまで腕を上げたとき、肩前面上方あるいは腕の背面に痛みが生じた場合は、可動域が制限されることがある。
- トリガーポイントによって小胸筋が短縮している場合は、腕の痛み、烏口インピンジメント症候群（筋肉の緊張により腕神経叢が絞扼される）が生じ、さらには菱形筋（20章）や下部僧帽筋（8章）の筋力低下が認められる。

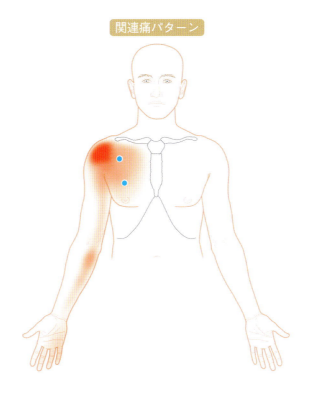

関連痛パターン

トリガーポイントの原因・持続因子および解決策

原因・持続因子1

■座る姿勢が悪い

解決策

■身体にあっていない家具は、調整あるいは交換しましょう。詳細に関しては、2章「人間工学」（p14）、「身体力学」（p16）を参照してください。

原因・持続因子2

■筋肉が圧迫されている
　リュックサックを背負って物を運ぶ、筋肉を圧迫するような肩ひもをかける、きついブラジャーを身につけるなど。
■腋窩で体重を支えるようにして松葉杖を使用する
■シャベルなどを使って庭の手入れをする

解決策

■筋肉への負荷を分散させるため、リュックサックに肩パッドや胸の前で止めるベルトが装備されているかを確認してください。
■小胸筋を圧迫するようなブラジャーの使用をやめ、幅広い肩ひもやパッドが入ったものを使用してください。
■トリガーポイントが不活性化するまでは、痛みを悪化させるような庭の手入れは避けましょう。

原因・持続因子 3
■ 大胸筋や斜角筋にトリガーポイントが存在したり、下部僧帽筋の筋力低下が認められる

解決策
■ 大胸筋（23章）と斜角筋（42章）は、小胸筋のトリガーポイントを活性化させたり、持続させる可能性があるため、これらの筋肉にトリガーポイントが存在するかを確認しましょう。セルフケアでこれらの筋肉の痛みを取り除くことができない場合は、僧帽筋（8章）の筋力強化が痛みの改善に有効かどうかを理学療法士に相談してください。

原因・持続因子 4
■ 胸部に外傷がある
　肋骨の骨折などの外傷がある、うつ伏せでライフル銃を発砲する、むち打ち症である、肋骨ではなく、胸骨を通して開胸手術を行うなど。

解決策
■ 体幹、肩甲帯、頚部の全ての筋肉のトリガーポイントを確認しましょう。

原因・持続因子 5
■ 呼吸に問題がある
　咳込んでいる、不適切な呼吸をしているなど（小胸筋は呼吸の補助的な筋肉としての作用があるため）。

解決策
■ 咳の原因を治療しましょう。詳細に関しては、4章を参照してください。
■ 適切な呼吸方法を身につけましょう。詳細に関しては、7章を参照してください。

原因・持続因子 6
■ 狭心症に類似した症状がある
　小胸筋のトリガーポイントは、狭心症と類似した症状を引き起こすことがあります。また、狭心症の痛みは小胸筋のトリガーポイントを活性化させる可能性があります。

解決策
■ 関連のあるトリガーポイントを治療するとともに、医師の指示に従って狭心症の治療を行いましょう。

セルフケアテクニック

　大胸筋（23章）と斜角筋（42章）は、小胸筋のトリガーポイントを活性化させる可能性があるため、大胸筋と斜角筋にトリガーポイントが存在するかを確認してください。また、胸鎖乳突筋（10章）と三角筋前部（44章）も確認しましょう。

圧迫方法

■ **大胸筋の圧迫方法**
　大胸筋の圧迫は、その下に存在する小胸筋の治療にもなります。圧迫方法に関しては、23章を参照してください。

ストレッチ

■ **胸筋（大胸筋）のストレッチ**
　ストレッチの方法に関しては、17章を参照してください。

他に確認すべき筋肉

　大胸筋（23章）、斜角筋（42章）、三角筋前部（44章）、胸鎖乳突筋（10章）、胸骨筋（24章）

> **鑑別診断**
> 　セルフケアを行っても症状が改善しない場合は、胸郭出口症候群、C7神経根症、C8神経根症、棘上筋腱炎、上腕二頭筋腱炎である可能性があります。これらの可能性を除外するために、医療機関を受診する必要があります。特に、第3肋骨、第4肋骨、第5肋骨の挙上を確認するために専門医の診察を受けましょう。

44 三角筋

　三角筋は、肩関節周囲に付着しており、前方、側方、後方を覆っています。トリガーポイントはおよそ上腕の外側から中央に存在します。三角筋の筋線維の種類により、様々な方向に上腕を動かすことができます。

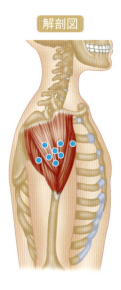

解剖図

　三角筋のトリガーポイントの多くは、他の筋肉からの関連痛による随伴性トリガーポイントである可能性があります。

一般的な症状

- 多くの痛みは、三角筋周囲に限局している。痛みは腕を動かしたときに増悪し、安静時に和らぐ。
- 可動域制限が認められ、多くの場合は90°以上腕を上げることができない。重症例では、屈曲や外転が90°に満たないこともある。なお、これと同時に筋力低下が起こることもある。

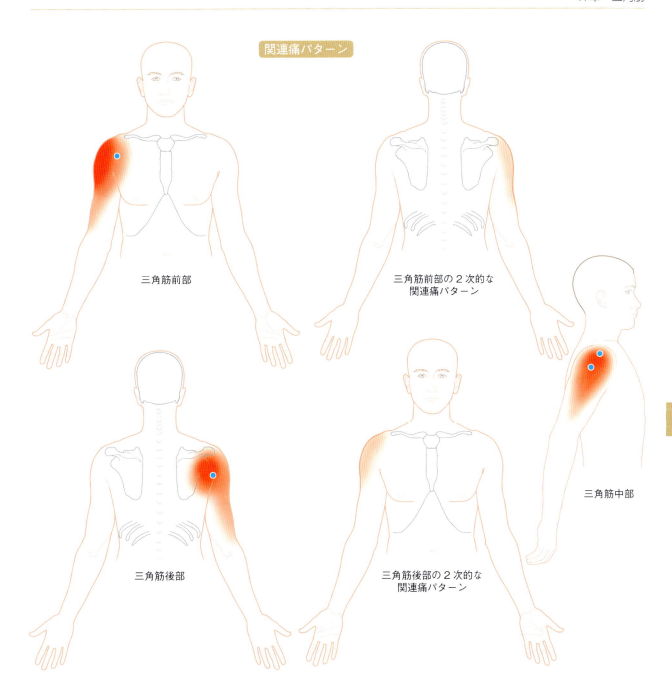

関連痛パターン

三角筋前部

三角筋前部の2次的な関連痛パターン

三角筋中部

三角筋後部

三角筋後部の2次的な関連痛パターン

トリガーポイントの原因・持続因子および解決策

原因・持続因子1

- **反復動作を行う**
  大型の魚を釣るときにリールで魚を引き寄せる、スキーストックで押し進むなど。
- **筋肉に直接衝撃が加わった**
  ライフル銃の反動、スポーツによる傷害、転倒を防ごうとして姿勢を立て直すなど。
- **筋肉に過剰な負荷がかかる**
  長時間、肩の高さあるいはそれより高い位置で物を持ち続けるなど。

解決策

- トリガーポイントが不活性化されるまでは、患側で重い物を持ち上げるなど、トリガーポイントが悪化する動作を避けましょう。
- ライフル銃を撃つ場合は、銃と肩の間にパッドをあてましょう。
- 階段を降りるときは、転ばないように手すりを持ち、足を置く位置に注意しましょう。

原因・持続因子 2

■ 肩に筋肉内注射を受けた

　三角筋にトリガーポイントが存在すると、ワクチン・ビタミン・抗生物質などの筋肉内注射によりトリガーポイントが活性化します。

解決策

■ 筋肉内注射を受ける場合は、他の筋肉に変更できるか、医師に確認してください。

セルフケアテクニック

　棘上筋（34章）、棘下筋（35章）、斜角筋（42章）のトリガーポイントを確認しましょう。これらのトリガーポイントは、三角筋のトリガーポイントを活性化させる可能性があります。また、三角筋のトリガーポイントによる痛みを軽減させるためには、最初にこれらの筋肉のトリガーポイントを不活性化させる必要があります。

圧迫方法

■ 三角筋の圧迫方法
① トリガーポイントを探すため、手でテニスボールを壁に固定します。
② 筋肉全体に圧が加わるように、三角筋前部・中部・後部を上から下まで圧迫します（写真A）。

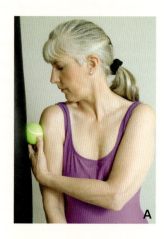

ストレッチ

■ 台を用いたストレッチ

　背もたれのあるイスに座り、腕を台に置き、肩を前方に回旋させて、三角筋前部をストレッチします（写真B）。

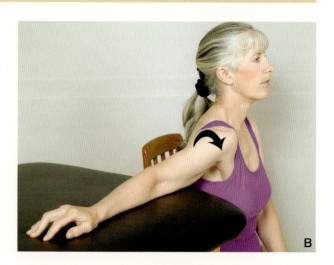

■ドアを用いたストレッチ

①ドアの前に立ち、親指を下にした状態で腕を 90°以上の高さに真っ直ぐ伸ばし、ドアのフレームをつかみます。

②ドアをつかんだ手と同側の脚を一歩前に出し、腕から体幹を離すようにゆっくりと回旋します（写真C）。前下方に回旋すると、三角筋前部、烏口腕筋（45章）、上腕二頭筋（46章）がストレッチされます。

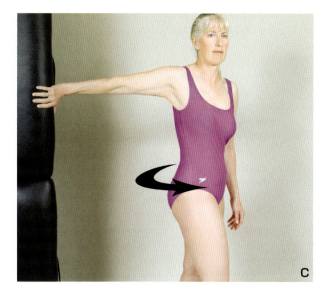

■三角筋後部のストレッチ

片側の手で肘付近を握り、胸の前で交差させるように腕を伸ばして、三角筋後部をストレッチします（写真D）。

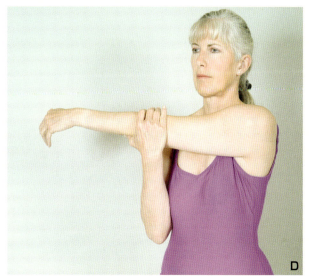

■胸筋（大胸筋）のストレッチ

胸筋の中部と下部のストレッチは、三角筋の治療にも効果があります。ストレッチの方法に関しては、17章を参照してください。

他に確認すべき筋肉

大胸筋（23章）、上腕二頭筋（46章）、上腕三頭筋（41章）、広背筋（38章）、大円筋（40章）、棘下筋（35章）、棘上筋（34章）、斜角筋（42章）

鑑別診断

三角筋のトリガーポイントは、腱板断裂、上腕二頭筋腱炎、三角筋下滑液包炎、関節窩上腕関節部の炎症や神経絞扼、C5神経根症と誤診される可能性があります。セルフケアを行っても症状が改善しない場合は、これらの疾患の可能性を除外するために、医療機関を受診し、MRI検査やレントゲン検査をする必要があります。ただし、これらの疾患が存在したとしても、トリガーポイントが関与している可能性があります。

肩関節に捻挫、脱臼、剥離、アライメント異常がある場合は、三角筋よりも関節部分に圧痛が限局して生じます（ただし、圧痛の原因となる急性損傷が起こる前に、トリガーポイントが存在していない場合のみ）。

45 烏口腕筋
うこうわんきん

　烏口腕筋は、肩の前面、上腕と体幹の間に位置し、肩甲骨外側上端（肩甲骨烏口突起）と上腕骨に付着しています。烏口腕筋は肩関節で上腕を動かす補助的な作用がありますが、全ての人にこの筋肉があるわけではありません。

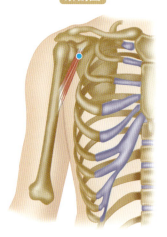

解剖図

　すでに三角筋（44章）、大胸筋（23章）、広背筋（38章）、大円筋（40章）、棘上筋（34章）、上腕三頭筋（41章）、上腕二頭筋（46章）のトリガーポイントが不活性化していても、症状が残っている場合は、烏口腕筋のトリガーポイントを確認してください。この筋肉は障害されることが少ないので、単独でトリガーポイントが活性化することはほとんどありません。トリガーポイントが存在している場合は、2次的に生じている可能性が高いと考えられます。

一般的な症状

- 痛みは三角筋前部（44章）、上腕後面の上腕三頭筋外側（41章）、前腕後面を下行し、時に手の甲と中指後面に放散する。
- 烏口腕筋のトリガーポイントのみが関与している場合は、耳よりも高いところに手を伸ばしたときに痛みを感じ、可動域も制限される。さらに、他の方向に動かしても痛みが生じる。
- 患側の腕を腰の後方に回すとき、正常であれば、反対側の腕に触れることができるが、トリガーポイントが存在すると、痛みはないが、脊柱を越えて腕に触れることができない。
- 筋皮神経が絞扼されると、上腕二頭筋の萎縮と前腕後面の知覚鈍麻の原因となることがある。

45章　烏口腕筋

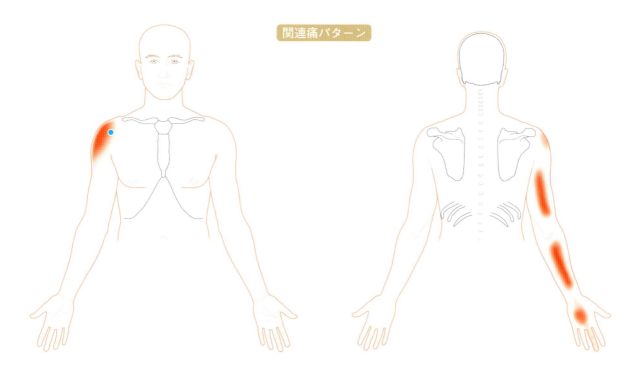

関連痛パターン

トリガーポイントの原因・持続因子および解決策

原因・持続因子

■ 他の筋肉にトリガーポイントが存在する
　烏口腕筋のトリガーポイントが活性化したり、持続するのは、後述の「他に確認すべき筋肉」に存在するトリガーポイントによるものです。

解決策

■ 烏口腕筋のトリガーポイントによって生じる症状を軽減するためは、最初に後述の「他に確認すべき筋肉」のトリガーポイントを治療しましょう。

■ 物を持ち上げる場合は、できるだけ手のひらを開き、身体の近くで物を持ちましょう。

セルフケアテクニック

　最初に、三角筋（44章）、上腕三頭筋（41章）、大胸筋（23章）、広背筋（38章）、棘上筋（34章）、大円筋（40章）、上腕二頭筋（46章）の筋肉を確認してから、トリガーポイントを治療しましょう。

圧迫方法

■ 烏口腕筋の圧迫方法
①健側の手で三角筋周囲をつかみます。
②腋窩のしわに親指の先端をあて、親指を曲げて、肩前面から上腕骨方向へ圧迫します（写真A）。なお、マッサージ用品店やカタログ、ネット通販（例：www.pressurepositive.com/〈英語〉）で扱っている道具などを使って圧迫してもよいでしょう。

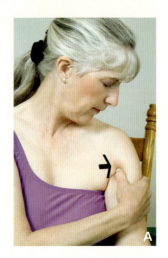

ストレッチ

ストレッチを行う前に、ホットパックを使って肩や腋窩前面を温めましょう。

■ 胸筋（大胸筋）のストレッチ
このストレッチを行うときは手を下げて行いましょう。ストレッチの方法に関しては、17章を参照してください。

■ 台を用いたストレッチ
ストレッチの方法に関しては、44章を参照してください。

■ ドアを用いたストレッチ
　肩を前下方に回旋するとき、三角筋前部と烏口腕筋がストレッチされます。ストレッチの方法に関しては、44章を参照してください。

他に確認すべき筋肉

　棘上筋（34章）、三角筋（44章）、上腕三頭筋（41章）、上腕二頭筋（46章）、大胸筋（23章）、大円筋（40章）、広背筋（38章）

> **鑑別診断**
> 　烏口腕筋の関連痛に伴う症状は、C7神経根症、手根管症候群、肩峰下滑液包炎、棘上筋腱炎、肩鎖関節の機能障害に類似しています。そのため、セルフケアを行っても症状が改善しない場合は、医療機関を受診し、MRI検査やレントゲン検査を受ける必要があります。

46 上腕二頭筋

　上腕二頭筋は上腕前面に位置し、肩甲骨の2か所と橈骨に付着しています。この筋肉は肘関節と肩関節を介しているため、前腕の回旋を含め、上腕と前腕の両方の動きにかかわっています。

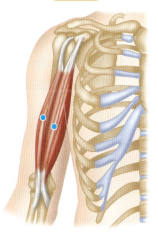

解剖図

一般的な症状

- 上腕二頭筋のトリガーポイントは、前腕中央に存在し、上腕や肩の前面にうずくような表在性の痛みを誘発する。また、上部僧帽筋（8章）や肘窩横紋を越えて放散し、この領域のうずくような痛みや苦痛の原因となる。

- 肘を屈曲させて頭の上に手を上げるとき、筋肉に力が入らなかったり、痛みを感じる。

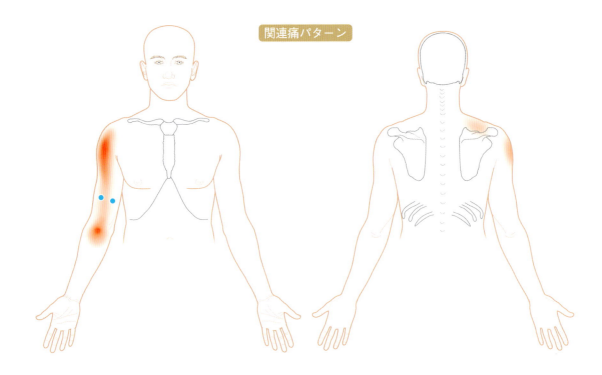

関連痛パターン

トリガーポイントの原因・持続因子および解決策

原因・持続因子1

- **反復動作によって痛みが生じる**
  スポーツをする（野球、バスケットボール、テニスなど）、書く（ペンまたはキーボードを使う）、バイオリンやギターを弾く、長時間ネジ回しを使う、シャベルで雪かきをする、手のひらを上向きにして前方に腕を伸ばして重い物を持ち上げるなど。
- **転倒を防ごうとして姿勢を立て直した**

解決策

- トリガーポイントが不活性化するまでは、上記の活動や動作を控える必要があります。また、物を運ぶときはリュックサックを使い、物を持つときは手のひらを下に向けましょう。
- 寝るときは、体幹から腕を離しましょう。この姿勢を保持するために、体幹の近くに枕を置きましょう。

原因・持続因子2

- **棘下筋にトリガーポイントが存在する**
  棘下筋（35章）のトリガーポイントは、上腕二頭筋のトリガーポイントを活性化させる可能性があります。

解決策

- 棘下筋のトリガーポイントを確認しましょう。

セルフケアテクニック

　上腕筋（52章）、回外筋（49章）、上腕三頭筋（41章）、三角筋前部（44章）、棘上筋（34章）、上部僧帽筋（8章）烏口腕筋（45章）にトリガーポイントが存在する場合は、数週間以内に上腕二頭筋にトリガーポイントが形成される可能性があるので、これらの筋肉を確認しましょう。

圧迫方法

■ **上腕二頭筋の圧迫方法**
　親指・人差し指・中指で上腕二頭筋をつまんだり、親指だけを使って圧迫します（写真A）。

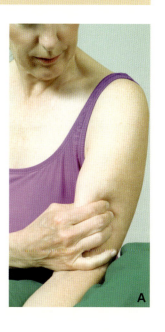

ストレッチ

■ **ドアを用いたストレッチ**
　このストレッチは、上腕二頭筋の治療にも効果があります。ストレッチの方法に関しては、44章を参照してください。

他に確認すべき筋肉

　棘下筋（35章）、上腕筋（52章）、回外筋（49章）、上腕三頭筋（41章）、三角筋前部（44章）、棘上筋（34章）、上部僧帽筋（8章）、烏口腕筋（45章）

> **鑑別診断**
> 　セルフケアを行っても症状が改善しない場合は、上腕二頭筋腱炎、三角筋下滑液包炎、C5神経根症、上腕二頭筋滑液包炎、肩甲上腕関節の炎症がある可能性があります。これらの可能性を除外するために、医療機関を受診し、MRI検査やレントゲン検査をする必要があります。

47 前腕、手首、手の痛み

　パソコンを使用すると、前腕筋群にあるトリガーポイントが活性化するため、多くの人が痛みを訴えます。トリガーポイントからの痛みは、肘の外側あるいは手の甲に痛みが放散するため、テニス肘、腱炎、手根管症候群による痛みとして誤診される可能性があります。これらの症状は矯正装具を着用することにより軽減することがありますが、矯正装具を着用しただけではトリガーポイントが不活性化するわけではありません。なお、テニス肘に関しては、33章を参照してください。

手根管症候群

　手根管症候群は、胸郭出口症候群と同時に起こる可能性があります（33章を参照）。また、手根管症候群の症状は、トリガーポイントによっても類似した症状を生じることがあり、さらには胸郭出口症候群とも類似した症状を生じることから、これらを混同しないように気をつけてください。

　手根管は、手首直下の手のひら側に位置する横手根靭帯と8個の手根骨で構成されています。手根管を通過する腱のうちの1つが腫れたり、変性したりして、手根管が狭くなると、正中神経の圧迫ならびに絞扼を起こす可能性があります。正中神経の絞扼により、手や指がヒリヒリしたり、しびれたり、チクチクしたり、筋力の低下や筋損傷が生じます。手根管症候群は、振動する道具を使用したり、手首の骨折・捻挫などの腫脹を起こす怪我を経験したことがある者に生じやすいと考えられています。手根管が通常より狭くなっている人は、より障害が生じるリスクが高いとされています。また、手根管症候群は、下垂体機能亢進、甲状腺機能低下、関節リウマチ、妊娠時あるいは更年期のホルモンバランスの変化も原因の1つとされており、これらの全身的要因についても考慮する必要があります。

　実際、手根管症候群と診断された場合でも、トリガーポイントが原因である可能性もあるので、斜角筋（42章）、小胸筋（43章）、上腕二頭筋（46章）、上腕筋（52章）、烏口腕筋（45章）、手関節伸筋群／腕橈骨筋／指関節伸筋群（48章）、手関節屈筋群（51章）の円回内筋、長掌筋（50章）、母指内転筋／母指対立筋（53章）を確認してください。なお、手術を考えているのであれば、必ず一度はトリガーポイントのセルフケアをしてください。さらに、治療を確実に行うために、トリガーポイントの知識のある施術者の治療を受けることをお薦めします。また、手術後に痛みやしびれが残っている場合は、トリガーポイントからの関連痛が原因である可能性があります。

　私は、神経伝導検査で手根管症候群が陽性反応を示した患者に、前腕にあるトリガーポイントを治療したところ、症状は消失し、その後再発することはありませんでした。

小胸筋の緊張

トリガーポイントあるいは他の原因で慢性的に小胸筋（43章）が緊張すると、小胸筋腱により腋窩動脈や腕神経叢が絞扼されることがあります。腕神経叢の絞扼は、薬指、小指、手の甲、前腕外側、親指・人差し指・中指の手のひら側にしびれや不快感が生じ、この症状は手根管症候群と誤診される可能性があります。しかし、手根管には問題がないため、手根管症候群の手術を受けても、症状が改善することはありません。このトリガーポイントと関連のある小胸筋、上腕二頭筋（46章）、烏口腕筋（45章）、僧帽筋（8章）を確認してください。

解決策

■ 指をよく使う人のためのストレッチ
①身体の前で手のひらを下に向け、指を広げてください（写真A1）。
②同時にゆっくりと手のひらを内側に返し（写真A2）、小指から順に曲げ、指を握りこんでいきます（写真A3）。最後に手首を掌屈します（写真A4）。

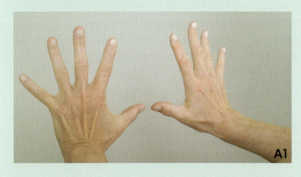
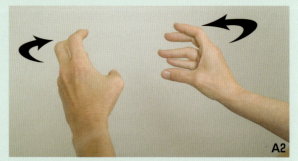
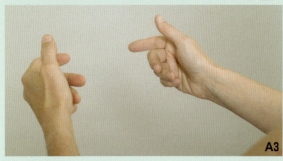
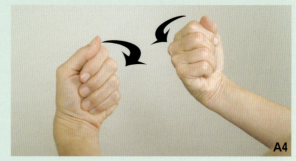

■ 指をパタパタと揺らす運動
腕を身体の横側に伸ばし、手を左右に揺らします（写真B）。なお、手首と指の力を抜くことで、前腕の揺れによる効果がより得られます。

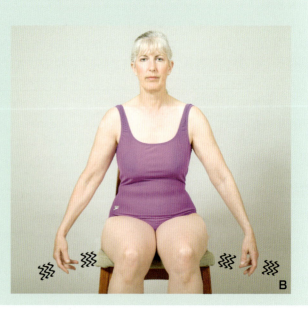

なお、47～54章には、前腕、手首、手の痛みに関する、様々な解決策を記載してあります。

48 手関節伸筋群／腕橈骨筋／指関節伸筋群

長橈側手根伸筋、短橈側手根伸筋、尺側手根伸筋、指伸筋、示指伸筋、小指伸筋

手関節伸筋群は、肘周囲の上腕骨と腱を介して、手関節中手骨に付着しています。手関節を伸展したり、指で物をつかむときに手関節を固定する作用があります。

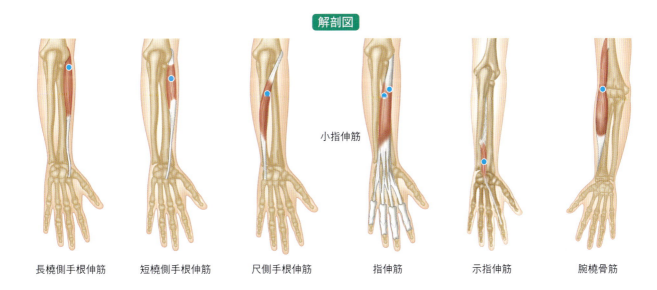

解剖図

長橈側手根伸筋　　短橈側手根伸筋　　尺側手根伸筋　　指伸筋　　示指伸筋　　腕橈骨筋

小指伸筋

手関節伸筋群は、解剖学的にとても複雑な配置をしています。指伸筋と小指伸筋の一方は上腕骨に付着し、もう一方は腱となって指の骨に付着しています。示指伸筋は尺骨と腱を介して人差し指に付着しています。指伸筋は手関節で手を動かし、同時あるいは別々に指を動かす作用があります。腕橈骨筋は上腕骨と橈骨に付着し、肘関節を屈曲させる作用があります。

通常、トリガーポイントは、これらの筋肉に複数形成されます。しかし、各筋肉のセルフケアは同じテクニックを用いることができるので、本章でまとめて解説します。

一般的な症状

- 各筋肉の関連痛パターンは、下図を参照。関連痛は単独で起こることよりも、複合的に起こることが多いため、1つの筋肉が原因ではなく、複数の筋肉が関与していると考えられる。
- 握手をしたり、ドアノブを回したり、ドライバーを使用するなど、何回も同じ動きをしたときに痛みが悪化する。
- 痛みにより、夜間に目を覚ますことがある。
- 手指伸筋群に存在するトリガーポイントは、指のこわばり、前腕・手・指の後面と肘の痛み、指関節で関節炎と類似した痛みを引き起こすことがある。手関節伸筋群と腕橈骨筋では、初期には痛みが肘の外側に出現し、それから手関節や手に広がっていく。
- 握力の低下は、突然物を落としたり、飲み物を注いだり、飲んだりするときにこぼすことで症状に気づく。そして、大きな物を運ぶときには、深刻な問題として実感する。
- 反復運動を行うと、手の協調運動は消失し、強い疲労を感じる。
- 橈骨神経が絞扼されると、前腕伸筋群の萎縮あるいは手の甲にしびれやうずくような痛みを生じる。

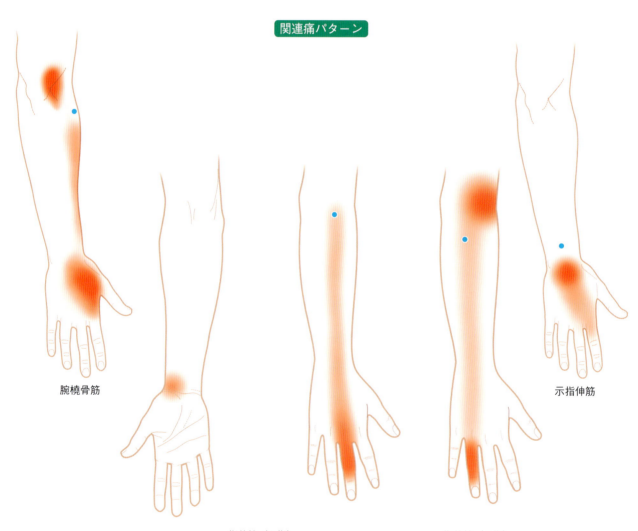

関連痛パターン

腕橈骨筋　　　指伸筋（3指）　　　指伸筋（4指）　　　示指伸筋

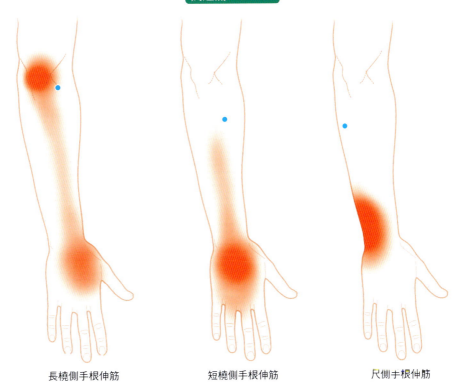

関連痛パターン

長橈側手根伸筋　　　短橈側手根伸筋　　　尺側手根伸筋

トリガーポイントの原因・持続因子および解決策

原因・持続因子1

■ **力強く繰り返し物を握る動作を行う（大きな物ほど深刻な問題となる）**
　文字を書く、雑草を引き抜く、車のワックスをかける、握手をする、道具を使う、アイロンをかける、フリスビーを投げる、カヤックを漕ぐ、フロントガラスの霜を削る、マッサージをする、パソコン（特にマウス）を使用する、バイオリンやギターを演奏する、計算機を使用するなど。

■ **腕や肘に外傷を負った経験がある**
　腕の骨折や外傷、肩や肘関節の手術または外傷などは、尺側手根伸筋のトリガーポイントを活性化させる可能性があります。

■ **指の反復運動を行う**
　ピアノを弾く、大工仕事や機械修理をする、ビー玉や輪ゴムで遊ぶなどは、指伸筋群のトリガーポイントを活性化させる可能性があります。

解決策

■ トリガーポイントが不活性化するまでは、長時間前腕を曲げたり、繰り返し物を握る動作を避けてください。

■ パソコンのマウスを両手で使えるように練習するなど、腕にかかる負担を減らす工夫をしましょう。また、人間工学に基づいて設計されたキーボードを購入しましょう。

■ 寝るときに顎の下に握りこぶしを置く癖がある人は、**写真A**のように巻いたタオルを枕の横に置き、タオルと枕の間に手を入れ、その癖を予防しましょう。その際、タオルは伸縮包帯で巻いて固定しましょう。なお、タオルはトリガーポイントが取り除かれるまで使用し、長期間使用することを避けましょう。

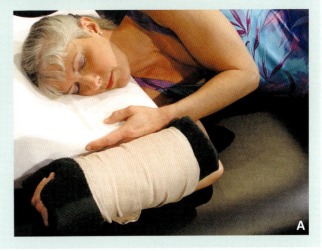

A

原因・持続因子2

■ 他の筋肉にトリガーポイントが存在する

　斜角筋（42章）のトリガーポイントからの関連痛は、橈側手根伸筋、尺側手根伸筋、指伸筋にトリガーポイントを形成させる可能性があります。また、棘上筋（34章）のトリガーポイントからの関連痛は、橈側手根伸筋にトリガーポイントを形成させ、上後鋸筋（36章）のトリガーポイントからの関連痛は、尺側手根伸筋のトリガーポイントを活性化させる可能性があります。回外筋（49章）と腕橈骨筋のトリガーポイントは、同時に形成されることが多いでしょう。

解決策

■ 上記の筋肉にトリガーポイントが存在するかを確認してください。

セルフケアテクニック

圧迫方法

■ 手指の伸筋群の圧迫方法

① 太ももの上に前腕を置きます（胸が大きい人は机の上に腕を置きましょう）。反対側の肘を使って、前腕外側と後面の筋肉に圧をかけます（写真B1）。

② 親指で腕橈骨筋を押します。腕橈骨筋の下には、長橈側手根伸筋があるため、この筋肉も同時に治療することができます。

③ 前腕の筋肉に圧がかかりすぎないように、前腕を太ももの上にのせます。圧痛点にゴルフボールをあて、手のひらでゴルフボールを押して圧迫します（写真B2）。また、肘を使用して深層筋群にあるトリガーポイントを圧迫してもよいでしょう。

④ 手のひらを上にした状態で床に前腕を置き、床と前腕の間にゴルフボールを入れて圧迫します。圧迫するのに力が必要なときは、反対側の手を使って圧迫しましょう（写真B3）。その際は、腰を痛めないように注意してください。

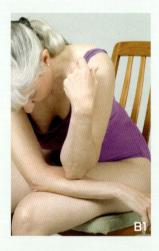 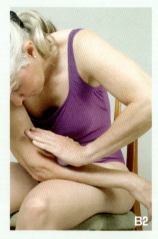 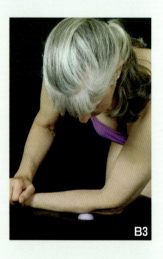

B1　B2　B3

ストレッチ・運動

■ 指をよく使う人のためのストレッチ

ストレッチの方法に関しては、47章を参照してください。

■ 指をパタパタと揺らす運動

運動の方法に関しては、47章を参照してください。

■ 指伸筋群のストレッチ
① 胸の前で、手のひらを上にした状態で肘を約 90° に曲げます。
② 反対側の手を使って、手のひらを手首につけるイメージで手関節を徐々に上方へ曲げ、指伸筋群を伸ばします（写真 C）。

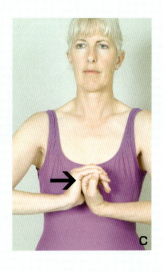

他に確認すべき筋肉

上腕三頭筋（41 章）、上腕二頭筋（46 章）、回外筋（49 章）、上腕筋（52 章）、斜角筋（42 章）、上後鋸筋（36 章）、棘上筋（34 章）

> **鑑別診断**
> セルフケアを行っても症状が改善しない場合は、上腕骨外側上顆炎、C5 から C8 の神経根症、手根管症候群、ドケルバン病、関節炎である可能性があります。これらの可能性を除外するために、医療機関を受診する必要があります。また、手掌手根骨の亜脱臼あるいは下橈尺関節機能不全を確認するために専門医の診察を受ける必要があります。

49 回外筋
かいがいきん

　回外筋は、前腕で尺骨と橈骨の両方に付着しています。橈骨周囲を覆っているため、前腕を回外させる作用があります。また、肘関節を屈曲する補助的な作用もあります。

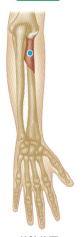

前腕後面

　多くの施術者は、回外筋のトリガーポイントが痛みの原因となることを知らないため、回外筋からの関連痛は、テニス肘による痛みとして誤診される可能性があります。また、この筋肉が障害されているときは、手指の伸筋群も関与している可能性があります。手術を行う前に、セルフケアを試してください。

一般的な症状

- 痛みが増悪する動作をやめても、肘の外側、親指の水かき部分、前腕後面に、うずくような痛みが放散する。
- 肘の外側をたたくと痛みが生じる。
- 回外筋のトリガーポイントが橈骨神経を絞扼すると、手を開く筋力が低下して手首と前腕の後面に不快な感覚が生じる。

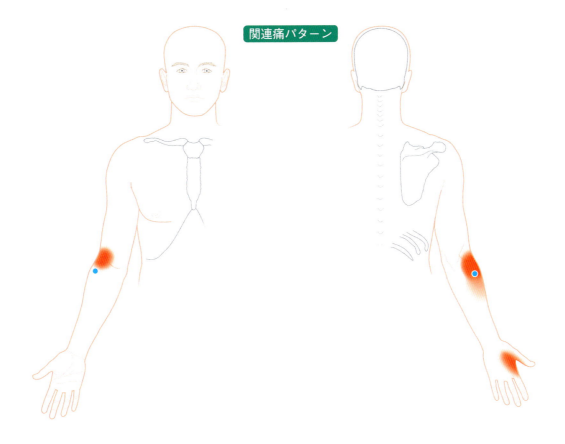

関連痛パターン

トリガーポイントの原因・持続因子および解決策

原因・持続因子

■腕を真っ直ぐに保つ動作を繰り返し行う
　テニスのストローク、犬をリードにつないで散歩をする、腕を伸ばしたまま重いバッグを運ぶ、机の上にバッグを持ち上げるなど。

■握る動作を繰り返し行う
　タオルを絞る、開きにくいドアノブを回す、固くしまった瓶のふたをねじって開ける、握手をする、壁を洗う、落ち葉を掃く、車のワックスをかける、マッサージをする、アイロンをかけるなど。

■突然回外筋に負荷がかかった

解決策

■テニスをするときは、肘を少し曲げ、ラケットの上部を少し上げた状態で保ちましょう。また、軽いラケットを使用したり、握る部分を細くすることも有効的な対処方法です。筋肉を休めるために、毎日プレーするのはやめましょう。

■犬を散歩させる場合は、リードをこまめに持ちかえたり、犬に引っ張られないように頭部に装着するホルダー（ジェントルリーダー）を使用しましょう。

■バッグは肩ひもを片側にかけるよりも、斜めがけ（体幹の対角線上）にするほうが、痛みが少なくなります。このため、斜めがけができるバッグを購入しましょう。

■バッグを持ち上げるときは、片手ではなく、両手で持ち上げてください。

■物を運ぶときは、手のひらを上にして運ぶようにしましょう。

■握手をするときは、手を左右交互にかえたり、手のひらを上にして握手をしましょう。

■落ち葉を掃くのは控えましょう。

■回外筋を使うような動作をするときは、肘の部分が開いたサポーターを着用しましょう。ただし、サポーターは筋肉の血液循環を悪くするため、着用は短時間にしてください。

セルフケアテクニック

　上腕三頭筋（41章）と腕橈骨筋／指関節伸筋群（48章）のトリガーポイントは同時に発見されることが多いため、これらの筋肉は必ず確認してください。また、上腕筋（52章）、上腕二頭筋（46章）、長掌筋（50章）も関与している可能性があります。

圧迫方法

■ 回外筋の圧迫方法
①太ももの上に前腕を置きます（胸が大きい人は机の上に腕を置きましょう）。反対側の肘を使って、前腕下1/3の部位、特に肘窩横紋周囲や前腕の正中から外側を圧迫します（写真A）。
②体幹の前に前腕を置き、前腕の筋肉に力がかかりすぎないように肘を動かしながら圧痛点をゴルフボールで圧迫しましょう。前腕にゴルフボールを使用する方法は、48章を参照してください。

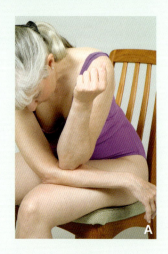

他に確認すべき筋肉

　上腕三頭筋（41章）、手関節伸筋群／腕橈骨筋／指関節伸筋群（48章）、上腕筋（52章）、上腕二頭筋（46章）、長掌筋（50章）

> **鑑別診断**
> 　セルフケアを行っても症状が改善しない場合は、上腕骨外側上顆炎、後骨間神経の絞扼、C5神経根症、C6神経根症、ドケルバン病（狭窄性腱鞘炎）、関節炎である可能性があります。これらの可能性を除外するために、医療機関を受診する必要があります。また、下橈尺関節の関節機能障害である可能性がある場合は、専門医の診察を受ける必要があります。

50 長掌筋
ちょうしょうきん

　長掌筋は、欠損していたり、前腕に沿って様々な形で付着している人がいます。長掌筋が存在する場合は、通常、肘周囲の上腕骨から手掌腱膜と呼ばれる結合組織に向かって走行しています。主に指を合わせる動き（例：手をカップ状にする）や手関節屈曲の補助的な作用があります。

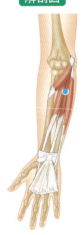

　長掌筋のトリガーポイントに関連して現れた圧痛、手関節や手の痛みは、手根管症候群による痛みとして誤診される可能性があります。しかし、長掌筋は様々な部位に付着しているため、横手根靭帯より下に痛みが広がっている場合は、手根管症候群が原因である可能性があります。なお、長掌筋に存在するトリガーポイントは腱の緊張を増加させ、手根管症候群を悪化させます。そのため、手根管症候群が存在している場合は、セルフケアを行うことで部分的に症状が改善することがあります。手根管症候群に関しては、47章を参照してください。

　長掌筋のトリガーポイントとその緊張を治療しないと、最終的には手のひらの皮下組織にも影響が及び、結節や線維帯が形成され、さらにはデュピュイトラン＊拘縮の痛みの因子となる可能性があります。通常、デュピュイトラン拘縮は、男性、アルコール依存症、糖尿病、てんかんがある人に起こりやすく、主に40代で発症する傾向があります。セルフケアは結節の形成やデュピュイトラン拘縮の進行を抑えるのに役立つ可能性があります。また、鍼治療も有効で、特に結節表面に梅花鍼を行ったり、長掌筋や他の手関節、さらには指の屈筋群に対して刺鍼することが効果的です。

　近年の外科的手術のガイドラインでは、指を開くことができれば、手術は行う必要はありません。指を開くことができないほどに進行し、なおかつセルフケアやトリガーポイントへの刺鍼で十分な改善が認められない場合は、手術を選択することも考える必要があります。

＊訳者注　手のひらの腱膜が肥厚し、皮下組織に硬結ができ、指を曲げたり、伸ばしたりすることが困難になる。

一般的な症状

- 表在性で、針でチクチクされるような痛みが、手のひらと前腕前面に広がる。
- 手のひらに圧痛があるため、道具を使用することが難しい。
- 長掌筋は様々な形状があり、付着している部分も異なるため、前腕後面の痛み、絞扼性神経障害、前腕の感覚消失などが生じることもある。
- デュピュイトラン拘縮が進行した症例では、手のひらが拘縮し、手を広げることができない。

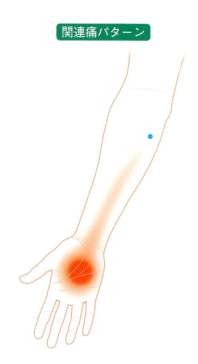

関連痛パターン

トリガーポイントの原因・持続因子および解決策

原因・持続因子1

■ 上腕三頭筋にトリガーポイントが存在する

肘から上腕三頭筋（41章）の中央先端の痛みは、長掌筋のトリガーポイントを活性化させる可能性があります。

解決策

■ 上腕三頭筋のトリガーポイントを確認し、最初にその部位を治療してください。

原因・持続因子2

■ 手のひらに外傷があったり、刺激を受けた

転んで手をついたりなどしてできた外傷がある、不適切な道具を握って手のひらに圧がかかる、手のひらに圧がかかるグリップを使用するなど。

解決策

■ 手のひらにあたる道具やスポーツ用品を使用しないでください。

セルフケアテクニック

圧迫方法

■長掌筋の圧迫方法
①膝の上に前腕を置きます（胸が大きい人は机の上に腕を置きましょう）。ゴルフボールや圧迫器具を使って、圧痛点を圧迫します（**写真A**）。
②肘を使って、前腕前面、特に肘窩横紋周囲の筋肉を圧迫します。肘の使い方に関しては、51章を参照してください。

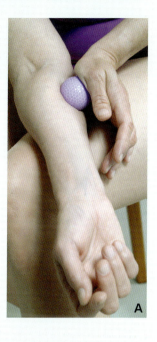

ストレッチ

■前腕前面のストレッチ
ストレッチの方法に関しては、51章を参照してください。

他に確認すべき筋肉

手関節と指関節の屈筋群（51章）

51 手関節屈筋群／指関節屈筋群

橈側手根屈筋、尺側手根屈筋、浅指屈筋、深指屈筋、長母指屈筋、円回内筋

　手関節と指関節の屈筋群は、上腕骨、橈骨、尺骨に付着しています。円回内筋は橈骨中央に付着し、尺側手根屈筋は腱となって手関節の豆状骨に付着しています。それ以外の筋肉は腱となり、親指と他の指の骨に付着しています。

　手関節の屈筋群には、手関節を屈曲する作用があります。また、指関節の屈筋群には、手関節の屈曲を補助し、指を動かす作用があります。

解剖図

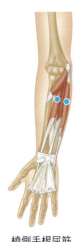

橈側手根屈筋、
尺側手根屈筋

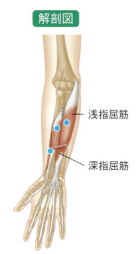

浅指屈筋
深指屈筋

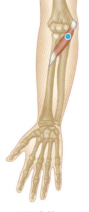

円回内筋

一般的な症状

- 痛みは、前腕前面、手関節前面、手のひら、指に放散する。指の末端に放散する痛みは、「雷に伴う稲光のような放電」と表現される。最も頻度の高い関連痛パターンは、次頁の図を参照。
- 指のこわばりや痛みを伴う筋痙攣が生じる。特に、はさみを使ったり、片手で剪定ばさみを使ったり、髪の毛にヘアピンを留めることが難しくなる。また、口をゆすぐ際、水をすくうために手をカップ状にすることができない。
- 症状は、ストレス、冷たい風、大きな音などで悪化する。
- 指を握った状態のままになる「トリガーフィンガー」は、手のひらと指の間の横紋付近に存在する腱の狭窄によって生じる。
- 尺骨神経が絞扼されると、不快な感覚、灼熱痛、しびれ、薬指と小指の感覚消失を生じることがあり、動作がぎこちなくなったり、握力低下が認められる。

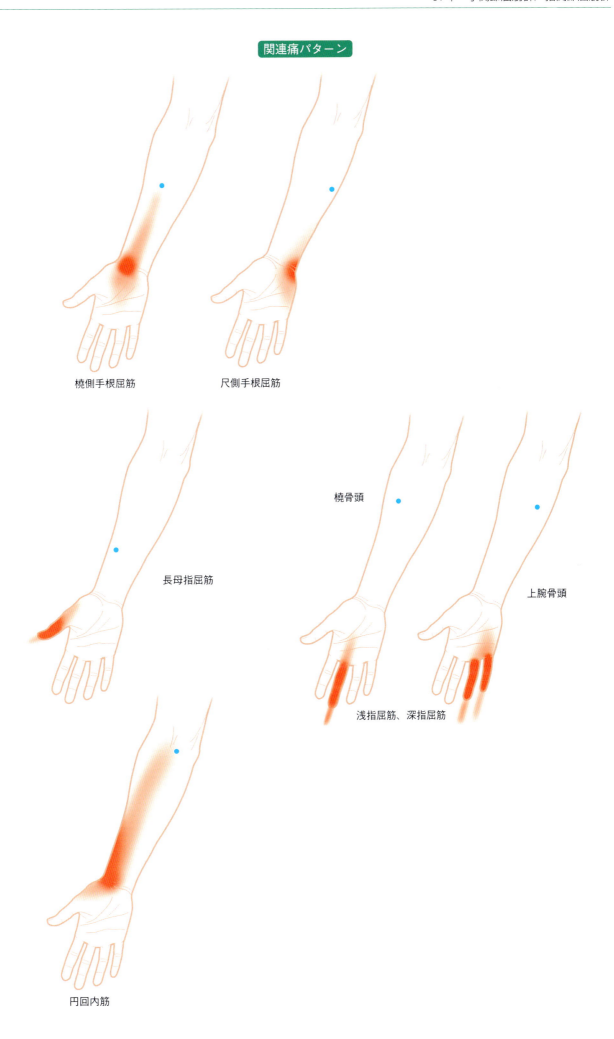

トリガーポイントの原因・持続因子および解決策

原因・持続因子1

■**手を強く握りしめる**
　小さな取っ手がついた道具、ラケット、ボートのオール、カヤックのパドル、車のハンドル、スキーのストックを握る、片手で切符やレシートに繰り返し穴を開けるなど。

■**庭の雑草を引き抜く**
　長母指屈筋にトリガーポイントが形成される可能性があります。

■**手首あるいは肘を骨折している**
　円回内筋にトリガーポイントが形成される可能性があります。

解決策

- よく指をストレッチしましょう。
- 座っているときは、手と前腕を支えましょう。
- 小さな取っ手がついた道具を使用するときは、定期的に休憩をとり、ストレッチを行ってください。可能であれば、使用する手を交互にかえましょう。手のひらに圧が繰り返しかかるようなことは避けましょう。
- テニスラケットは下に傾けるのではなく、上部を少し上げた状態で握りましょう。
- ボートを漕ぐときは、オールを後ろに伸ばす際に、指を真っ直ぐにしましょう。
- カヤックを漕ぐときは、パドルの先を水平に戻すことで痛みが軽減することがあります。
- 車を運転したり、スキーをするときは、リラックスして、ハンドルやストックを正しく握りましょう。
- 片手で穴開け器を使用するときは、使用する手を交互にかえましょう。可能であれば、定期的に別の人と交代しましょう。

原因・持続因子2

■**他の筋肉にトリガーポイントが存在する**
　斜角筋（42章）、小胸筋（43章）、大胸筋／鎖骨下筋（23章）、前鋸筋（26章）、棘上筋（34章）、棘下筋（35章）、広背筋（38章）、上後鋸筋（36章）、上腕三角筋（41章）、手関節伸筋群／腕橈骨筋（48章）、長掌筋（50章）、母指内転筋／母指対立筋（53章）に存在するトリガーポイントは、手関節と指関節の屈筋群にトリガーポイントを形成する可能性があります。

解決策

- 上記の筋肉にトリガーポイントが存在するかを確認してください。

原因・持続因子3

■**手のひらに圧が繰り返しかかった**
　トリガーポイントが形成される指は不明ですが、手のひらに圧が繰り返しかかることによって生じる可能性があります。

解決策

- 手のひらの指関節（MP関節）にある圧痛点に鍼治療を行ったり、圧迫することで症状が軽減する可能性があります。

セルフケアテクニック

　前腕前面に存在するトリガーポイントは、前腕後面のトリガーポイントを活性化させる可能性があるため、前腕前面と後面の治療を行いましょう。前腕のセルフケアの方法に関しては、47章を参照してください。

圧迫方法

■手関節と指関節の屈筋群の圧迫方法
①手のひらを上にして、膝の上に前腕を置きます（胸が大きい人は机の上に腕を置きましょう）。反対側の肘を使って、前腕上2/3の部位を圧迫します（写真A）。
②前腕の筋肉に圧をかけすぎないように注意しながら、ゴルフボールでトリガーポイントを圧迫します。前腕にゴルフボールを使用する方法に関しては、50章を参照してください。

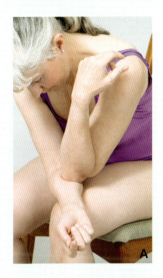

ストレッチ・運動

筋肉のストレッチは頻繁に行いましょう。

■指をよく使う人のためのストレッチ
ストレッチの方法に関しては、47章を参照してください。

■指をパタパタと揺らす運動
運動の方法に関しては、47章を参照してください。

■手骨間筋のストレッチ
ストレッチの方法に関しては、54章を参照してください。

■前腕前面のストレッチ
①手のひらが置ける高さの台を用意し、指を後ろに向けて手を台の上に置きます。腕を真っ直ぐに保ち、前腕前面がストレッチされるように手のひらに圧をかけます。
②写真Bのように、少し体を後ろに傾けると、全体の筋肉をストレッチすることができます。

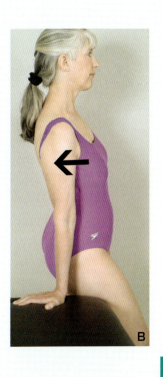

■ 指伸筋群のストレッチ
①ストレッチを行う側の肘を台にのせます。
②反対側の手のひらを使って、指、手のひら、前腕が伸びると感じるまで指を後ろに伸ばします（写真C）。

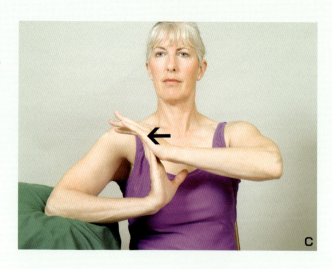

他に確認すべき筋肉

斜角筋（42章）、小胸筋（43章）、大胸筋／鎖骨下筋（23章）、前鋸筋（26章）、棘上筋（34章）、棘下筋（35章）、広背筋（38章）、上後鋸筋（36章）、上腕三頭筋（41章）、手関節伸筋群／腕橈骨筋（48章）、長掌筋（50章）、母指内転筋／母指対立筋（53章）

鑑別診断

セルフケアを行っても症状が改善しない場合は、上顆炎、尺骨神経障害、手首の関節炎、C5神経根症、C7神経根症、C8神経根症、T1神経根症、手根管症候群である可能性があります。これらの可能性を除外するために、医療機関を受診する必要があります。手根管症候群の診断には、正中神経の狭窄検査を行います。また、手関節と指関節の屈筋群のトリガーポイントからの関連痛は、胸郭出口症候群による痛みとして誤診される可能性があります。さらに、遠位手根骨あるいは背側手根骨の機能障害の可能性がある場合は、専門医の診察を受ける必要があります。

52 上腕筋

　上腕筋は、上腕骨の中央部と尺骨に付着しています。主な作用は肘関節の屈曲ですが、懸垂をするときは前腕を固定し、上腕を前腕のほうへもってくる作用があります。トリガーポイントは、突然の過剰な負荷や繰り返しの動作によって生じます。

解剖図

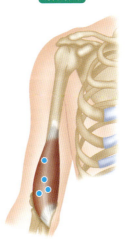

一般的な症状

- 親指の根元や親指の腹に関連痛や圧痛が認められる。また、痛みは肘窩横紋上に生じ、上腕前面に広がる。
- 上腕筋によって橈骨神経が絞扼されると、親指後面の感覚が消失したり、チクチクするような痛みやしびれが生じる。

関連痛パターン

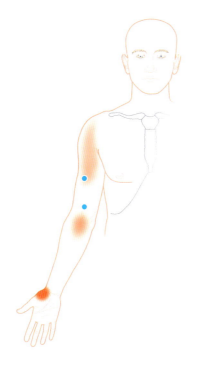
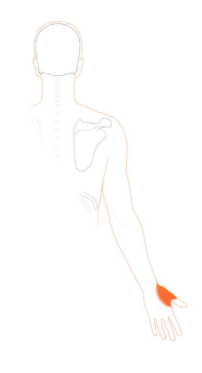

トリガーポイントの原因・持続因子および解決策

原因・持続因子1

■ **上腕の筋肉にストレスがかかる**
　重い物を持ち上げる、電動工具を持つ、ハンドバッグを持つ、ギターあるいはバイオリンを弾く、電話の受話器を耳と肩の間で挟む、アイロンをかけるなど。

■ **松葉杖を使用する**

解決策

- 重い物を運ぶのは避け、軽い物を運ぶようにしましょう。また、物を持つときは手のひらを上にして運びましょう。また、長距離、物を運ぶことは避けましょう。
- ハンドバッグの使用をやめ、斜めがけ（体幹の対角線上）ができるひものついたバッグを使用してください。
- 楽器を演奏するときは、定期的に腕を伸ばしてストレッチしましょう。
- 電話で話すときは、ヘッドホンあるいはスピーカーホンを使用するか、患側とは反対の手を使って受話器を耳にあてるようにしてください。
- 寝るときは、腕に身体がのらないように気をつけましょう。肘が体幹から離れるように心がけたり、体幹の隣に枕を置いて寝るようにしてください。

原因・持続因子2

■ **回外筋にトリガーポイントが存在する**
　回外筋（49章）のトリガーポイントは、上腕筋と上腕二頭筋（46章）にトリガーポイントを形成させる可能性があります。

解決策

- 回外筋のトリガーポイントを確認してください。

セルフケアテクニック

圧迫方法

■ **上腕筋の圧迫方法**
① 圧迫する側とは反対側の指で上腕をつまみ、上腕二頭筋（46章）を体幹方向へ動かします（写真A）。
② ①と同時にその下の筋肉を圧迫します。圧迫は、上腕の半分から肘窩横紋の範囲を行いましょう。

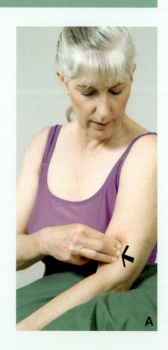
A

ストレッチ

■ 上腕筋のストレッチ
①手のひらを上にむけて、イスや長イスの肘かけの上に上腕を支えるように肘を置きます。
②反対側の手を使って手首の内側を下に押し、ストレッチをします（写真B）。

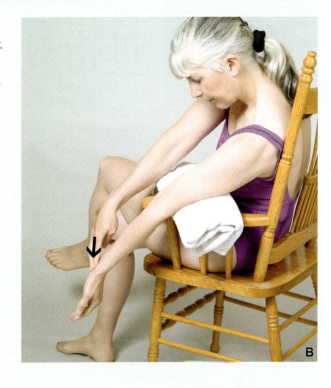

他に確認すべき筋肉

上腕二頭筋（46章）、腕橈骨筋（48章）、回外筋（49章）、母指内転筋／母指対立筋（53章）

鑑別診断

　上腕筋のトリガーポイントによる症状は、C5神経根症、C6神経根症、上腕二頭筋腱炎、棘上筋腱炎、手根管症候群の症状と類似しています。セルフケアを行っても症状が改善しない場合は、これらの疾患の可能性を除外するために、医療機関などでMRI検査を受ける必要があります。

53 母指内転筋／母指対立筋

　母指内転筋は、人差し指・中指・親指の中手骨を中心にクモの巣状に広がって付着しています。母指対立筋は、手首の大菱形骨と屈筋支帯（手根骨を覆う結合組織）に付着しています。
　母指内転筋は、人差し指のほうに親指を動かす作用があり、母指対立筋は指でつまむときのように指を交差する向きに親指を動かす作用があります。

解剖図

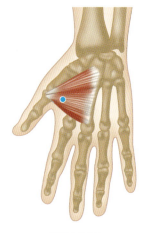

母指内転筋

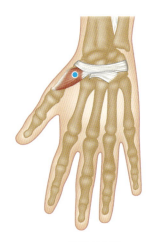

母指対立筋

一般的な症状

- うずくような痛みが母指球や手首のあたりに放散するため、この関連痛は関節の疾患として誤診されたり、関節炎と自己診断してしまうことがある。
- 縫い物をしたり、シャツのボタンをとめたり、文字を書いたり、物をしっかりとつかむような、親指で握る細かい作業ができないなどの運動障害が認められる。
- 親指が引っかかってしまう「ばね指」は、母指球、親指と人差し指の間の水かき部分、母指球の下にある前腕屈筋腱あるいはその周囲に圧痛点を生じることがある。

関連痛パターン

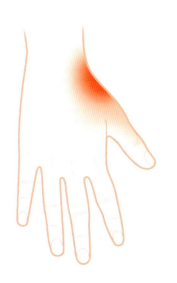
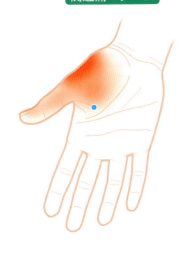
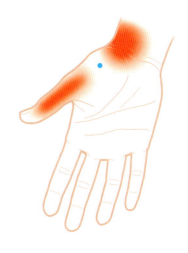

トリガーポイントの原因・持続因子および解決策

原因・持続因子

- 指を使って物を握る動作を行う
  庭の草とりをする（特に雑草を引き抜くことが難しい）、小さな絵筆を使って絵を描く、縫い物をする、文字を書く、編み物をする、マッサージをするなど。
- 骨折後に痛みがある

解決策

- 雑草を引き抜く場合は、初めに鍬で土をほぐし、短時間で雑草を引き抜くようにしましょう。その際、手は交互に使うようにしましょう。
- 縫い物や編み物をしたり、文字を書いたり、絵を描いたりするときには、定期的に休憩をとりましょう。

セルフケアテクニック

斜角筋（42章）、上腕筋（52章）、回外筋（49章）、手関節伸筋群（48章）の長橈側手根伸筋、腕橈骨筋（48章）のトリガーポイントは、手のひらに関連痛を起こす可能性があるので、必ず確認してください。トリガーポイントが確認された場合は、親指の筋肉よりも、これらの筋肉を先に治療しましょう。なお、トリガーポイントは、親指と人差し指の間の骨間筋（54章）にも同時に見つかる可能性があります。

圧迫方法

■母指対立筋の圧迫方法

①両側の親指が障害されていない場合は、健側の親指で母指球全体とその周囲を圧迫してください（写真A）。

②両側の親指が障害されている場合は、先端に消しゴムがついている鉛筆を用意し、消しゴムで圧を加えてください。なお、消しゴムが大きすぎないかを必ず確認しましょう。また、トリガーポイントに集中的に圧をかけることは、あまりよくありません。マッサージ用品店では、手のひらを簡単に圧迫できる道具が販売されています。詳細に関しては、http://www.pressure-positive.com を参照してください。

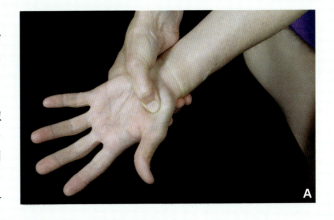
A

ストレッチ・運動

■ 指をよく使う人のためのストレッチ
　ストレッチの方法に関しては、47章を参照してください。

■ 指をパタパタと揺らす運動
　運動の方法に関しては、47章を参照してください。

■ 手骨間筋のストレッチ
　ストレッチの方法に関しては、54章を参照してください。

■ 母指内転筋のストレッチ
　左右の人差し指と人差し指、親指と親指をあわせ、手のひらを下にして台の上に置きます（写真B）。このストレッチは、入浴中に行ってもよいでしょう。

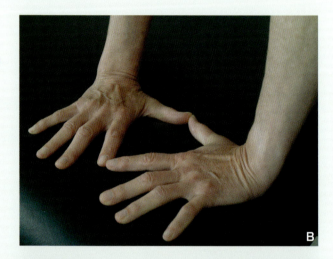

■ 母指対立筋のストレッチ
　手のひらを上に向け、反対側の手でストレッチを行う筋肉を伸ばすように、親指を下向きにゆっくりと引いていきます（写真C）。

■ 前腕前面のストレッチ
　ストレッチの方法に関しては、51章を参照してください。

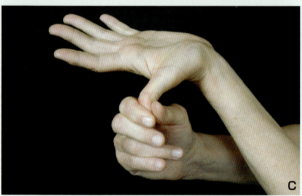

他に確認すべき筋肉

　斜角筋（42章）、上腕筋（52章）、回外筋（49章）、手関節伸筋群（48章）の長橈側手根伸筋、腕橈骨筋（48章）、手の骨間筋（54章）

鑑別診断

　セルフケアを行っても症状が改善しない場合は、手根管症候群、ドケルバン病（狭窄性腱鞘炎）、変形性脊椎症（OA）である可能性があります。これらの可能性を除外するために、医療機関を受診してください。

　長母指屈筋に原因がある場合は、前骨間神経の絞扼性神経障害を生じることがあります（全ての人に起こるわけではありません）。また、中手骨あるいは手根骨、特に親指の手根中手関節のずれを確認するために、専門医の診察を受ける必要があります。

54 手の骨間筋／小指外転筋

　手の骨間筋は手根骨間に付着し、小指外転筋は薬指の外側に付着しています。これらの筋肉には、指を左右に動かす作用があります。

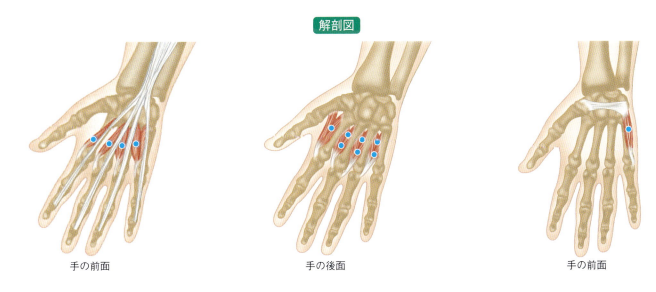

解剖図

手の前面　　　　　手の後面　　　　　手の前面

　この筋肉が障害されると、関節周囲が痛むので、誤って関節炎と自己診断してしまうことがあります。また、関節炎である場合も、骨間筋のトリガーポイントを不活性化させたり、トリガーポイントの持続因子を取り除けば、変形性関節炎の進行を遅らせたり、防ぐことができます。

　手の骨間筋のトリガーポイントは指先に近い関節にあり、初期には圧痛と硬い隆起（ヘバーデン結節）の形成が認められることがあります。ヘバーデン結節は、女性に多く生じ、閉経後3年以内によくみられます。トリガーポイントが不活性化すると、圧痛は直ちになくなり、時間とともに結節も消失するでしょう。

一般的な症状

- 痛みは、手の甲、手のひら、指に放散する。痛みは、通常、片側の関節で悪化し、指の先端まで生じる。
- 指のこわばりのため、ボタンをかけたり、文字を書いたり、物を握るような細かい動作ができないことがある。また、指を絡めたり、人差し指をたてる（指で数字の「1」をつくる）ことが難しい。
- 骨間筋の緊張は、指神経を絞扼し、片側の指の表面にしびれを起こす。

関連痛パターン

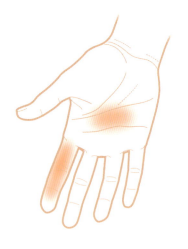

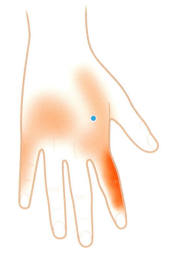

第1背側骨間筋

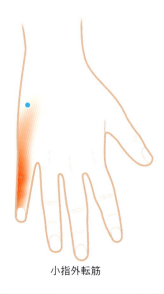

小指外転筋

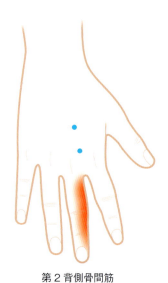

第2背側骨間筋

注意：これらの関連痛パターンはあくまでも典型例です。なお、各筋肉のトリガーポイントは、対応する指に関連痛を引き起こします。

トリガーポイントの原因・持続因子および解決策

原因・持続因子

■ 指で挟んだり、握ったりする動作を繰り返し行う

　小さな工具・絵筆・縫い針を使用する、雑草を引き抜く、ゴルフクラブをしっかりと握る、マッサージをするなど。

解決策

■ 物を強く握らないようにし、定期的に休憩をとりましょう。なお、作業を行うときは、活動する時間を決めましょう。

セルフケアテクニック

母指内転筋／母指対立筋（53章）、手関節と指関節の屈筋群（51章）、手関節伸筋群／指関節伸筋群（48章）、広背筋（38章）、大胸筋（23章）、小胸筋（43章）、斜角筋（42章）、上腕三頭筋（41章）のトリガーポイントも確認してください。

圧迫方法

■手骨間筋の圧迫方法
①先端に消しゴムがついている鉛筆を用意してください。手の甲の手根骨の間（写真A1）と手のひらの手根骨の間（写真A2）を、消しゴムで圧迫します。また、消しゴムを前後に動かしてみましょう。
②手の小指側を治療するには、親指と人差し指でその筋肉をつまんで圧迫します（写真A3）。

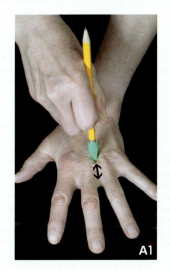
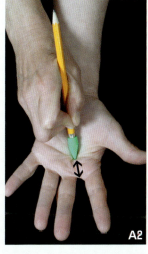
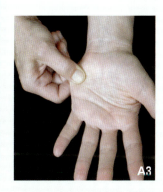

ストレッチ・運動

■手骨間筋のストレッチ
①胸の前で左右の手のひらをあわせます。
②互いの指が上を向くように指と指の間を離していき、手のひらに圧をかけます（写真B）。

■指をよく使う人のためのストレッチ
　ストレッチの方法に関しては、47章を参照してください。

■指をパタパタと揺らす運動
　運動の方法に関しては、47章を参照してください。

■前腕前面のストレッチ
　ストレッチの方法に関しては、51章を参照してください。

■母指内転筋のストレッチ
　ストレッチの方法に関しては、母指内転筋／母指対立筋（53章）を参照してください。

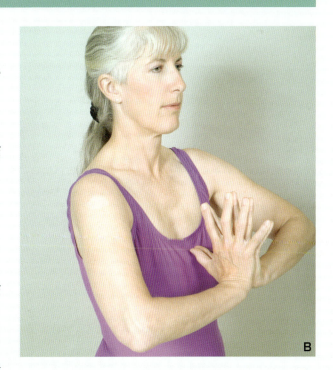

他に確認すべき筋肉

母指内転筋／母指対立筋（53章）、手関節屈筋群／指関節屈筋群（51章）、手関節伸筋群／腕橈骨筋／指関節伸筋群（48章）、広背筋（38章）、大胸筋（23章）、小胸筋（43章）、斜角筋（42章）、上腕三頭筋（41章）

鑑別診断

これらの筋肉のトリガーポイントからの関連痛は、C6神経根症、C8神経根症、T1神経根症、尺骨神経障害、胸郭出口症候群による痛みとして誤診される可能性があります。特に、指の痛みとしびれは、斜角筋（42章）あるいは小胸筋（43章）によって腕神経叢が絞扼されることで生じている可能性があります。また、手根骨のずれを確認するために専門医の診察を受ける必要があります。

55 下肢、膝、足の痛み

　足底筋膜炎、外反母趾、腱膜瘤、シンスプリント（正式名は骨膜炎）、コンパートメント症候群は、トリガーポイントが関与している可能性があるため、セルフケアテクニックが有効である可能性があります。

足底筋膜炎

　名称の末尾に「炎」とついていますが、足底筋膜炎は足底筋膜の炎症ではなく、踵骨（踵の大きな骨）に付着する足底筋膜が緊張し、過剰な負荷がかかることによって生じる疾患です。この緊張は、腓腹筋（58章）、ヒラメ筋（59章）、足の浅層筋群（71章）の母趾外転筋・短趾屈筋・小趾外転筋が関与している可能性があります。また、足の深層筋群（72章）の足底方形筋も関与している可能性があります。

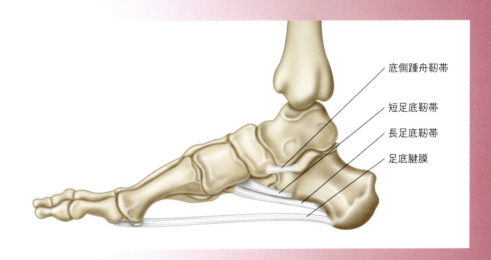

底側踵舟靭帯
短足底靭帯
長足底靭帯
足底腱膜

　この疾患に対しては、トリガーポイントを治療するだけでなく、足底板や深いヒールカップを使用することが有効だと考えられます。症状が軽減するまでは、ランニング、ジャンプ、場合によってはウォーキングを控える必要があります。さらに、体が重いと下肢と足にストレスがかかるため、減量する必要があります。

　なお、ステロイドを繰り返し注射することは、足底筋膜の断裂をきたす可能性があるので、最初に上記の治療を試みるべきでしょう。また、痛みが長く続き、足を引きずっている場合は、腰部や頸部の筋肉が影響している可能性があるため、すぐにセルフケアを行ってください。

外反母趾と腱膜瘤

　外反母趾は、足の親指に広がる痛みと変形を伴う疾患です。長母趾屈筋（61章）の緊張とトリガーポイントは外反母趾の原因となる可能性があり、骨は長母趾屈筋によってもたらされる力でさらに変形する可能性があるため、持続的なサイクルが形成されてしまいます。

　また、短母趾屈筋（72章）、母趾内転筋（72章）、母趾外転筋（71章）の筋力低下が生じると、さらに症状と変形が進行します。また、腱膜瘤あるいは滑液包の腫脹は、さらに痛みを増強させる可能性があります。

　これらの疾患を予防するには、幼少期や思春期の発育段階に、高いハイヒールを履かないことが重要となりま

す。若い女性において、第1趾側の角度の異常が10°前後であれば、20歳以降で腱膜瘤が生じる可能性は低いでしょう。なお、外反母趾の症状が進行し、手術が必要になった場合でも、トリガーポイントを取り除くことで、外反母趾の骨と関節のずれや腱膜瘤の進行が止まり、症状が回復することもあります。

シンスプリントと脛骨骨膜ストレス症候群

前部コンパートメント症候群は、下腿前面中央に慢性的な痛みを生じるシンスプリントと容易には鑑別できないため、前方シンスプリントと呼ばれることがあります。ただし、最近になって、シンスプリントは筋肉の付着部に沿った骨表面の刺激に起因しており、骨膜刺激が原因であることがわかってきました。下腿前面における骨膜刺激は、ランナーが足の裏全面からつま先に力を加える走り方に変えたり、競技場のトラックあるいは坂道（特に下り坂）でトレーニングをしたり、硬すぎたり軟らかすぎる靴で走ることなどで生じます。なお、連続する骨膜刺激に伴う痛みは、セルフケアによって取り除くことができるでしょう。

コンパートメント症候群

コンパートメントとは、線維組織である筋膜によって包まれる筋群のことをいいます。筋膜、骨、骨間膜で仕切られたコンパートメントには血管や神経が通っています。下腿は、下記の4つのコンパートメントで構成されています。

- ■ **浅後部コンパートメント**：ヒラメ筋（59章）、腓腹筋（58章）
- ■ **深後部コンパートメント**：長趾屈筋群（61章）の長趾屈筋・長母趾屈筋、膝窩筋（57章）、後脛骨筋（60章）
- ■ **前部コンパートメント**：前脛骨筋（69章）、長趾伸筋群（70章）の長母趾伸筋・長趾伸筋、腓骨筋群（64章）の第3腓骨筋
- ■ **外側コンパートメント**：腓骨筋群（64章）の長腓骨筋・短腓骨筋

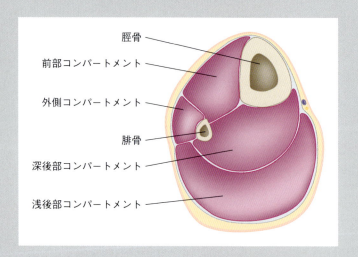

コンパートメント症候群は、筋肉内のコンパートメントが腫脹することで発症し、筋肉内の血液やリンパの循環に悪影響を与えるような内圧が増加することによって生じます。前部コンパートメント症候群は、筋力が低下した前方のコンパートメントを構成する筋群に負荷がかかることによって、ふくらはぎの筋肉が緊張し、こわばることが原因の1つと考えられます。

急性コンパートメント症候群は、下肢の粉砕骨折、外科的手術、包帯やギプスの強い固定、やけど、血腫、ヘビに咬まれた傷、薬物治療などによって発症します。

コンパートメント症候群の症状は徐々に現れます。特に運動によって悪化し、運動終了後、ある程度時間が経過しても痛みが持続します。この症候群の症状は、鈍痛、筋肉の緊張、痛み、感覚異常、コンパートメント内の筋肉全体の圧痛が認められます。この場合は、すぐに医療機関で診察を受けることが必要です。

コンパートメント症候群を治療しないまま放置すると、最終的には筋肉の瘢痕化、神経などの持続的な損傷を引き起こすことがあります。重症例では、下腿の切断さえも適応されます。なお、コンパートメント内の筋内圧を測定することで、確定診断されます。

また、コンパートメント内の圧をうまく取り除くことができたとしても、コンパートメント症候群が発症した場合には、トリガーポイントが形成されている可能性が高いため、必ず確認をしてください。

解決策

■矯正装具
下肢に起こる疾患は、足底板を使用すると、驚くほど改善されることがあります。詳細に関しては、2章「衣服」（p17）を参照してください。

■イス
座っているイスが太ももを圧迫していないか、あるいはふくらはぎに問題が生じていないかを必ず確認してください。詳細に関しては、2章「人間工学」（p14）を参照してください。

■スポーツ
運動前のストレッチやウォームアップ、運動後のストレッチを行っているかなどを必ず確認してください。

下肢の痛みに関する情報や症状に関しては、筆者の著書＊を参照してください。

なお、56〜72章には、下肢、膝、足の痛みに関する、様々な解決策を記載してあります。

＊『Trigger Point Therapy for Headaches & Migraines, Your Self-Treatment Workbook for Pain Relief』、Valerie DeLaune著、2008年

56 ハムストリングス

大腿二頭筋、半腱様筋、半膜様筋

ハムストリングスは、坐骨（坐骨結節）より起始し、脛骨と腓骨に付着しています。主な作用は、股関節の伸展と膝関節の屈曲で、ウォーキング、ランニング、ジャンプなど、前に脚を踏み出すときに必要不可欠な筋肉です。

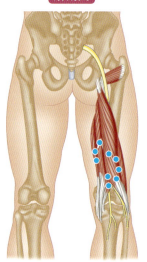

解剖図

背面図

　あなたの痛みが、次頁の関連痛パターンの図と同じだからといって、ハムストリングスのトリガーポイントが痛みの原因であると決めつけてはいけません。なぜなら、他の筋肉のトリガーポイントでも、ハムストリングス上に関連痛を生じることがあるからです。そのため、その痛みがハムストリングス以外の筋肉によるものかどうかを、後述の「他に確認すべき筋肉」について確認してください。

　ハムストリングスのトリガーポイントからの痛みは、脚の後面を下るように放散するため、坐骨神経痛と誤診されやすい傾向があります。ただし、下肢を下る痛みの約80％は、椎間板ヘルニアや脊髄の狭窄（脊髄が通過する椎孔や椎間孔の狭窄）などの神経の圧迫による関連痛ではなく、ハムストリングスあるいは小殿筋（62章）のトリガーポイントからの関連痛です。なお、神経の圧迫による坐骨神経痛とトリガーポイントからの関連痛は、類似した症状を生じます。

　また、椎弓切除後も痛みが残る場合は、ハムストリングスのトリガーポイントを確認しましょう。

一般的な症状

- 痛みは、太ももの後面から殿溝部、膝の裏側周囲、時にふくらはぎまで放散する。また、トリガーポイントを圧迫するような座り方をすると、痛みが増悪することがある。なお、歩行時の痛みは、足を引きずる原因となり、特に脚を組んだり、イスから立ち上がるときに痛みが生じる。
- 大腿二頭筋に生じる痛みは、睡眠を妨げることがある。
- 痛みが太ももの前面にあると、大腿四頭筋（65章）に原因があるように思われるが、実際にはハムストリングスに原因があり、大腿四頭筋に形成されたトリガーポイントは2次的である可能性がある。
- 高いイスに座るときには、しびれやうずくような痛みが生じる。また、指を足のつま先につけようと前屈するときに、制限が認められる。
- 下腿を切断した人は、ハムストリングスがその骨を補っていることもあるので、ハムストリングスのトリガーポイントから幻肢痛が生じることがある。

関連痛パターン

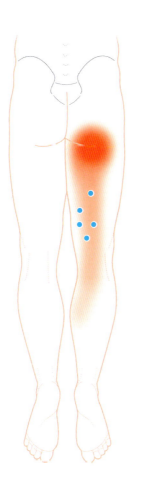
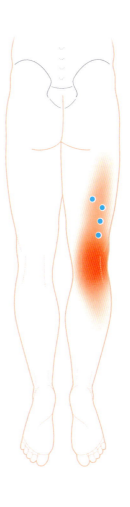

トリガーポイントの原因・持続因子および解決策

原因・持続因子1

- **ハムストリングスに緊張や損傷がある**
  運動前にストレッチを行わない、交通事故によりハムストリングスの緊張や部分断裂があるなど。
- **座るときに痛みがある**
  足が地面につかないイスに座る、子どもが足をのせる台を使用しないでイスに座る、スキーリフトのような足をのせる台のないものに座るなど。

解決策

- 運動前には、ストレッチを行いましょう。
- クロールで泳ぎすぎないようにしましょう。
- 自転車に乗るときは、サドルを適切な高さに調整しましょう。
- イスが高すぎる場合は、新しいものを購入するか、足をのせる台を使用しましょう。イスの高さは、イスと太ももの間に指が簡単に入るくらいがよいでしょう。また、アウトドア用のイスのように、シートが下にたるんでいるものは、そのイスが痛みの原因になっている可能性があります。
- 子どもは、足をのせる台がついているイスに座らせ、学校でも適切な高さのイス、または足をのせる台やフットレストがついているイスを使用させてください。
- 長時間車を運転するときは、クルーズコントロール（車速設定装置）を使用し、定期的に脚を休憩させてください。

原因・持続因子2

- **身体に左右差がある**
  わずかな骨盤のずれにより体重が前方にかかる、上腕が短いなど。

解決策

- 4章「骨格の非対称」（p28）を参照してください。

原因・持続因子3

- **ハムストリングスのトリガーポイントのみを治療している**

解決策

- 大腿四頭筋（65章）のトリガーポイントを確認し、どちらの筋肉も治療しましょう。

セルフケアテクニック

> **注意**：下肢の治療では、その領域に静脈瘤があると、血栓が心臓や脳に運ばれる可能性があるため、自分では圧をかける治療は行わないでください。また、静脈瘤を避ける必要があるため、鍼灸師やマッサージ師などに治療を依頼しましょう。ただし、ストレッチや運動は、自分で行うことができます。

　ハムストリングスの筋肉の他に、大腿四頭筋（65章）の治療をしましょう。胸腰部傍脊柱筋群（18章）、大殿筋（30章）、中殿筋（31章）、小殿筋（62章）などにも可動域の制限が認められる場合は、これらの筋肉も治療する必要があります。

　梨状筋（29章）、膝窩筋（57章）、腓腹筋（58章）、足底筋（59章）などのトリガーポイントは、ハムストリングスと類似した関連痛パターンが生じるため、これらの筋肉も確認する必要があります。また、中殿筋、小殿筋後部（62章）、大腿四頭筋（65章）の外側広筋も同様に確認しましょう。

　ハムストリングスが緊張すると、腰椎が平背となったり、うつむいた姿勢（前傾姿勢）となって痛みが生じる傾

向にあり、その結果、腰方形筋（28章）、胸腰部傍脊柱筋群（18章）、腸腰筋（22章）、腹直筋（25章）、後頸筋群（9章）、小胸筋（43章）、棘下筋（35章）、肩甲下筋（37章）、小円筋（39章）、棘上筋（34章）などにも問題が生じる可能性があります。特に、上半身の動きで症状が一時的に軽減する場合は、これらの筋肉のトリガーポイントを確認しましょう。なお、うつむいた姿勢の詳細に関しては、7章を参照してください。

圧迫方法

■ハムストリングスの圧迫方法

①腰を深くかけることができ、足がつかない台などに座ります。太ももの下にテニスボールを置き、圧痛点の周囲でボールを動かして圧迫します（写真A）。次に、反対側の太ももでも同じように行います。
②内側のハムストリングスには、治療を行う脚とは反対側の手で筋肉をつまんで圧迫します。

ストレッチ

■風呂の中でのストレッチ

ストレッチの方法に関しては、17章を参照してください。

運動

ハムストリングスのトリガーポイントを不活性化するためには、大殿筋（30章）を強化する必要があります。大殿筋を鍛えるためには、最適な心拍数を維持した状態で、泳いだり、坂道を登る（普通に歩くだけではこの筋肉はあまり作用しない）、ジャンプをするなどの運動を行いましょう。

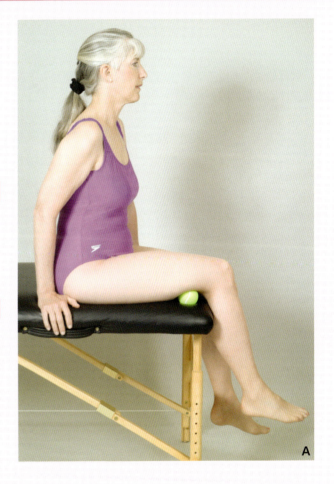
A

他に確認すべき筋肉

梨状筋／内閉鎖筋（29章）、中殿筋（31章）、小殿筋後部（62章）、大腿四頭筋（65章）の外側広筋、膝窩筋（57章）、ヒラメ筋／足底筋（59章）、腓腹筋（58章）、股関節内転筋群（67章）の内転筋、腸腰筋（22章）

鑑別診断

セルフケアを行っても症状が改善しない場合は、変形性膝関節症である可能性があります。この疾患の可能性を除外するために、医療機関を受診する必要があります。また、仙腸関節のずれ、L4とL5のずれ、L5とS1のずれは、ハムストリングスに痙攣や運動制限が起こる原因となります。そのため、専門医の診断や治療を受けましょう。

57 膝窩筋
しっかきん

　膝窩筋は膝の後ろにあり、脛骨の上部と大腿骨の下部に付着しています。主に歩き始めるときの体重移動時に膝を曲げる作用があります。

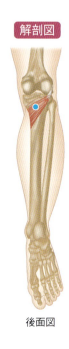

後面図

　膝窩筋のトリガーポイントは、腓腹筋（58章）または大腿二頭筋（56章）のトリガーポイントが不活性化した後に発見されます。そのため、最初に腓腹筋と大腿二頭筋を治療してください。

一般的な症状

- 痛みは、しゃがんだり、走ったり、歩いたりしたときに、膝の後ろに放散する。また、階段を降りたり、坂道を下ったりしたときに痛みが強くなり、脚を真っ直ぐに伸ばしたときも膝に痛みが生じることがある。
- 見ただけでは確認できないが、わずかな可動域の減少が認められる。

関連痛パターン

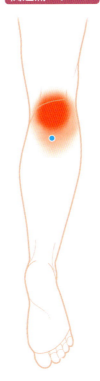

トリガーポイントの原因・持続因子および解決策

原因・持続因子1

■下肢を使うスポーツを行う
　サッカー、フットボール、野球、ランニングを行う、スキーで斜面を滑り降りたり、下肢をねじったり、急に方向転換をするなど。

解決策

■上記のスポーツを行う場合は、理学療法士の指導のもとで、膝窩筋を強化する必要があります。筋肉を強化するためにランニングやウォーキングをする場合は、いきなり距離を増やすのではなく、徐々に距離を延ばしていきましょう。なお、坂道を走ったり、歩いたりすることは控えてください。
■運動をする前にビタミンCをたくさん摂取し、足を保温してください。

原因・持続因子2

■足が回内位である

解決策

■ハイヒールを履かないようにしてください。
■回内位を改善するため、矯正装具を着用してください。詳細に関しては、2章、4章を参照してください。

原因・持続因子3

■膝の後十字靭帯に損傷あるいは緊張がある
■足底筋に障害がある
　膝窩筋のトリガーポイントは、足底筋（59章）の断裂と同時に生じる可能性があります。

解決策

■損傷が治癒したり、断裂あるいは外科的処置から回復するまでの間にトリガーポイントを治療しましょう。

セルフケアテクニック

圧迫方法

注意：下肢の治療では、その領域に静脈瘤があると、血栓が心臓や脳に運ばれる可能性があるため、自分では圧をかける治療は行わないでください。また、静脈瘤を避ける必要があるため、鍼灸師やマッサージ師などに治療を依頼しましょう。ただし、ストレッチや運動は、自分で行うことができます。

■ 腓腹筋の圧迫方法

最初に腓腹筋（58章）のセルフケアを行いましょう。膝窩横紋の周囲は、注意深く治療してください。圧迫方法に関しては、58章を参照してください。

■ 膝窩筋の圧迫方法

①イスに浅く座り、片手で太ももの前面を支えてください。膝外側の筋肉を治療するときは、その膝と同側の手の親指を使って圧迫します（写真A1）。
②膝内側の筋肉を治療するときには、その膝と反対側の手の親指を使って圧迫します（写真A2）。
③親指で真っ直ぐに圧をかけることができれば、膝窩筋にあるトリガーポイントを垂直に圧迫できています。また、筋肉全体を治療するために、膝窩横紋の周囲も圧迫する必要がありますが、膝窩横紋の外側の表面には静脈と神経が走行しているため危険です。この部分は、マッサージ師などの施術者の治療を受けるようにしてください。

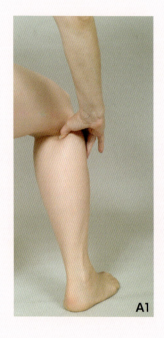
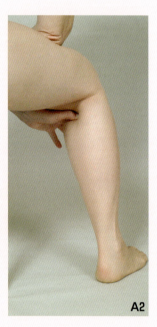

他に確認すべき筋肉

腓腹筋（58章）、大腿二頭筋（56章）

鑑別診断

セルフケアを行っても症状が改善しない場合は、ベーカー嚢胞、膝窩静脈の血栓症、膝の前側中央部と後側部の不安定、膝窩筋腱の剥離、半月板損傷の可能性があります。これらの可能性を除外するために、医療機関を受診する必要があります。

58 腓腹筋

　腓腹筋は、膝関節の上方の大腿骨に付着しています。また、ヒラメ筋（59章）と合わさってアキレス腱となり、踵骨に付着しています。歩行時、足の前方回旋をコントロールするために、下腿後面の他の筋肉と同時に働き、膝関節の安定に補助的に作用しています。

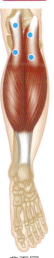

解剖図

背面図

　足底筋膜炎は、踵骨の筋膜付着部や足底腱膜の過伸張（過剰な負荷）によって引き起こされ、腓腹筋、ヒラメ筋、足の浅層筋群（71章）の母趾外転筋・短趾屈筋・小趾外転筋の緊張が原因とされています。足の深層筋群の足底方形筋（72章）が関連している場合もあります。足底筋膜炎の詳細に関しては、55章を参照してください。

　コンパートメント症候群では、腓腹筋は浅後部の内側に位置しています。コンパートメント症候群が疑われる場合は、すぐに医療機関を受診する必要があります。コンパートメント症候群の詳細に関しては、55章を参照してください。

　また、腰部の椎弓切除術の既往があり、術後も下腿後面に痛みがある場合は、腓腹筋のトリガーポイントを探してください。

一般的な症状

- 痛みは土ふまず、下腿後面の外側、膝の裏、場合によっては太ももの後面に放散する。
- 急斜面を登ったり、岩を飛び越えたり、傾斜を歩いたりするときに痛みが生じる。
- 立っている状態で下肢を完全に真っ直ぐに伸ばすことが難しく、ぎこちなく歩いたり、強直性歩行となる傾向がある。また、早く歩くことができないことがある。
- 寝ているときに、ふくらはぎの痙攣（こむら返り）が起こる。

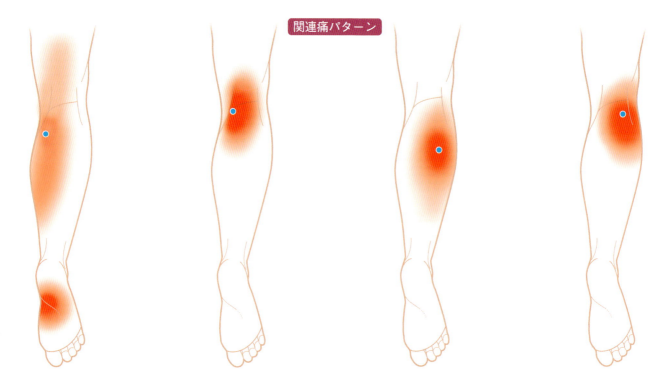

関連痛パターン

トリガーポイントの原因・持続因子および解決策

原因・持続因子1

■ 腓腹筋に負担がかかる動作を行う
　急斜面や山を歩いたり、登ったりする、岩を飛び越える、低いサドルの自転車に乗るなど。

解決策

- トリガーポイントが不活性化されるまでは、急斜面や山を歩いたり、登ったりすることを避けましょう。
- スポーツの前後にはストレッチを行いましょう。
- 自転車のサドルが低すぎないように注意しましょう。
- キック（バタ足）はつま先を伸ばす原因になるので、クロールで泳ぐのは避けましょう。

原因・持続因子2

■ 長時間、腓腹筋に負担がかかる動作を行う
　うつむいた姿勢（前傾姿勢）のまま立ち続ける、イスの脚の横木に踵を長期間引っかける、ハイヒールを履いている、アクセルを過度に踏み込んで車を運転し続ける、つま先が動けない状態で長時間寝ている、しゃがんだ姿勢のまま作業を続ける、筋肉が縮んだり、伸びた状態のまま作業を続けるなど。

解決策

- 同じ姿勢を続けるのではなく、立ったり座ったりを交互に行いましょう。長時間立たなけらばならない場合は、正しい姿勢を保ちましょう。詳細に関しては、7章を参照してください。
- イスの脚の横木に踵を引っかけるのはやめましょう。休憩のときは、座ったり、適切な高さの台の上に足をのせましょう。
- ハイヒールを履くことはやめましょう。滑りやすい床の上では、革靴を履くのは避けましょう。
- アクセルペダルの角度が適切に調整された車に乗りましょう。アクセルペダルの角度が垂直や水平に近い状態である場合は、適切な位置になるように調整しましょう。なお、クルーズコントロール（車速設定装置）の使用は、腓腹筋への負荷を減らすことができます。車を運転する際は30〜60分ごとに休憩をとりましょう。
- 寝るときは、足の下に枕を置き、足関節と下腿の間が90°程度に維持できるようにしましょう。

原因・持続因子 3

■ **腓腹筋を締めつけている**
　ゴムがきつい靴下、ガーター、膝丈のストッキングを履いている、ギプスをしているなど。

■ **腓腹筋を圧迫するようなイスに座る**
　ふくらはぎに脚の重みがかかるようなリクライニングチェアに座る、血液循環が悪くなったり、太ももの後面を圧迫するような高いイスに座るなど。

解決策

■ 靴下やストッキングの痕が皮膚に残っている場合は、ゴムがきつすぎるので血液循環が途絶えている可能性があります。幅が広くて緩いゴムの靴下やストッキングを着用してください。

■ 下肢後面で血液循環が途絶えないように、イスを身体にあった高さに調整しましょう。太ももを上げるために、傾斜のある台に足をのせましょう。なお、ロッキングチェアーを使用すると、持続的な緊張が軽減し、血液循環が増大します。

原因・持続因子 4

■ **甲状腺機能低下症であり、筋肉が冷えている**

解決策

■ 寝るときは、膝丈まである綿の靴下、ステテコ、電気毛布、電気あんかなどで脚を温めるようにしましょう。

■ 日中は、ふくらはぎと身体を温かい状態に保つために、脚の近くにストーブを置きましょう。甲状腺機能低下症の詳細に関しては、4章を参照してください。

原因・持続因子 5

■ **ウイルス感染や循環障害などの病状が認められる**

解決策

■ まずは根本的な原因を治療しましょう。感染症の治療の詳細に関しては、4章を参照してください。なお、循環障害の疾患は、医療機関を受診しましょう。

原因・持続因子 6

■ **こむら返りが認められる**
　こむら返り（ふくらはぎの痙攣）は、トリガーポイントと深く関係しています。

解決策

■ こむら返りは、腓腹筋のトリガーポイントによる症状として最も多く認められ、寝ていたり、つま先で立っているときに生じます。痙攣が出現したら、すぐに立ったり座ったりするのではなく、つま先をゆっくりあげることで、筋肉を緩めていきましょう。寝ているときのこむら返りを減らすには、電気毛布や電気あんかを使用して、ふくらはぎを冷やさないようにしましょう。

■ こむら返りは、ミネラル（カリウム、カルシウム、マグネシウム、塩分など）の摂取不足、電解質が失われることによる脱水症状、甲状腺機能低下症、パーキンソン病、糖尿病などによっても生じることがあります。こむら返りがよく起こる場合は、水分の摂取量を増やしたり、マルチミネラルサプリメントなどを摂取してください。また、塩分摂取量を制限している人でも、大量に汗をかいたときは、塩分の摂取量を増やしましょう。

■ TravellとSimonsは、1日にビタミンEを400 IU摂取することを勧めています（1992年）。マルチビタミンサプリメントを摂取する場合は、必ずビタミンEが400 IUになるかを確認しましょう。こむら返りをより早く消失させたいときは、2週間程度服用してください。

■ 妊娠中にこむら返りになった場合は、ビタミン B_2（リボフラビン）を摂取してみましょう。また、リチウム、シメチジン、ブメタニド、ビンクリスチン、フェノアチジンなどの薬は、こむら返りを起こすことがあるため、医師に薬の変更ができるかどうかを相談する必要があります。

セルフケアテクニック

小殿筋後部（62章）に腓腹筋のトリガーポイントを活性化させるトリガーポイントがあるかを確認してください。また、前脛骨筋（69章）、長趾伸筋群（70章）の長趾伸筋も同様に確認してください。なお、アキレス腱が張っていると感じる場合は、腓腹筋とヒラメ筋（59章）の筋腹を治療してください。

圧迫方法

注意：下肢の治療では、その領域に静脈瘤があると、血栓が心臓や脳に運ばれる可能性があるため、自分では圧をかける治療は行わないでください。また、静脈瘤を避ける必要があるため、鍼灸師やマッサージ師などに治療を依頼しましょう。ただし、ストレッチや運動は、自分で行うことができます。

■ 腓腹筋の圧迫方法

①イスや低いテーブルに殿部を近づけて仰向けとなり、膝関節を90°に屈曲させて脚をのせます。イスの上にテニスボールを置き、その上にふくらはぎをのせます（写真A1）。ふくらはぎを上下に動かしたり、筋肉の筋腱移行部で左右に動かしたりして圧をかけます（写真A2、A3）。このとき、ボールの上で脚を動かしますが、全てのトリガーポイントを治療するためには、手でボール動かす必要があるかもしれません。

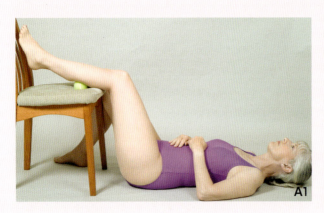
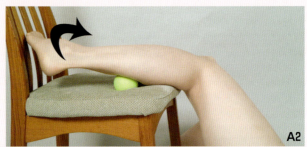
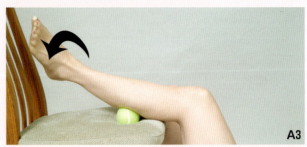

②横座りの姿勢となり、ゴルフボールやテニスボールなどで筋肉の筋腱移行部の内側や外側の圧痛点に圧をかけます（写真A4、A5）。

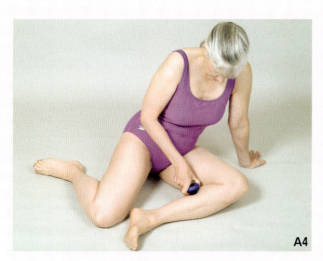
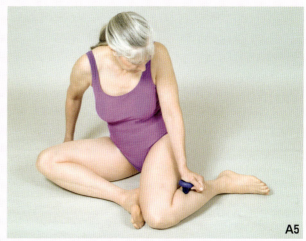

ストレッチ

■ 腓腹筋のストレッチ

①壁から少し離れたところに立ち、手は頭と同じくらいの高さで壁を支えます。踵を床につけたまま、膝を真っ直ぐに伸ばした状態で、ふくらはぎを伸ばしていきます。

②下肢後面が軽くストレッチできるように、体重を前に移動します（写真B）。なお、首は、前に倒れないように真っ直ぐ前を見て行ってください。

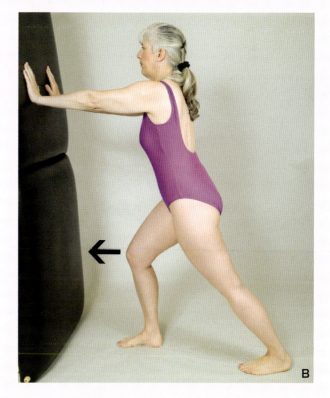

■ 座った状態での腓腹筋のストレッチ

①両脚を真っ直ぐ伸ばし、壁にもたれて座ります。タオルを片側の足にかけ、タオルの両端を握ります。

②ゆっくりと息を吸いながら、5秒間かけてタオルの方向に足に力を加えます。

③息を吐きながら、タオルを使って足を体幹の方向に引きよせ、ふくらはぎの後面をゆっくりとストレッチします（写真C）。両脚を繰り返し3～4回行ってください。

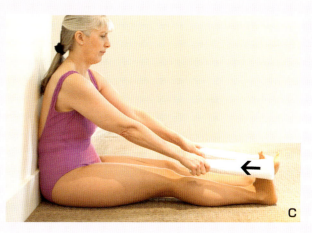

他に確認すべき筋肉

　ヒラメ筋／足底筋（59章）、ハムストリングス（56章）、小殿筋後部（62章）、前脛骨筋（69章）、長趾伸筋群（70章）

鑑別診断

　セルフケアを行っても症状が改善しない場合は、S1神経根症である可能性があります。この可能性を除外するために、医療機関を受診する必要があります。また、筋肉の部分断裂（テニスレッグ）、後部コンパートメント症候群、静脈血栓症、間欠性跛行、動脈硬化症、ベーカー嚢胞の可能性を除外するために、医療機関を受診する必要があります。

59 ヒラメ筋／足底筋

　ヒラメ筋は、下腿の脛骨と腓骨に付着しています。なお、アキレス腱は腓腹筋（58章）とヒラメ筋が結合して踵骨に付着しています。ヒラメ筋は脛骨の上方における前方回旋を抑制し、膝関節と足関節の安定に作用します。ヒラメ筋は「第2の心臓」といわれ、筋ポンプ作用により、下腿から心臓に血液を送り返します。そのため、屈伸運動は脚の血液循環を改善する可能性があります。

解剖図

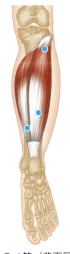

ヒラメ筋（背面図）

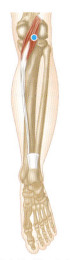

足底筋（背面図）

　足底筋は構造や付着部が様々であり、場合によっては欠損していることもあります。一般的には、大腿骨から始まり、腓腹筋とヒラメ筋の間を通過するときに細い腱に変わり、踵骨に終わります。筋線維は下腿後面の膝の裏側の膝窩に認められます。足底筋は足を底屈する作用があります。

　アキレス腱炎は、ヒラメ筋と腓腹筋の短縮によるトリガーポイントが原因である可能性があります。その痛みはアキレス腱あるいはその周囲に広がったり、時にヒリヒリする感覚があります。また、運動することで悪化することがあります。不適切なトレーニングやオーバートレーニングにより重症となると、腱の腫脹、クリック音、有痛性結節などが認められます。その場合は、足底板や靴底の柔らかい靴を使用しましょう。

　足底筋膜炎は、腓腹筋、ヒラメ筋、足の浅層筋群（71章）の母趾外転筋・短趾屈筋・小趾外転筋が緊張することにより、踵骨の足底腱膜に過剰な負荷がかかることによって生じます。また、足の深層筋群（72章）の足底方形筋が関与している可能性もあります。なお、ヒラメ筋は浅後部コンパートメントに位置しています。足底筋膜炎やコンパートメント症候群の詳細に関しては、55章を参照してください。また、コンパートメント症候群である場合は、すぐに医療機関を受診してください。

　踵に痛みがあり、足の裏側の踵骨に骨棘が認められても、その骨棘が痛みの原因であるとは限りません。これは、骨棘が認められても痛みがない人が存在するからです。痛みは骨棘だけでなく、トリガーポイントなどの他の要因で生じている可能性があることを頭に入れておきましょう。なお、高い尿酸値は骨棘の原因となり、ヒラメ筋や他の筋肉のトリガーポイントを悪化させる可能性があります。

　シンスプリントは、これまで運動に関連した下腿の前面内側と中央に生じる慢性的な痛みであると考えられてきましたが、現在は筋肉の付着部に沿った骨表面の炎症として理解されています。そのため、「骨膜炎」あるいは筋肉を原因とする「ヒラメ筋骨膜炎症候群」と呼ばれています。初期段階では、運動後に軽度な痛みが生じ、休憩することにより痛みは消失します。しかし、症状が進行するにつれ、痛みは徐々に強くなり、少し運動を休んだくら

いでは痛みは改善しなくなります。このとき、ヒラメ筋が付着する下腿内側の骨表面と骨膜で炎症が生じています。なお、疲労骨折は類似した症状を生じることがあります。

一般的な症状

- 上り坂や階段を昇るときに痛みが原因で歩行ができなくなる。
- しゃがんだり、膝を曲げる動作が難しいため、腰を曲げて物を持ち上げ、腰を痛めることがある。

ヒラメ筋

- 踵の後ろや底面、アキレス腱などに痛みを放散するトリガーポイントが最もよく認められる。次に、膝後面付近に存在し、ふくらはぎの後面（上半分）に痛みを放散するトリガーポイントが認められる。稀に、同側の仙腸関節上に痛みを放散するトリガーポイントが出現する。
- 子どもの「成長痛」の原因となっていることがある。
- トリガーポイントの出現に伴うヒラメ筋の筋緊張は、後脛骨静脈、後脛骨動脈、後脛骨神経を絞扼し、足部や足関節の腫れ、踵の耐え難い痛みやうずきの原因となる。

足底筋

- 膝の裏側とふくらはぎの上半分に痛みを放散する。
- トリガーポイントの出現に伴う足底筋の緊張は、膝窩動脈を絞扼し、ふくらはぎの痛みの原因となる。

関連痛パターン

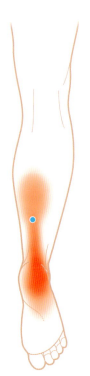
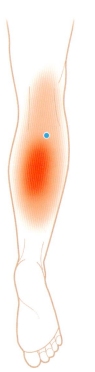
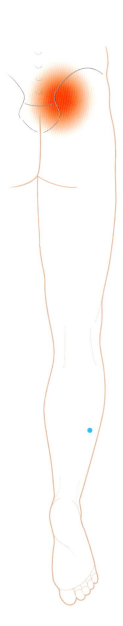

ヒラメ筋（背面図）

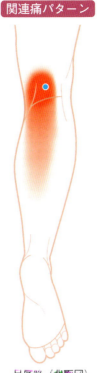

足底筋（背面図）

トリガーポイントの原因・持続因子および解決策

原因・持続因子1

■ **スポーツを行う**
　ランニング、ジョギング、スキー、スケートを行うなど。
■ **ヒラメ筋が作用しない**
　ウォーキング、山登り、急な坂や岩場あるいは斜面を歩くときに、ヒラメ筋が作用しないなど。

解決策

■ 運動前後にストレッチを行いましょう。トリガーポイントが不活性化されるまでは、急な坂や岩場を歩くことは避けましょう。
■ 階段を昇るときに痛みがある場合は、前かがみにならずに、身体を直立に保ち、つま先に力をかけずに重心を足全体にのせて昇りましょう。

原因・持続因子2

■ **靴に問題がある**
　滑りやすい床の上を、ハイヒール、底が硬い靴、滑らかな靴で歩くなど。

解決策

■ 滑りやすい床の上では、ハイヒールや革靴を履くことはやめましょう。つま先が屈曲できない硬い靴は避けて、柔軟性のある靴を履きましょう。ヒラメ筋のトリガーポイントを取り除くには、適切な靴を選択することが重要です。詳細に関しては、2章「衣服」（p17）を参照してください。

原因・持続因子3
■ 下腿を締めつけるものを着用している
　ゴムがきつい靴下やガーター、膝丈のストッキングなど。

解決策
■ 皮膚に靴下やストッキングの痕が残る場合は、締めつけすぎていて、血液循環が悪くなっている可能性があります。幅が広くて緩いゴムの靴下やストッキングを着用してください。

原因・持続因子4
■ ふくらはぎに持続的な圧がかかる
　ふくらはぎに下肢の重さがかかるリクライニングチェアに座る、太ももの後面を圧迫するような高いイスに座る、足がつかないような高いイスに座るなど。

解決策
■ 多くのリクライニングチェアやフットレストは、ふくらはぎに過剰な圧がかかります。下腿の重さが1点に集中しないものを選びましょう。
■ 太ももの後面の血液循環を圧迫しない高さのイスに座りましょう。高いイスに座るときは足をのせる台を使用し、足をつけて下腿を持ち上げましょう。なお、ロッキングチェアーを使用すると、持続的な緊張が軽減し、血液循環が増大します。

原因・持続因子5
■ 筋肉を直接強打した、転倒した、転倒を防ごうとして怪我をした

解決策
■ 怪我をしたときの治療の詳細に関しては、4章を参照してください。その上で、ヒラメ筋と腓腹筋（58章）にセルフケアを行いましょう。

原因・持続因子6
■ 小殿筋後部に存在するトリガーポイントからの関連痛がある

解決策
■ 小殿筋後部（62章）にトリガーポイントがあるかを確認してください。

原因・持続因子7
■ 足の動きが制限されたり、足の運動を伴う動作を行う
　寝ているときや車を運転するときに長時間つま先が動かせない、整備士のように屈伸運動を多くするなど。
■ 足が動かせない上に、ふくらはぎが冷えている

解決策
■ 寝るときは、足の下に枕を置き、足関節と下腿の間が90°に維持できるようにしてください。また、仰向けで寝る場合は、膝の下に小さな枕を置いてください。筋肉が冷えるのを防ぐために、膝の高さまであるフリースの靴下を履きましょう。
■ 長時間車を運転するときは、定期的に休憩をとり、運転にはクルーズコントロール（車速設定装置）を使用してください。

原因・持続因子 8

■ 脚長差がある

解決策

■ 片側の脚が反対側の脚より短い場合は、専門医の診察を受け、リフトを用いて調整しましょう。詳細に関しては、4章「脊椎と骨格の異常」（p27）を参照してください。

セルフケアテクニック

　足の深層筋群（72章）の足底方形筋は、踵の裏にも痛みを放散するため、最初に足底方形筋を確認しましょう。また、ヒラメ筋にトリガーポイントがあり、膝の痛みが認められる場合は、ふくらはぎの機能不全が太ももの前面の筋肉にストレスを与えている可能性があるため、大腿四頭筋（65章）を確認しましょう。アキレス腱に緊張を感じる場合は、腱を緩めるために腓腹筋（58章）とヒラメ筋の筋腹を治療しましょう。

圧迫方法

> 注意：下肢の治療では、その領域に静脈瘤があると、血栓が心臓や脳に運ばれる可能性があるため、自分では圧をかける治療は行わないでください。また、静脈瘤を避ける必要があるため、鍼灸師やマッサージ師などに治療を依頼しましょう。ただし、ストレッチや運動は、自分で行うことができます。

■ 腓腹筋の圧迫方法

　この筋肉の圧迫は、深層に存在するヒラメ筋に対しても効果があります。圧迫方法に関しては、58章を参照してください。

ストレッチ

■ ヒラメ筋のストレッチ
① 身体を支えるためにイスの背もたれなどにしっかりとつかまります。片側の足を一歩前に出し、反対側の足を少し後ろに引き、両足のつま先を真っ直ぐにします（写真A1）。
② 踵は地面につけたまま、ヒラメ筋が軽くストレッチされるまで前に出した脚の膝を曲げていきます（写真A2）。首は前に傾かないように、顔を真っ直ぐ前に向けてください。

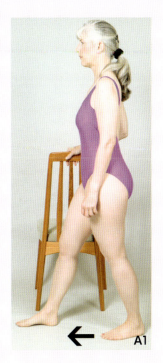
A1

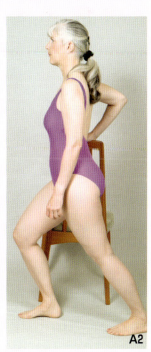
A2

他に確認すべき筋肉

　足の深層筋群（72章）の足底方形筋、足の浅層筋群（71章）の母趾外転筋、腓腹筋（58章）、後脛骨筋（60章）、長趾屈筋群（61章）、前脛骨筋（69章）、長趾伸筋群（70章）の長母趾伸筋・長趾伸筋、腓骨筋群（64章）の第3腓骨筋

> **鑑別診断**
> 　セルフケアを行っても症状が改善しない場合は、ふくらはぎの筋断裂、S1神経根症、静脈血栓症、膝窩嚢胞（ベーカー嚢胞）の破裂、全身性ウイルス感染症の可能性があります。これらの可能性を除外するために、医療機関を受診する必要があります。なお、筋断裂は突然起こり、損傷時には激しく痛み、その後1～2日以内にあざが認められます。静脈血栓症は、熱感と発赤だけでなく、持続痛が認められます（運動レベルには影響されない）。

60 後脛骨筋

後脛骨筋は下腿の骨の間にあり、腱と足の裏の骨に付着しています。この筋肉は、足の踵にかかる負担を分散させる作用があります。

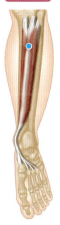

解剖図

背面図

　筋力低下などの異常は、着地時に足が回内位となります。つまり、足の内側に多くの体重がかかり、足と足首が正中線のほうへ回旋します。これは足のアーチを崩す1つの要因となり、そこから変形が始まります。後脛骨筋の緊張が改善されないと、腱の伸張や断裂が起こり、歩くたびにひどく痛みが生じたり、足の骨が正常な位置からずれる可能性があります。このような場合は、MRI検査をする必要があります。変形のような不可逆的な損傷を予防するためには、早期の治療が重要です。

　シンスプリントは、これまで運動に関連した下腿の前面内側と中央に生じる慢性的な痛みであると考えられてきました。しかし、現在では、筋肉の付着部に沿った骨表面の炎症として理解されており、「骨膜炎」と呼ばれています。後脛骨筋の場合、シンスプリントは初心者のランナーやコンディショニング状態の悪いランナーでよく認められます。初期段階では、運動後に軽度な痛みが生じ、休憩することによって痛みは消失します。しかし、症状が進行するにつれ、痛みは徐々に強くなり、運動直後に痛みが生じ、運動終了後も痛みは改善しなくなります。また、後脛骨筋が付着する脛骨の骨表面や骨膜が障害され、稀に骨の深部から切り離されることがあります。なお、55章の「コンパートメント症候群」（p244）も参照してください。コンパートメント症候群である場合は、すぐに医療機関を受診してください。

　後脛骨筋の治療は専門家に依頼する必要がありますが、後脛骨筋だけにトリガーポイントが形成されることは稀であるため、他の関連のある筋肉のトリガーポイントも併せて治療を行いましょう。そうすることで、治癒を早め、症状の持続化を防ぐことになります。

一般的な症状

- 痛みはアキレス腱の上、踵や足の裏からつま先、ふくらはぎの後ろに放散する。
- 凸凹のある道を歩いたり、走ったりすると、足に痛みが生じる。

関連痛パターン

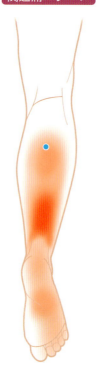

トリガーポイントの原因・持続因子および解決策

原因・持続因子1
- トリガーポイントが活性化・持続化する状態にある
  凸凹のあるグラウンドや坂道で、ランニングやジョギングをするなど。

解決策
- トリガーポイントが不活性化するまでは、ランニングやジョギングは平坦な道で行いましょう。ランニングやジョギングのかわりに、泳いだり、自転車に乗ったりしましょう。

原因・持続因子2
- 靴底の内側あるいは外側が擦り減っている
- 足に異常がある
  足が回内位である、第1趾より第2趾のほうが長い、足首と足の固定が不安定など。

解決策
- 足にあっていないハイヒールや靴は履かないください。
- 回内位を予防するために、アーチサポートや深いヒールカップなどの矯正装具を着用しましょう。詳細に関しては、2章を参照してください。

原因・持続因子3
- 筋や腱の障害や持続因子がある
  高尿酸血症、リウマチ性多発筋痛などの持続因子がある（両者とも血液検査により診断可能）、肥満、高血圧、エリテマトーデス、糖尿病、末梢神経障害、喫煙、リウマチ症などの持続因子があるなど。

解決策
- 上記の疾患や生活習慣が1つでもある場合は、トリガーポイントの影響を受けやすいため、これらの疾患や生活習慣を改善してください。なお、再発を予防するために定期的にトリガーポイントを治療する必要があります。

セルフケアテクニック

圧迫方法

注意：下肢の治療では、その領域に静脈瘤があると、血栓が心臓や脳に運ばれる可能性があるため、自分では圧をかける治療は行わないでください。また、静脈瘤を避ける必要があるため、鍼灸師やマッサージ師などに治療を依頼しましょう。ただし、ストレッチや運動は、自分で行うことができます。

■腓腹筋の圧迫方法

　この筋肉の圧迫は、後脛骨筋に対しても効果があります。後脛骨筋は深部にあり、骨と隣接しているため、セルフケアでは筋肉全体を治療することができません。また、この筋肉に注射することは難しいため、注射による治療はお薦めできません。そのため、超音波療法やストレッチが有効であり、理学療法士などの専門家の治療を受けましょう。なお、腓腹筋の圧迫方法に関しては、58章を参照してください。

他に確認すべき筋肉

　長趾屈筋群（61章）の長趾屈筋・長母趾屈筋、腓骨筋群（64章）の長腓骨筋・短腓骨筋

61 長趾屈筋群

長趾屈筋、長母趾屈筋

　長趾屈筋は、脛骨と各4趾の末節骨底に付着しています。長母趾屈筋は、腓骨と第1趾の末節骨底に付着しています。これらの筋群は、体重が足の前方にかかるときの平衡感覚の維持と歩行中の足と関節の安定性に働き、各遠位趾節間関節の屈曲と他の趾節間関節の屈曲の補助を行います。

解剖図

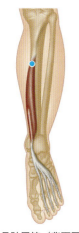

長趾屈筋（背面図）

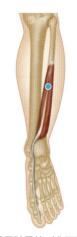

長母趾屈筋（背面図）

　ハンマー趾や鷲爪趾では、長趾屈筋が回内することで扁平足になる可能性があります。また、腓腹筋（58章）やヒラメ筋（59章）の筋力低下を生じる可能性があり、この場合はハイアーチと足の回外位が組み合わさります。このとき、安定性を補おうとして、ふくらはぎの外側（深部）に通常は認められない症状が生じます。

　長母趾屈筋は外反母趾や腱膜瘤と関連があります。詳細に関しては、55章の「外反母趾と腱膜瘤」（p243）を参照してください。その症状が進行した場合は手術が必要となりますが、トリガーポイントを治療すると、症状の進行が止まったり、骨や関節の負担が軽減するため、外反母趾やそれに続く腱膜瘤が治癒する可能性があります。

　シンスプリントは、これまで運動に関連した下腿の前面内側と中央に生じる慢性的な痛みであると考えられてきましたが、現在は筋肉の付着部に沿った骨表面の炎症として理解されています。そのため、「骨膜炎」あるいは筋肉を原因とする「脛骨過労性骨膜炎」と呼ばれています。初期段階では、運動後に軽度な痛みが生じますが、休憩することによって痛みは消失します。しかし、症状が進行するにつれ、痛みは徐々に強くなり、運動直後に痛みが生じ、運動終了後も痛みは改善しなくなります。また、下腿内側に付着する長趾屈筋の停止部の骨表面または骨膜が障害することがあり、稀に骨の深部から切り離されることがあります。

　なお、疲労骨折は類似した症状を生じることがあります。また、過剰な負荷が続けば、過去に怪我や疾患がなくても、長母趾屈筋腱は自然断裂する可能性があり、この場合は手術が必要となることがあります。

一般的な症状

- 長趾屈筋のトリガーポイントからの痛みは、足のアーチの前半分と趾球に放散する。また、痛みは第2趾から第5趾に放散され、稀に足首やふくらはぎの内側まで放散することがある。
- 長母趾屈筋のトリガーポイントからの痛みは、第1趾と隣接した母趾球に放散される。
- 歩行時の痛みや、こむら返りに類似した筋痙攣を引き起こすことがある。

関連痛パターン

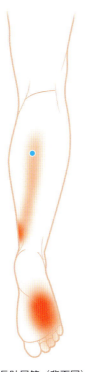
長趾屈筋（背面図）

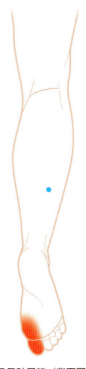
長母趾屈筋（背面図）

トリガーポイントの原因・持続因子および解決策

原因・持続因子1

■ **状態の悪い場所で運動する**
　凸凹のあるグランド・砂地・坂道で、ウォーキング、ランニング、ジョギングをするなど。

解決策

- トリガーポイントが不活性化するまでは、ウォーキングやランニングは平坦な道で行いましょう。最初は、短い距離から始め、徐々に距離を増やしていきましょう。また、ウォーキングやランニングのかわりに、ボートを漕いだり、泳いだり、自転車に乗ったりしましょう。

原因・持続因子2

■ **靴に問題がある**
　柔軟性のない靴を履く、靴底が擦り減っていたり、クッションがない靴を履くなど。

■ **足に異常がある**
　足が回内位である、第1趾より第2趾のほうが長い、足首と足の固定が不安定など。

■ **腓腹筋とヒラメ筋の筋力が低下し、ハイアーチあるいは足が回外位である**

解決策

- ハイヒールを履かないようにしましょう。靴底に柔軟性があり、衝撃を吸収する快適な靴を履きましょう。また、靴のつま先が締めつけられていないか、踵にゆるみがないか（踵がしっかり固定されているか）も確認しましょう。靴底が擦り減った場合は、靴を交換しましょう。
- 足関節の可動域の制限が認められる場合は、可動域を大きくするために専門医の診察を受けましょう。また、足関節の可動域が大きすぎる場合は、足関節をサポートするためにハイカットの靴を履いたり、アーチサポートや深いヒールカップの装具を使用して足の安定性を高めましょう。
- 腓腹筋（58章）とヒラメ筋（59章）の筋力強化をするために、専門家の診察を受けましょう。

セルフケアテクニック

後脛骨筋（60章）、足の浅層筋群（71章）の小趾外転筋・短趾屈筋、足の深層筋群（72章）の短母趾屈筋・母趾内転筋・骨間筋を確認しましょう。これらの筋肉は、関連痛パターンが類似しています。

圧迫方法

注意：下肢の治療では、その領域に静脈瘤があると、血栓が心臓や脳に運ばれる可能性があるため、自分では圧をかける治療は行わないでください。また、静脈瘤を避ける必要があるため、鍼灸師やマッサージ師などに治療を依頼しましょう。ただし、ストレッチや運動は、自分で行うことができます。

腓腹筋の圧迫方法

この筋肉の圧迫は、長趾屈筋群に対しても効果があります。圧迫方法に関しては、58章を参照してください。

ストレッチ

長趾屈筋群のストレッチ

①イスに座り、踵を床につけた状態で足首を体幹側に曲げてください。
②手を使ってつま先を身体のほうに引っ張ります。そして、ゆっくりと指に力を入れ、つま先を踏み込みます（写真A）。
③力を抜き、これを何回か繰り返し行います。

運動

水面が腰の高さまであるプールの中で、大きな歩幅で歩いてください。

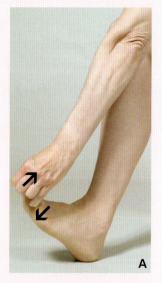

A

他に確認すべき筋肉

後脛骨筋（60章）、足の浅層筋群（71章）、足の深層筋群（72章）の短母趾屈筋・母趾内転筋・骨間筋、長趾伸筋群（70章）

鑑別診断

長趾屈筋群のトリガーポイントからの痛みは、足首内側に放散するため、足根管症候群による痛みとして誤診される可能性があります。セルフケアを行っても症状が改善しない場合は、この疾患の可能性を除外するために医療機関を受診する必要があります。

62　小殿筋

　小殿筋は殿筋の中で最も深部にあり、股関節を越えて骨盤と大腿骨に付着しています。歩行時に、体重が反対側の足に移り変わるときに、股関節の位置を保持する補助的な作用があります。

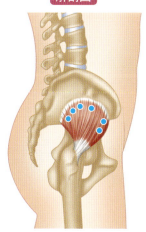
解剖図

　小殿筋のトリガーポイントからの関連痛は、下肢の外側面または後面に放散するため、坐骨神経痛と誤診される可能性があります。ただし、下肢を下る痛みの約80％は、椎間板ヘルニアや脊髄の狭窄（脊髄が通過する椎孔や椎間孔の狭窄）などの神経の圧迫による関連痛ではなく、小殿筋やハムストリングス（56章）のトリガーポイントからの関連痛です。そのため、下肢痛は坐骨神経痛のような神経の圧迫によるものだけでなく、トリガーポイントからの関連痛も類似した症状を示すことを頭に入れておきましょう。

　股関節の深部に痛みを感じる場合は、小殿筋ではなく、大腿筋膜張筋（63章）のトリガーポイントが原因である可能性が高いでしょう。また、痛みが仙骨（脊椎と尾骨の間にある三角の骨）や仙腸関節を越えて存在している場合は、トリガーポイントは中殿筋（31章）にある可能性が高いでしょう。また、痛みが椎弓切除術後も残存する場合は、小殿筋のトリガーポイントを確認しましょう。

一般的な症状

- 前部のトリガーポイントは、脚の外側から足首へ痛みが放散したり、殿部後面に痛みが生じ、歩くときに足を引きずる原因となる。
- 後部のトリガーポイントは、殿部側面と後面の間に存在し、その痛みは殿部を越えて下肢後面からふくらはぎに生じる。この痛みは、歩くときに足を引きずる原因となる。
- ランニングや散歩をしたり、患側を下にして寝ると、目が覚めるほど強烈な痛みが生じる。
- しばらく座った後にイスから立ち上がることが困難である。立ったり、歩いたり、横になるときに痛みが生じる。

関連痛パターン

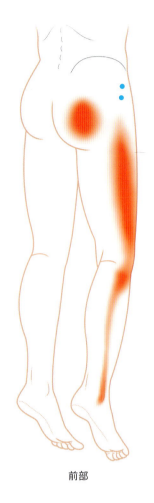

前部

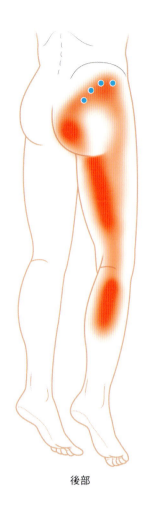

後部

トリガーポイントの原因・持続因子および解決策

原因・持続因子1

■ 過度に運動をする

凸凹のあるコートで、テニス、ラケットボール、ハンドボールをする、長距離を走ったり、早く走るようなオーバートレーニングをするなど。

解決策

- ランニングやハイキングをする人は、小殿筋にトリガーポイントがみられる傾向があります。セルフケアによってトリガーポイントが見つかった場合は、トリガーポイントが改善されるまで、走ったり歩いたりするのは控えましょう。痛くない範囲で、少しずつ運動強度を増やしていきましょう。
- ランニングやハイキングをした前後は、ボールを使用したセルフケアとストレッチを十分に行いましょう。

原因・持続因子2

■ 股関節に負担をかける

後ろのポケットに財布を入れたまま座わる、片足に体重をのせたまま立つ、長時間足を閉じたまま立つ、怪我などで足を引きずりながら歩く、長時間座り続けるなど。

解決策

- 後ろのポケットに財布を入れないようにしましょう。
- 長時間立つ場合は、足を開いて立ち、片側の足から反対側の足へ定期的に体重を移動しましょう。
- 長時間座る場合は、15〜20分ごとに部屋の中で歩くようにしましょう。30分のタイマーを部屋の端に置き、そのアラームを消しに行くことで、定期的に立つ時間を確保するとよいでしょう。
- 寝るときは、脚の間に枕を挟みましょう。

原因・持続因子 3
■ 筋肉に損傷がある
　転倒したり、筋肉内注射するなど。

解決策
■ 筋肉内注射を受ける場合は、小殿筋を避けましょう。注射をする部位は、トリガーポイントが形成される可能性が少ない中殿筋（31章）や三角筋（44章）に変更しましょう。

原因・持続因子 4
■ 仙腸関節のアライメントのずれや神経根症がある

解決策
■ 仙腸関節や腰椎のアライメントに問題があるかを確認するために専門医の診察を受けましょう。

原因・持続因子 5
■ 肥満により小殿筋に過剰な負荷がかかる

解決策
■ 肥満である場合は、トリガーポイントが不活性化されるまで、小殿筋に過剰な負担がかかる運動を避けるとともに、筋力を徐々に増やしていきましょう。また、5章の「筋肉の治療を行うためのガイドライン」（p42）を参照し、負荷の少ない運動を行いましょう。

原因・持続因子 6
■ 筋肉あるいは身体全体が冷えている

解決策
■ 小殿筋を温めるようにしましょう。

原因・持続因子 7
■ 身体の一部が非対称である

解決策
■ 片側の骨盤が小さいなど、身体に非対称がある場合は、専門医の診察を受け、リフトやパッドを用いて調整しましょう。詳細に関しては、4章を参照してください。

セルフケアテクニック

　対側の胸腰部傍脊柱筋群（18章）の緊張は、骨盤を傾かせたり、回旋させる可能性があり、股関節の痛みと殿筋群にトリガーポイントを形成する可能性があります。最初に胸腰部傍脊柱筋群を治療した後、両側の大殿筋（30章）、中殿筋（31章）を治療しましょう。セルフケアを行っても、症状が一時的にでも改善しない場合は、腰方形筋（28章）のトリガーポイントを確認してください。

圧迫方法

■ 小殿筋の圧迫方法

①身体の左右の外側にある小殿筋の治療を行います。小殿筋のトリガーポイントは、殿部の後面上1/3から股関節と骨盤上端にかけて存在します（写真A1、A2：圧迫部位を示す）。

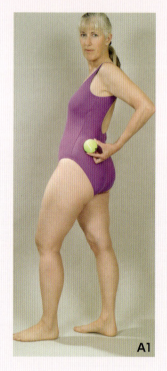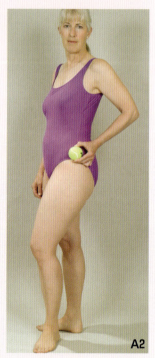

②テニスボールの上に横たわり、トリガーポイントを探し、その部位から徐々にボールを側方へ押し出すように動かしていきます（写真A3、A4）。小殿筋全体が治療されるまで、横向きのままで行いましょう。特に、前方にボールを動かすことが難しいかもしれませんが、下着の脇の縫い目あたりにボールを動かすことができれば、うまく治療ができるでしょう。

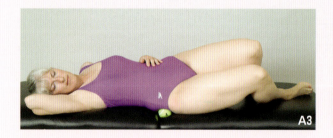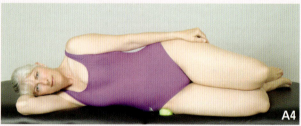

ストレッチ

■小殿筋前部のストレッチ
①背中がベッドの端にくるように横向きに寝ます。上の脚を下方に落とし、重力を使って、ストレッチを行います（写真B1）。
②さらに筋肉を伸ばす場合は、ふくらはぎの上に反対側の脚の踵を置いて負荷をかけます（写真B2）。膝の近くまで踵を動かし、負荷を大きくすると、さらに筋肉を伸ばすことができます（写真B3）。

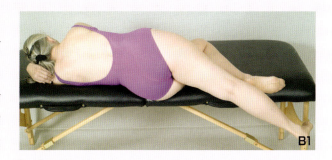

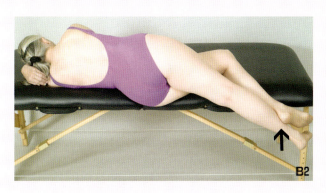

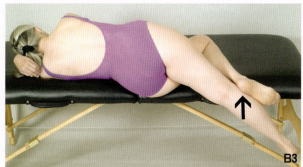

■小殿筋後部のストレッチ
①横向きに寝て、上の脚をベッドから出します。下の脚は、ベッドから落ちないように90°以上に曲げます。
②体幹のラインを少し前かがみにし、つま先を床方向にわずかに回旋させ、重力を使ってストレッチを行います（写真C）。

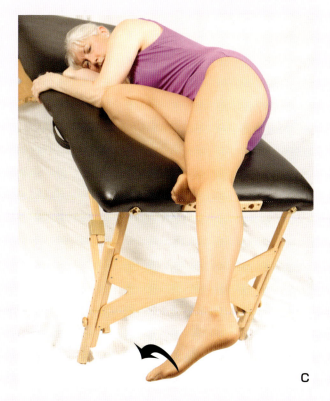

他に確認すべき筋肉

梨状筋（29章）、中殿筋（31章）、大腿筋膜張筋（63章）、大腿四頭筋（65章）の外側広筋に存在する随伴性トリガーポイント、腓骨筋群（64章）の長腓骨筋、腰方形筋（28章）、大殿筋（30章）

鑑別診断

痛みが股関節の局所に存在したり、殿部から膝の側面にある場合は、大転子の上に位置する滑液包が炎症を起こしている大転子滑液包炎である可能性があります。一般的に、滑液包を圧迫すると強い痛みがあり、圧をかけることで症状が再現されます。小殿筋のトリガーポイントは、滑液包炎と誤診される可能性があるので、必ず周囲の筋肉のトリガーポイントを確認してください。滑液包炎の症例では小殿筋にも緊張が認められることが多く、その緊張を緩和させると痛みが軽減することから、トリガーポイントが滑液包炎の原因となっている可能性があります。なお、鍼治療により、滑液包炎を治療することができます。鍼治療では、患者を横に寝かせ、滑液包の中心に1本、その周囲に4～5本の鍼を刺入します。また、滑液包炎の原因となっているトリガーポイントや、足の少陽胆経に沿った経穴に治療が行われます。

椎間板や腰椎に問題がある場合は、痛みは片側の腰椎から始まり、殿部領域、さらには下肢へと痛みが放散され、鋭く強い痛みが生じます。関連痛が殿部から始まっているにもかかわらず、腰部に痛みの部位がない場合は、小殿筋または梨状筋（29章）のどちらかのトリガーポイントによって痛みが生じている可能性があります。椎骨周囲に痛みがある場合は、医療機関を受診し、MRI検査をする必要があるでしょう。鍼治療は、椎間板症に対しては効果がありますが、脊柱管狭窄症に対してはあまり効果が得られないでしょう。また、鍼治療では脊柱管の狭窄を物理的に改善することは難しいため、手術が必要となる場合があります。なお、脊柱管の狭窄による痛みは、手術した翌日には症状が改善します。

63 大腿筋膜張筋

　大腿筋膜張筋は、骨盤から股関節を越えて、太ももの外側で腸脛靱帯と結合しています。この筋肉は、太ももを屈曲・回旋させることで立ったり歩いたりするときに働き、股関節を外転する作用もあります。さらに、この筋肉は膜関節を安定させる補助的な作用があります。

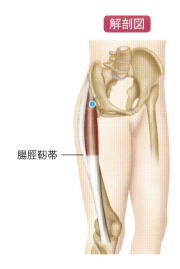

解剖図

腸脛靱帯

　大腿筋膜張筋のトリガーポイントからの関連痛は、小殿筋前部（62章）、中殿筋（31章）、大腿四頭筋（65章）の外側広筋に存在するトリガーポイントからの痛みと鑑別する必要があります。また、大腿筋膜張筋のトリガーポイントは、大転子滑液包炎と類似した症状を引き起こすことから、大転子滑液包炎と誤診される可能性があります。

一般的な症状

- 痛みは股関節の深部、太ももの外側下部、太ももの側面と前面の間に放散する。さらに、太ももの前面や鼠径部周囲にも痛みが生じる。
- 痛みは早歩きなどで悪化する。
- 足と体幹の角度が90°未満の状態で、長時間イスに座ることができない。また、横になって寝れない。

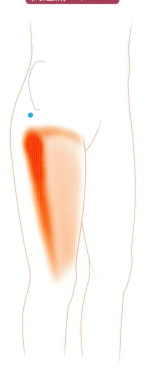

関連痛パターン

トリガーポイントの原因・持続因子および解決策

原因・持続因子1

- **下肢に過剰な負荷がかかる**
  足の回内位が改善されていない状態で走る、脚長差がある、坂道でウォーキングやランニングをする、長期間下肢に負荷をかけるなど。
- **ランニングを行う**
  コンディショニングが悪い、事前に十分なストレッチを行っていないなど。
- **高い場所から飛び降りて外傷を受けた**

解決策

- 回内位を矯正するために、装具を着用しましょう。詳細に関しては、2章を参照してください。靴底が擦り減っている場合は、靴を交換してください。
- 仰向けになったとき、患側の脚が反対側より短いことがあります。大腿筋膜張筋を治療するときは、専門医の診断が重要となります。足底板を処方してもらう前に、脚長差があるかを確認しましょう。
- トリガーポイントが不活性化されるまでは、坂道でウォーキングやランニングをすることは控えてください。ウォーキングやランニングを行う必要がある場合は、定期的に方向をかえ、下肢にかかる負荷を分散させてください。

原因・持続因子2

- **脚と体幹の角度が90°未満（前かがみ）の姿勢で座ったり、寝ている者**

解決策

- あぐらをかいて座るのはやめましょう。イスや車の座席に座ったり、寝たりするときは、脚と体幹の角度が90°以上になるようにしてください。ランバー・サポートを使用すると、姿勢が改善できます。車を運転するときは、クルーズコントロール（車速設定装置）を利用し、殿部に薄い枕を敷くなどの工夫をしましょう。

セルフケアテクニック

　大腿筋膜張筋に単独で障害が起こることは稀であるため、小殿筋前部（62章）のトリガーポイントを確認してください。小殿筋のトリガーポイントは、太ももの外側に痛みを放散させることがあるので、腸脛靭帯を緊張させる原因となっている可能性があります。腸脛靭帯が緊張すると、腸脛靭帯に付着している大腿筋膜張筋や大殿筋（30章）も影響を受ける可能性があるので、小殿筋と大殿筋を必ず確認してください。また、この状態は、足関節が回内位（がに股）のランナーによく認められます。腸脛靭帯炎は膝外側の上方周囲に広がる痛みと圧痛が認められ、小殿筋と大殿筋にセルフケアを行うことで痛みは軽減します。

　中殿筋（31章）、大腿四頭筋（65章）の大腿直筋、縫工筋（66章）、腸腰筋（22章）、腰方形筋（28章）のトリガーポイントの関連痛パターンは類似しているため、これらの筋肉も確認してください。また、大腿筋膜張筋のトリガーポイントの活性化にも関与している可能性があるため、これらの筋肉には大腿筋膜張筋によって生じた2次的なトリガーポイントが存在している可能性があります。

圧迫方法

■胸腰部傍脊柱筋群の圧迫方法

　この筋群は、大腿筋膜筋のトリガーポイントに関与しているため、セルフケアの一部として、これらの筋肉の治療を行いましょう。圧迫方法に関しては、18章を参照してください。

■大腿筋膜張筋の圧迫方法

①大腿筋膜張筋は上前腸骨棘の約12〜20cm下を走行しており、ズボンの前のポケットの付近にトリガーポイントが存在します（写真A1）。
②ベッドの上に横になり、テニスボールで圧迫します。ほとんどの人はしっかりと圧迫することができないので、小殿筋前部（62章）の治療を行った後に、そのまま前方に身体を倒すようにして治療を行ってください（写真A2）。

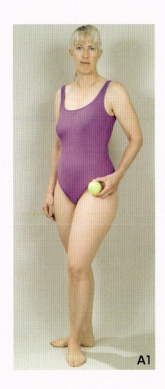
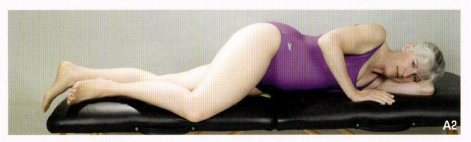

ストレッチ

■大腿筋膜張筋のストレッチ
①ベッドの端で横になり、上の脚を下方に下ろし、その脚のつま先が天井を向くように回します（**写真 B**）。
②重力を使って足をぶらぶらさせて、ストレッチを行います。

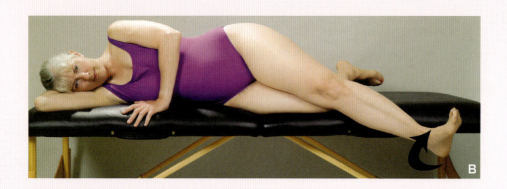

■大腿四頭筋のストレッチ
　このストレッチは、大腿筋膜張筋に対しても効果があります。ストレッチの方法に関しては、65章を参照してください。

■腹部のストレッチ
　ストレッチの方法に関しては、17章を参照してください。腰に問題が起こったときは、このストレッチを行うことはやめましょう。

■太ももと股関節伸展のストレッチ
　ストレッチの方法に関しては、22章を参照してください。

他に確認すべき筋肉
　小殿筋前部（62章）、中殿筋（31章）、大殿筋（30章）、腰方形筋（28章）、大腿四頭筋（65章）の大腿直筋・外側広筋、腸腰筋（22章）、縫工筋（66章）

鑑別診断

　セルフケアを行っても症状が改善しない場合は、L4神経根症、仙腸関節炎、大転子滑液包炎、絞扼性末梢神経障害である可能性があります。これらの可能性を除外するために、医療機関を受診する必要があります。滑液包炎が疑われる場合は小殿筋（62章）を、知覚異常性大腿神経痛が疑われる場合は縫工筋（66章）を確認してください。

64 腓骨筋群

長腓骨筋、短腓骨筋、第3腓骨筋

長腓骨筋、短腓骨筋、第3腓骨筋の上部は腓骨に付着し、腱は足根骨に付着しています。これらの筋肉は、足関節を安定させる作用があります。

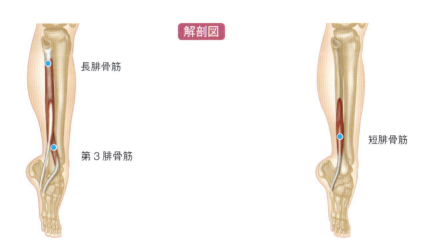

解剖図

長腓骨筋
第3腓骨筋
短腓骨筋

トリガーポイントからの圧痛や痛みは足関節周囲へ広がるため、関連痛は関節炎や慢性的な捻挫と誤診される可能性があります。3つの腓骨筋群のいずれかの筋力が低下すると、「不安定な足首」の原因となる可能性があり、その結果、頻繁に足首が捻挫したり、場合によっては足首が骨折します。捻挫や骨折は、トリガーポイントを持続させるので、この悪い連鎖を断ち切るための治療が必要不可欠となります。

コンパートメント症候群である場合は、すぐに医療機関を受診し、適切な治療を行う必要があります（55章を参照）。外側コンパートメント症候群は、足が回内していたり、距骨下関節の可動域が大きいランナー、長腓骨筋が断裂している人に起こる可能性があります。なお、このような患者は、治療後もトリガーポイントが存在していないかを確認する必要があります。

一般的な症状

- 長腓骨筋と短腓骨筋の関連痛と圧痛は、距骨の外側周囲、足関節の外側、下腿外側に認められる。第3腓骨筋の関連痛と圧痛は、足首関節の前側、距骨外側後方、踵の上下に認められる。
- 骨折や外側の捻挫が頻繁に生じる場合は、不安定な足首が原因である可能性がある。この場合は、インラインスケートやアイススケートをする際に、頑丈なシューズを着用する必要がある。
- 深腓骨神経が絞扼されると、足が上げられないために頻繁につまずいて転倒する。総腓骨神経、浅腓骨神経、深腓骨神経が絞扼されると、足首の筋力低下が生じると同時に、足と足首の前面に痛みと感覚鈍麻が生じることがある。

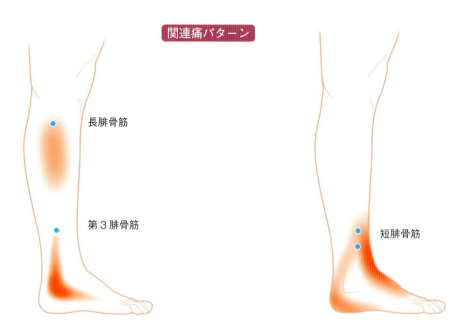

関連痛パターン

トリガーポイントの原因・持続因子および解決策

原因・持続因子1
- 小殿筋前部のトリガーポイントからの関連痛がある
- 前脛骨筋と後脛骨筋にトリガーポイントが存在する

解決策
- 小殿筋前部（62章）、前脛骨筋（69章）、後脛骨筋（60章）に存在するトリガーポイントは、腓骨筋群にトリガーポイントを形成することがあるため、これらの筋肉のトリガーポイントを確認してください。

原因・持続因子2
- 坂道でウォーキングやランニングをする

解決策
- トリガーポイントが不活性化するまでは、ウォーキングやランニングを控えましょう。また、坂道や競技場で運動することを避けましょう。

原因・持続因子3
- 足に負荷がかかる生活習慣がある
  つま先を真っ直ぐに伸ばして寝る、ハイヒールやスパイクヒール（つま先が尖っていて踵が非常に高い婦人靴）を履いているなど。

解決策
- 寝るときは、足と下腿の角度が90°を保持できるように、足の裏に枕を入れましょう。
- ハイヒールやスパイクヒールは履かないようにしましょう。つま先の尖っている靴や、足の指が交差してしまうような幅の狭い靴は避けましょう。年齢を重ねるにつれて、足幅が広くなるので、足の大きさを定期的に確認してください。あわない靴や底が擦り減った靴は捨て、運動靴のような幅の広い靴に履きかえましょう。また、深いヒールカップやアーチサポートを入れるなど、矯正装具を利用しましょう。なお、最近の靴の底は、アーチを支持する部分がありません。詳細に関しては、2章「履き物」（p18）を参照してください。

原因・持続因子4
■ゴムのきつい靴下やストッキングを履いている

解決策
■靴下やストッキングを脱いだとき、皮膚に痕が残る場合は、血液循環が悪くなっている可能性があります。幅が広くて緩いゴムの靴下やストッキングを着用するようにしてください。

原因・持続因子5
■下腿、足首、足を捻挫や骨折し、ギプスで固定している

解決策
■ギプスで固定するとトリガーポイントが形成されやすくなるので、捻挫や骨折から回復した後も、下肢、足首、足に痛みが残っている場合は、腓骨筋群のトリガーポイントを確認してください。

原因・持続因子6
■第1趾より第2趾のほうが長かったり、脚長差がある ■脚を組むことで総腓骨神経が圧迫されている

解決策
■第2趾が長いために、足が回外する場合(靴底の外側が擦り減っている場合)は、矯正装具を使う必要があります。 ■片側の骨盤に異常があり、それを補うために脚を組む場合は、総腓骨神経が圧迫されやすくなります。 ■脚長差がある場合は、両脚の第2趾が長い場合でも片側の脚が痛みます。これは、短い脚に体重がかかり、慢性的にその筋肉に過剰な負荷がかかるためです。なお、脚長差は、骨の長さが非対称というよりも、足の回内や患側の土踏まずのアーチがないために、「短い」状態となっていることもあります。このような場合は、専門家の診察を受け、リフトやパッドなどの矯正装具を用いて調整しましょう。

セルフケアテクニック

圧迫方法

注意:下肢の治療では、この領域に静脈瘤があると、血栓が心臓や脳に運ばれる可能性があるため、自分では圧をかける治療は行わないでください。また、静脈瘤を避ける必要があるため、鍼灸師やマッサージ師などに治療を依頼しましょう。ただし、ストレッチは、自分で行うことができます。

■**小殿筋の圧迫方法**

　小殿筋前部の関連痛が腓骨筋群にトリガーポイントを形成する可能性があるので、小殿筋を必ず確認してください。圧迫方法に関しては、62章を参照してください。

■腓骨筋群の圧迫方法

①ベッドに横になり、大腿外側にテニスボールを置き、脚の重さを使って圧迫します（写真A1）。ボールを移動させるときは、脚を動かします。トリガーポイントを圧迫する時間は、8秒～1分間としてください（5章を参照）。

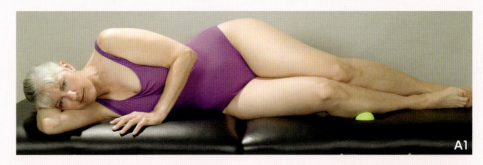

②ベッドの上に座り、患側の手で第3腓骨筋のトリガーポイントを圧迫します（写真A2）。外くるぶしの上約2～5cmの部位と下腿の前面を圧迫しましょう。

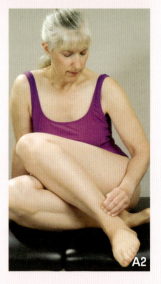

ストレッチ

■腓骨筋群のストレッチ

このストレッチは入浴中に行うと最も効果的で、座って行うこともできます。左側のストレッチを行う場合は、左足を右の太ももの上へ置き、足の裏が天井を向くようにして伸ばします（写真B）。その際、下腿の外側が伸ばされている感覚があると効果があります。

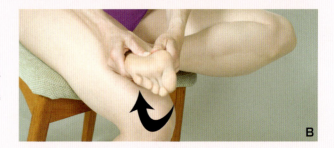

他に確認すべき筋肉

小殿筋前部（62章）、前脛骨筋（69章）、後脛骨筋（60章）、長趾伸筋群（70章）の長趾伸筋

鑑別診断

長腓骨筋のトリガーポイントは、膝窩横紋直下の外方で総腓骨神経を絞扼する可能性があり、前部コンパートメントと外側コンパートメントの筋群の筋力が低下することがあります。絞扼による感覚障害は、第1趾と第2趾に最も強く起こります。

総腓骨神経の絞扼や、腓骨筋のトリガーポイントからの関連痛の症状に対して、セルフケアを行っても改善しない場合は、腰部椎間板ヘルニア、嚢胞、長腓骨筋の断裂の可能性を除外するために医療機関を受診する必要があります。

65 大腿四頭筋

大腿直筋、内側広筋、中間広筋、外側広筋

　大腿直筋は股関節と膝関節を通過する2関節筋です。一方、内側広筋、中間広筋、外側広筋は膝関節だけを通過します。大腿四頭筋は強靭な腱となり、全て膝蓋骨に付着し、膝蓋骨から膝蓋靭帯となり、下腿の脛骨に付着しています。大腿直筋は股関節を屈曲し、大腿四頭筋は膝関節を伸展する作用があります。

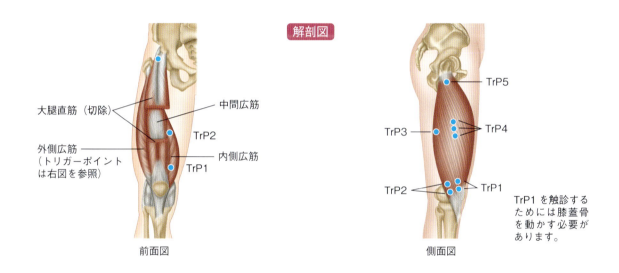

　内側広筋や外側広筋は、膝蓋骨の位置と動きを正常な状態に維持する働きがあります。しかし、片方あるいは両方の筋肉の緊張やトリガーポイントの存在は、膝蓋骨を片側または他方向へ引っ張り、筋肉とその下の骨や関節に構造的な損傷が生じます。

　大腿四頭筋のトリガーポイントは、可動域の制限が少なく見落とされやすいため、TravellとSimonsは著書の中で「Four-Faced Trouble Maker（四頭のトラブルメーカー）」と紹介しています。一方、内側広筋上部のトリガーポイントからの痛みは、大転子滑液包炎と誤診されることがあります。なお、大転子滑液包炎の詳細に関しては、62章の「鑑別診断」（p276）を参照してください。

一般的な症状

- 痛みは太ももや膝に放散され、下腿外側にまで及ぶことがあるため、類似している関連痛パターンの全てのトリガーポイントを確認する必要がある。
- 膝の伸展時に筋力低下が認められるときは、大腿直筋、内側広筋、中間広筋に活動性トリガーポイントあるいは潜在性トリガーポイントが存在している可能性がある。

大腿直筋

- 痛みは膝と膝蓋骨周囲の深部に放散され、寝ているときは太ももの前面にまで及ぶ。痛みは膝にあるにもかかわらず、トリガーポイントは鼠径部の下に存在する。稀にトリガーポイントは膝上にも存在することがあり、膝関節の深部に痛みを放散する。
- 階段を昇るよりも降りるほうが困難である。
- 大腿直筋は、大腿骨を広く覆っているので、大腿を切断した人に生じる幻肢痛は、この筋肉が関与している。

内側広筋

- 膝に近いトリガーポイントは、膝前面に痛みを放散し、太ももの中央にあるトリガーポイントは、膝内側と太ももの前面に痛みを放散する。
- 膝関節に生じる深部痛は、睡眠を妨げ、膝の炎症と誤診される可能性がある。
- トリガーポイントは、痛みを生じるより、可動域の制限を起こし、脚の動きに影響を与える。
- 筋力低下による突然の「膝崩れ」は、転倒や怪我の原因となる。これは凸凹のある道を歩いているときに起こりやすい。トリガーポイントが内側広筋と大腿直筋の両方で認められる場合は、「膝崩れ」だけではなく、「股関節崩れ」が生じる可能性がある。

中間広筋

- 太ももの中央や外側に激しい痛みが生じる。通常、痛みは動いているときに感じ、安静時には生じない。
- 座った後に歩き出すとき、膝を完全に伸ばすことができず、脚を引きずってしまう。階段を昇ることができない。
- 膝崩れは、中間広筋と腓腹筋（58章）のトリガーポイントによって起こる。また、膝崩れは、手術を必要とする外側脛骨プラトーの前方亜脱臼によっても起こる。これは、中間広筋のトリガーポイントが影響している可能性も高いため、最初に中間広筋を確認する必要がある。膝蓋骨のロッキングは、主に外側広筋で生じるが、中間広筋のトリガーポイントが原因となることもある。

外側広筋

- 太ももの外側に沿って複数のトリガーポイントが形成され、太ももの外側、膝、ふくらはぎの下方に沿って関連痛が生じる。トリガーポイントからの関連痛が寛骨の外側あるいは大転子直上に放散される場合は、大転子滑液包炎と誤診されることがある。
- 歩行時に痛みがあり、患側の脚を引きずることがある。
- 患側の脚を下にして寝ると、睡眠が妨げられるほどの痛みが生じる。
- 膝蓋骨が引っかかって動かない状態になると、イスから立ち上がった後に膝を伸ばしたり、曲げたりすることが困難となる。膝蓋骨が完全にロッキングされると、膝を少し曲げることができても、歩行することができない。さらに、膝を曲げて中腰となる姿勢をとれない場合は、座ることもできない。階段を昇るよりも降りるほうが困難である。

靭帯のトリガーポイント

- 外側側副靭帯は、膝外側に痛みを放散する。

65章 大腿四頭筋

関連痛パターン

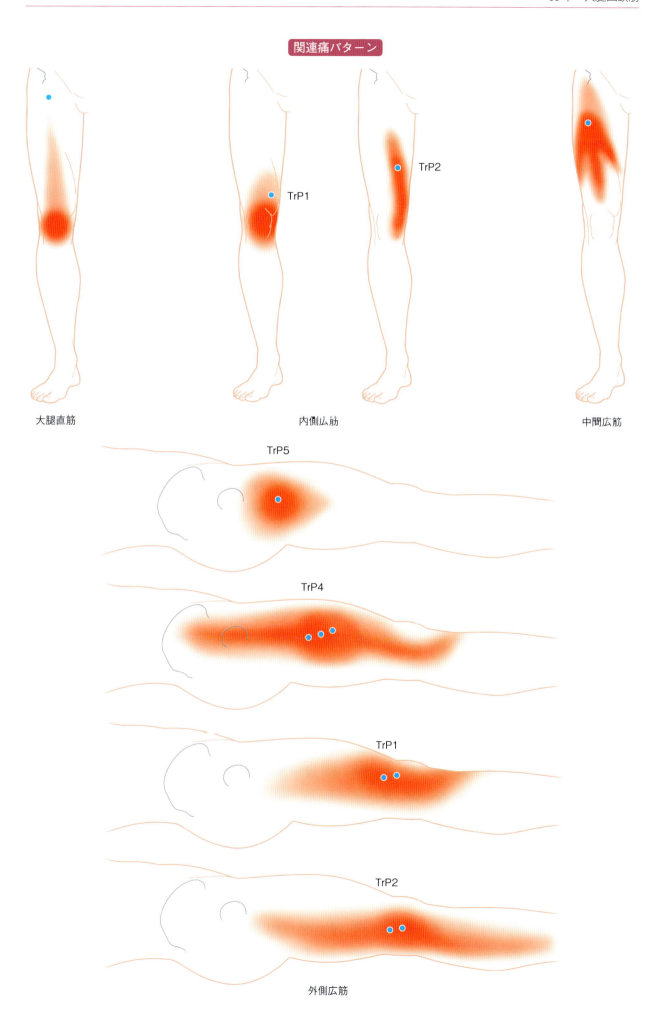

大腿直筋　　　内側広筋　　　中間広筋

外側広筋

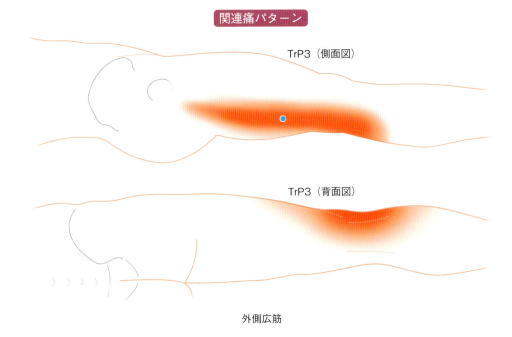

関連痛パターン

TrP3（側面図）

TrP3（背面図）

外側広筋

トリガーポイントの原因・持続因子および解決策

原因・持続因子

大腿四頭筋
- 太ももの前面に負荷がかかった
  つまずく（穴にはまったり、縁石で転ぶ）、スポーツ外傷、怪我や打撲など。
- 太ももの前面に過剰な負荷をかけたり、誤ったコンディショニング運動を行う
  足首付近に体重がかかるように膝を深く屈曲したり、伸展するなど。
- ハムストリングス（56章）が緊張している
- 足首の可動域制限、大腿四頭筋の過剰な負担、ヒラメ筋（59章）に活動性トリガーポイントが存在する
- 片脚のみ正座した姿勢で座る
- 太ももにインスリンなどの筋肉内注射を行う
- 長期間ギプスで固定をしている

大腿直筋
- 膝に負荷がかかった状態で長時間座る
- 股関節の骨折や手術、変形性股関節症、股関節のアライメント異常がある

内側広筋
- 過度に回内した扁平足
- ランニング、スキー、バスケットボール、サッカーなどを行う
- 転倒したり、膝関節や筋肉に直接的な外傷がある
- 硬い床の上で正座をする

中間広筋
- 他の大腿四頭筋群のトリガーポイントによって、トリガーポイントが形成された

外側広筋
- スポーツなどで突然筋肉に過剰な負荷がかかったり、直接的な外傷がある
- 膝を伸ばした状態で長時間座る
- 変形性股関節症、股関節のアライメント異常がある

解決策

- 治療する前に、ネオプレーン素材（ゴム製）の膝サポーターを着用しましょう。これは大腿四頭筋の下部を温め、下肢を意識する効果があります。
- 回内位を改善するために矯正装具を着用し、ハイヒールは履かないでください。脚長差がある場合は、専門医の診察を受けましょう。
- 深く膝を屈曲したり、しゃがみこんだりしないでください。膝を適切に伸展させる方法は、理学療法士の指導を受けましょう。
- 床から物を拾い上げる動作を避けましょう。
- 長時間正座をすることをやめて、イスに座り、定期的に休憩をとりましょう。体幹と太ももの角度が90°以下（前かがみの姿勢）の状態が続く場合は、長時間同じ姿勢で座ることを避け、必ずランバー・サポートを使用してください。
- 膝を伸ばした状態で座ったり、片脚のみ正座した姿勢で座ることはやめましょう。なお、ロッキングチェアーを使用すると、筋肉を動かす助けとなります。イスから立ち上がるときは、腕を使って立つようにしましょう。
- 車を運転するときは、体幹と太ももの間の角度を広げるために、ランバー・サポートや枕などを殿部の下に敷きましょう。また、定期的に休憩をとりましょう。
- 内側広筋と外側広筋にトリガーポイントがある場合は、両脚の間に枕を入れ、健側を下にして眠りましょう。
- 筋肉内注射を受ける場合は、大腿四頭筋以外の筋肉に変更できるか、医師に確認してください。
- 腰椎のアライメント異常や股関節の問題がないかを確認することは重要です。専門医の診察を受け、これらの症状の確認や治療をしましょう。

セルフケアテクニック

小殿筋前部（62章）、大腿筋膜張筋（63章）に存在するトリガーポイントは、外側広筋と類似した関連痛が生じる可能性があるため、これらの筋肉は必ず確認してください。痛みが太ももの前面または内側にある場合は、股関節内転筋群（67章）の長内転筋・短内転筋・薄筋も確認してください。また、大腿四頭筋のトリガーポイントの活性化が持続している場合は、ハムストリングス（56章）やヒラメ筋（59章）の確認も必要となります。

大腿直筋にトリガーポイントが存在する場合は、腸腰筋（22章）、縫工筋（66章）の場合と同様に、他の大腿四頭筋も確認してください。内側広筋にトリガーポイントが存在する場合は、大腿直筋、長腓骨筋（64章）、股関節内転筋群、大腿筋膜張筋、中殿筋（31章）も確認してください。中間広筋にトリガーポイントが存在する場合は、大腿直筋や外側広筋を確認し、さらに外側広筋にトリガーポイントが存在する場合は、小殿筋前部も確認してください。

圧迫方法

注意：下肢の治療では、その領域に静脈瘤があると、血栓が心臓や脳に運ばれる可能性があるため、自分では圧をかける治療は行わないでください。また、静脈瘤を避ける必要があるため、鍼灸師やマッサージ師などに治療を依頼しましょう。ただし、ストレッチや運動は、自分で行うことができます。

■ハムストリングスの圧迫方法

大腿四頭筋を治療すると、筋痙攣が生じることがあります。それを防ぐために、最初にハムストリングスの治療を行いましょう。ハムストリングスにトリガーポイントが存在しない場合は、次回からはこの治療を行う必要はありません。ハムストリングスの圧迫方法に関しては、56章を参照してください。

■ 外側広筋の圧迫方法

外側広筋を治療するためには、最初に小殿筋前部（62章）と大腿筋膜張筋（63章）に対して、ボールを使ったセルフケアを行ってください。

①太ももの外側にテニスボールを入れ、圧痛点を見つけたら、テニスボールをその部位まで動かし、外側広筋を圧迫します（写真A1）。

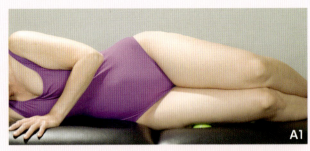

②膝蓋骨の外側周囲には、いくつかのトリガーポイントがあるので、必ず筋肉全体を確認してください。真っ直ぐに脚を伸ばし、手で膝を包み、膝蓋骨の外側に両親指を置きます。そして、体幹から離れるように外側から内側へ膝蓋骨を押し、この周囲のトリガーポイントを圧迫します（写真A2）。

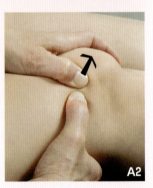

■ 大腿直筋と中間広筋の圧迫方法

①うつ伏せになって、太ももの下にボールを入れます。膝を曲げた状態で、大腿直筋とその下層の中間広筋の周囲をテニスボールで圧迫します（写真B1）。このとき、必ず筋肉全体を圧迫してください。

②ゴルフボールや他の道具を使って、圧痛点を上から押してもよいでしょう（写真B2）。ただし、大腿直筋は厚いため、強い圧をかける場合は、①のようにうつ伏せになって行いましょう。

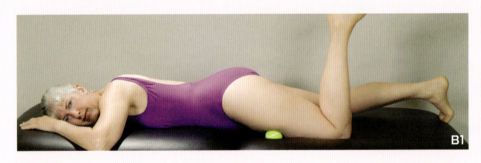

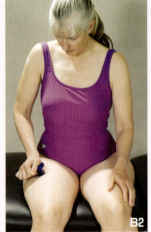

■ 内側広筋の圧迫方法

親指あるいはゴルフボールや他の道具を使って圧痛部を圧迫し、内側広筋を治療します（写真C）。圧を加えすぎないように、注意しましょう。

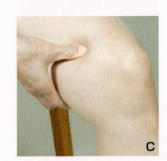

ストレッチ

■ 大腿四頭筋のストレッチ
①ベッドに横向きに寝て、下の脚を体幹に対して約90°に曲げます。
②上の脚の足首をつかみ、後方に引っ張り、太ももの前面をストレッチします（写真D1、D2）。

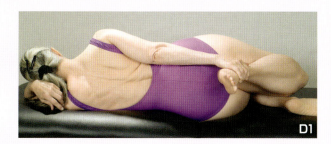
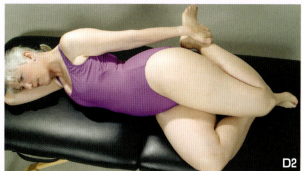

■ 大腿四頭筋のストレッチ
①体を支えるために、安定したイスの背もたれなどにつかまります。
②同側の手で足首をつかみ、身体の後ろに脚を引き上げます（写真E1）。
③反対側の手で足首をつかみ、身体の後ろに脚を引き上げます（写真E2）。
④②は中間広筋を中心としたストレッチで、③は外側広筋を中心としたストレッチです。必ず両脚のストレッチを行うようにしてください。これらのストレッチは、温水プールで行うと最も効果があります。その際は、バランスをとるためにプールの縁につかまりながら行いましょう。

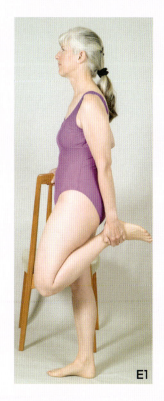
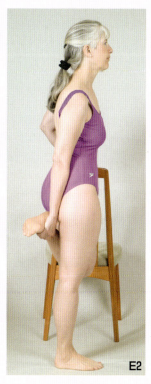

他に確認すべき筋肉

ハムストリングス（56章）、腸腰筋（22章）、縫工筋（66章）、小殿筋前部（62章）、大腿筋膜張筋（63章）、股関節内転筋群（67章）、ヒラメ筋（59章）、腓骨筋群（64章）の長腓骨筋、中殿筋（31章）

鑑別診断
膝の痛みは、靭帯の緊張や断裂、半月板の断裂、腱炎や滑液包炎、膝蓋骨の骨折や神経絞扼など、様々な原因で起こります。そのため、トリガーポイントが不活性化した後も痛みが残っている場合は、医療機関を受診する必要があります。また、他の原因が見つかった場合も、トリガーポイントによって起こる症状もあるので、トリガーポイントの治療は、症状の軽減や術後回復の助けとなるでしょう。

66 縫工筋
ほうこうきん

縫工筋は、股関節と膝関節を走行しており、歩行時に2つの関節を曲げる作用があります。さらに、脚を組むような股関節を外旋させる作用もあります。この筋肉は様々な運動に働き、バスケットボール、テニス、バレーボールなどの複雑な動きが求められるスポーツで特に関与します。

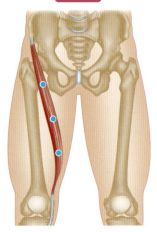

解剖図

縫工筋下方のトリガーポイントからの痛みは、大腿四頭筋（65章）の内側広筋と類似した領域に放散しますが、内側広筋のトリガーポイントからの痛みは、広範囲に表面的に生じるのではなく、膝関節の深部に感じます。

一般的な症状

- 表面に鋭くチクチクとする関連痛は、太ももの前面の様々な部位に認められ、膝内側の表面痛として感じる。

- 大腿外側皮神経が絞扼されると、太ももの前面にしびれやヒリヒリ感、不快な感覚が生じる。これは知覚異常性大腿神経痛と呼ばれ、立ったり歩いたりするときに痛みが強くなる。

関連痛パターン

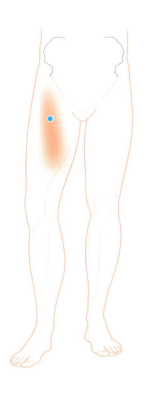
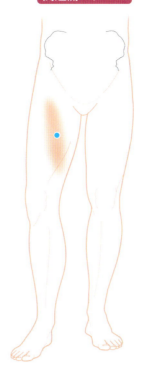
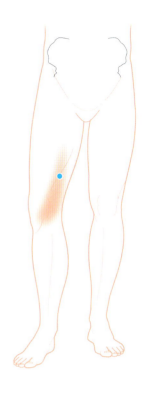

トリガーポイントの原因・持続因子および解決策

原因・持続因子1

- 足が過度に回内している

解決策

- 回内を矯正するため、2章「履き物」(p18) を参照してください。

原因・持続因子2

- 転倒して捻挫した
- 他の筋肉にトリガーポイントが存在する

　縫工筋のトリガーポイントは、大腿四頭筋（65章）の大腿直筋・内側広筋、腸腰筋（22章）、恥骨筋（68章）、大腿筋膜張筋（63章）、股関節内転筋群（67章）のトリガーポイントと同時に存在することが多くあります。

解決策

- あぐらをかいたり、足首を反対側の膝の上にのせて座ることはやめましょう。膝を抱きかかえて寝る姿勢をとらないでください。寝るときは、両脚の間に枕を入れましょう。
- 太ももの前面に焼けるような痛みや異常感覚がある場合は、上前腸骨棘下方のトリガーポイントを探してみましょう。また、腸腰筋の治療で効果がある可能性があります。
- 知覚異常性大腿神経痛は、肥満であったり、衣服やベルトで締めつけられたり、脚長差があったり、ズボンの前のポケットに財布を入れることによって生じることがあります。これらは持続因子となる可能性があるので、症状を軽減させるために、この原因を取り除く必要があります。

セルフケアテクニック

　縫工筋だけにトリガーポイントが形成されることは稀なため、大腿四頭筋（65章）の大腿直筋・内側広筋、腸腰筋（22章）、恥骨筋（68章）、大腿筋膜張筋（63章）、股関節内転筋群（67章）のトリガーポイントを必ず確認しましょう。

圧迫方法

■縫工筋の圧迫方法

　大腿四頭筋の大腿直筋と内側広筋に対する圧迫方法を用いて治療しましょう。圧迫方法に関しては、65章を参照してください。縫工筋は上前腸骨棘から大腿前面を通過し、膝の内側に付着するため、太ももの内側で筋肉が曲がっていることを意識してください。縫工筋のトリガーポイントを見落とさないためにも、全ての領域を治療するようにしてください。写真Aは縫工筋を圧迫する様子を示しています。

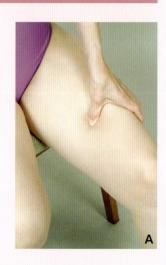

他に確認すべき筋肉

　大腿四頭筋（65章）の大腿直筋・内側広筋、腸腰筋（22章）、恥骨筋（68章）、大腿筋膜張筋（63章）、股関節内転筋群（67章）

67 股関節内転筋群

長内転筋、短内転筋、大内転筋、薄筋

　長内転筋、短内転筋、大内転筋は、恥骨周囲に付着しており、股関節を通過して大腿骨下部に付着しています。薄筋も恥骨周囲に付着していますが、この筋肉は股関節と膝関節を通過して下腿の脛骨に付着しています。これらの筋肉には、主に股関節を内転する作用があります。

解剖図

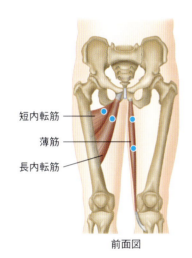

前面図

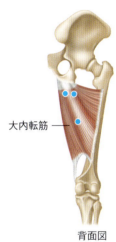

背面図

一般的な症状

長内転筋と短内転筋
- 痛みは太ももの前面、膝の前面上方、下腿の内側下方に放散し、深部で痛みを感じる。痛みは、立ったり、股関節をねじったときに増悪する。激しい運動や筋肉に過剰な負荷がかかるときに痛みを感じる。
- トリガーポイントは、膝のこわばり、股関節の外転や外旋の可動域制限を起こすことがある。

大内転筋
- 太ももの前面内側に痛みが生じ、鼠径部から膝の内側に放散する。その痛みは深部で骨盤のほうへ上昇し、爆竹が爆発するように強烈に感じることがある。また、痛みは性交時に起こりやすい。
- 股の間に存在するトリガーポイントは、恥骨、膣、直腸に痛みが生じ、場合によっては膀胱に関連痛を生じる。
- 寝ているときに、足を伸ばすことができない。

薄筋
- 太ももの内側表面に熱くて刺すような痛みが生じる。痛みは安静時も持続する。歩行時以外は、姿勢を変えても痛みは改善しない。

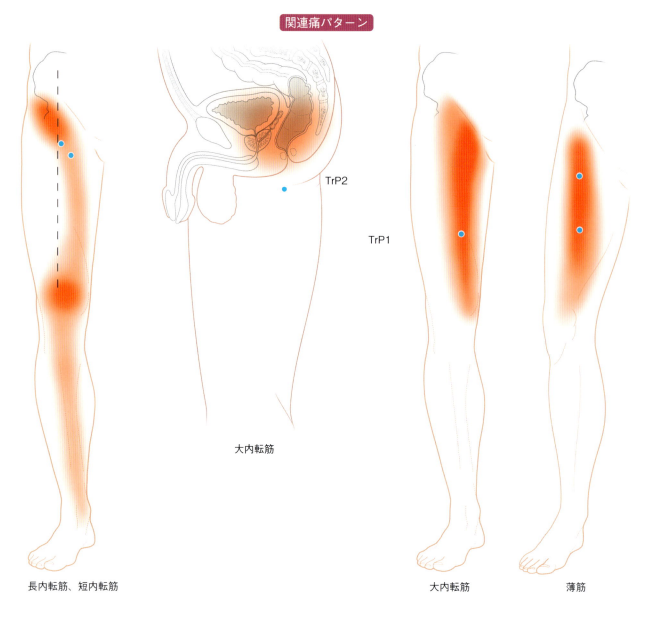

関連痛パターン

長内転筋、短内転筋　　　大内転筋　　　大内転筋　　　薄筋

トリガーポイントの原因・持続因子および解決策

原因・持続因子

- **突然脚に過剰な負荷がかかった**
  氷の上で脚を広げた状態で足をとられるなど。
- **下肢に負荷がかかる動作を行う**
  訓練をせずに乗馬をする、山登りをする、長期間自転車で旅行をする、プルークボーゲン（スキー板の先をつけて後方を開く滑り方）で滑る、ウェッジターンで滑るなど。
- **長時間、運転したり脚を組んでイスに座る**

解決策

- トリガーポイントが不活性化されるまでは、下肢に負担がかからない動作をしてください。
- 寝るときは、両膝の間に枕を入れ、太ももが真っ直ぐになるように保ちましょう。
- 脚を組んでイスに座らないようにしましょう。長時間座るときは、定期的に立ち上がりましょう。

セルフケアテクニック

　股関節内転筋群を治療した後も腰部や殿部に痛みが残っている場合は、中殿筋（31章）にトリガーポイントが存在するかを確認してください。中殿筋にトリガーポイントが存在しない場合は、次回からはこの治療を行う必要はありません。なお、太ももの前面と内側をホットパックで温めると、効果的な場合があります。

圧迫方法

　これらの筋肉を自分自身で治療することは非常に難しいため、全てのトリガーポイントを治療するには、マッサージ師、鍼灸師、理学療法士などの専門家に依頼してください。特に、大内転筋と短内転筋は深部にあり、これらの筋肉を単独で圧迫することは難しいため、超音波治療などを行いましょう。

■股関節内転筋群の圧迫方法

①片側の膝を曲げて座ります。太ももの内側のトリガーポイントは、親指やゴルフボール、他の道具などで圧迫します。

②大内転筋の上部を治療するときは、股を開いて坐骨を見つけ、筋付着部である坐骨付近全体を圧迫します（写真A）。なお、反対側の手を使うと簡単に圧迫することができます。股関節内転筋群は、押すだけではなく、親指と他の指で引き上げたり、つまんだりしましょう。

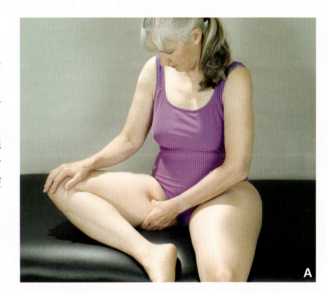

ストレッチ

■股関節内転筋群のストレッチ

①イスの背もたれをしっかりとつかみ、つま先が前を向いた状態で、脚を左右に広げます（写真B1）。

②ストレッチを行う側と反対のほうへ骨盤を徐々に回旋させていきます（写真B2、B3）。

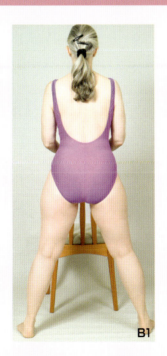
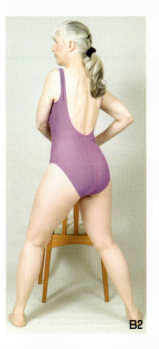
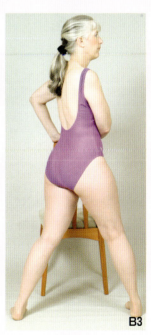

■ 温水プールで行う股関節内転筋群のストレッチ
① プールの縁（ここではイスの背もたれ）をしっかりとつかみ、左右に脚を広げます（写真C1）。
② 膝が曲がる程度まで片側に体重を移動させます（写真C2、C3）。体重を移動した反対側の太ももの内側に緊張を感じるように、ストレッチを行いましょう。
③ 胸の高さぐらいの温水プールで、このストレッチを行うと、膝への負担が軽減されます。

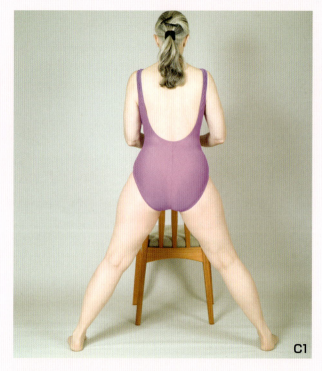

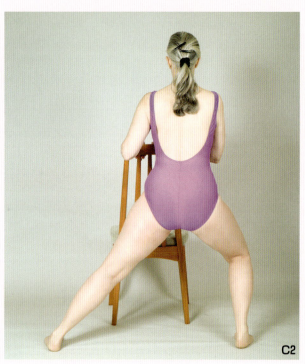

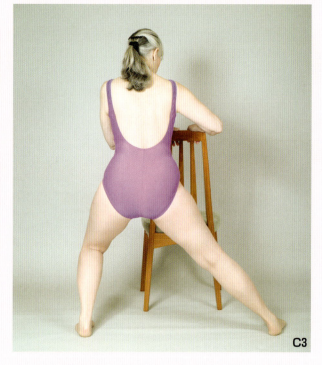

他に確認すべき筋肉

大腿四頭筋（65章）の外側広筋

鑑別診断

恥骨結合部へのストレス、恥骨の疲労骨折、大内転筋筋膜痛症候群は、内転筋群に過剰な負荷がかかり、慢性的な問題が起こります。そのため、セルフケアを行っても症状が改善しない場合は、これらの可能性を除外するために医療機関を受診する必要があります。

68 恥骨筋

　恥骨筋は、恥骨と大腿骨に付着しています。この筋肉は、脚を内転したり、太ももを屈曲させる作用があり、2つの動作を同時に行うときに最もよく働きます。

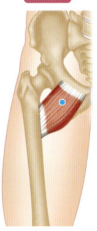

解剖図

　腸腰筋（22章）と股関節内転筋群（67章）のトリガーポイントを不活性化しても痛みが残る場合は、恥骨筋を確認しましょう。

一般的な症状

- 鼠径部や太ももの上部の深部にうずくような痛みがある。
- 脚を組んで座ったり、両脚で物を挟んだときに痛みがある。

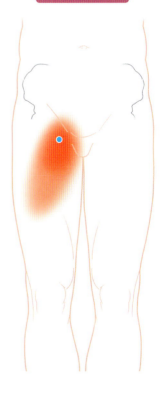

関連痛パターン

トリガーポイントの原因・持続因子および解決策

原因・持続因子1

- ■太ももを怪我した
    つまずく、転ぶなど。
- ■太ももの内側を強く絞める動作を行う
    乗馬をするなど。
- ■脚を組んで座ったり、体幹と股関節の角度が90°未満（前かがみ）で座る

解決策

- ■トリガーポイントが不活性化するまでは、太ももを内側に強く絞める動作は避けましょう。
- ■トリガーポイントが増悪するような姿勢で座らないようにしてください。
- ■寝るときは、両脚の間に枕を入れましょう。

原因・持続因子2

- ■股関節の疾患がある
    進行性の変形性脊椎症（OA）、大腿骨頚部の骨折、股関節の術後など。
- ■下肢の長さが異なる
    脚長差がある、骨盤に異常があるなど。

解決策

- ■専門医の診察を受け、骨格の非対称があるかを確認しましょう。骨盤の回旋が生じている場合は、腰椎や仙腸関節の専門医の診察を受けましょう。

セルフケアテクニック

恥骨筋のトリガーポイント単独で痛みを生じることは稀なため、股関節内転筋群（67章）と腸腰筋（22章）のトリガーポイントも必ず確認しましょう。

圧迫方法

■ **恥骨筋の圧迫方法**

膝関節を外旋させた状態で座ります。片手もしくは両手の親指で鼠径部の中央付近を圧迫します（写真A）。この周囲には大きな神経や血管が通過しているので、圧を強くかけすぎないように注意しましょう。

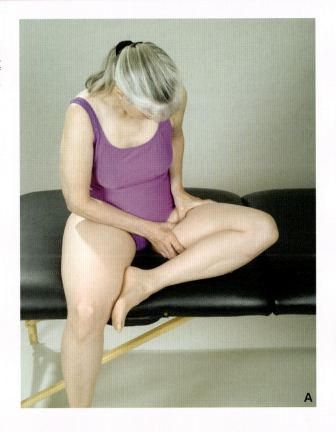

ストレッチ

■ **恥骨筋のストレッチ**

足が床に着かないような高いベッドで仰向けとなります。脚を45°外転させ、ベッドの端から脚を出し、重力を使ってストレッチを行います（写真B）。

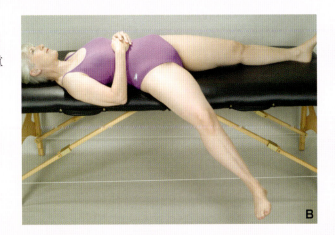

他に確認すべき筋肉

股関節内転筋群（67章）、腸腰筋（22章）

鑑別診断

セルフケアを行っても症状が改善しない場合は、閉鎖神経の絞扼、股関節の障害、恥骨結合のストレス（ランナー、体をぶつけあうアイスホッケーなどのスポーツ選手にみられる）などの可能性があるので、医療機関を受診してください。

69 前脛骨筋

　前脛骨筋は、下肢前面の脛骨と足根骨に付着しています。この筋肉は、ウォーキング、ランニング、ハイキングなどのときに指を上げる作用があります。この筋肉のトリガーポイントによって、バランス感覚が悪くなり、つまずくことによる転倒のリスクとなります。

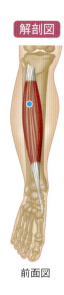

解剖図

前面図

　前部コンパートメント症候群である場合は、すぐに医療機関を受診してください（55章参照）。この症状は、緊張、鈍痛、前脛骨筋の筋腹に広がる圧痛が最もよく認められ、その範囲は向こうずねのすぐ際、膝下から下腿前面下3/4にまで及びます。コンパートメント症候群の原因の1つとして、筋力低下に伴い、前部の筋肉に負荷がかかりすぎることにより、下腿三頭筋の緊張や短縮が起こることが考えられます。この状態は前方シンスプリントと呼ばれ、これまで運動に関連して生じると考えられてきたシンスプリントと混同されています。現在は、シンスプリントは筋肉の付着部に沿った骨表面の炎症として理解されており、「骨膜炎」と呼ばれています。

一般的な症状

- 痛みは、足関節前面と第1趾の先端や側方に放散する。また、下腿前面や足先にも放散する。
- 歩行時につま先を上げることができず、つまずいたり、転倒したりする。
- 足関節の筋力が低下したり、運動時に痛みが認められる。

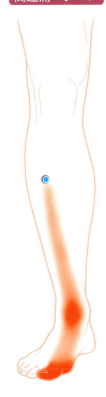

関連痛パターン

トリガーポイントの原因・持続因子および解決策

原因・持続因子1

- **筋肉に直接的な外傷を受けた**
  足関節の捻挫、骨折するぐらいの外力がかかる、歩行中に指をぶつけるなど。
- **不安定な道を歩く**
  凸凹のある道や坂道を歩く、凸凹のある道をハイキングするなど。
- **アクセルペダルの状態が悪い車を運転する**
  アクセルペダルが水平または垂直に近い状態の車を運転するなど。

解決策

- トリガーポイントが不活性化するまでは、平坦な道を歩きましょう。なお、筋肉をつけるためには、ゆるやかな斜面から歩き始めましょう。その上で、徐々に距離を延ばしていき、痛みが出ない程度の運動を行いましょう。
- 車のアクセルペダルの角度が急な場合は、適切な位置になるように調整しましょう。なお、クルーズコントロール（車速設定装置）を使用すると、足への負荷が軽減します。また、運転の際は30〜60分ごとに休憩をとりましょう。
- 寝るときは、足関節が90°に保てるように、足の下に枕を入れましょう。

原因・持続因子2

- **足が回内位である**

解決策

- 足が回内している場合は、矯正装具が必要となります。詳細に関しては、2章「履き物」（p18）を参照してください。

セルフケアテクニック

　前脛骨筋のトリガーポイントは、下肢の他の筋肉にトリガーポイントを形成するとともに、下肢の他の筋肉のトリガーポイントでも類似した関連痛パターンをもっています。そのため、長趾伸筋群（70章）の長母趾伸筋・長趾伸筋、足の浅層筋群（71章）の短趾伸筋・短母趾伸筋、腓骨筋群（64章）の長腓骨筋・第3腓骨筋、長趾屈筋群（61章）の長母趾屈筋、足の深層筋群（72章）の第1骨間筋も必ず確認してください。

圧迫方法

> 注意：下肢の治療では、その領域に静脈瘤があると、血栓が心臓や脳に運ばれる可能性があるため、自分では圧をかける治療は行わないでください。また、静脈瘤を避ける必要があるため、鍼灸師やマッサージ師などに治療を依頼しましょう。ただし、ストレッチは、自分で行うことができます。

■腓腹筋の圧迫方法

　前脛骨筋のトリガーポイントは、ふくらはぎの筋肉の緊張が原因となっていることが多いので、最初に腓腹筋のセルフケアを行いましょう。もし、最初に前脛骨筋の治療を行った場合は、下肢前面の痛みが悪化する可能性があります。腓腹筋の圧迫方法に関しては、58章を参照してください。

■前脛骨筋の圧迫方法

　前脛骨筋のトリガーポイントのほとんどは、前脛骨筋の上1/3の領域に存在しますが、筋肉全体も確認するようにしてください。
① 四つ這いになり、下腿前面と床の間にテニスボールを入れて、脚の重さで適度な圧をかけます（写真A）。
② 圧を強くする場合は、圧をかけている側に体重を移動してください。また、圧を弱める場合は、反対側に体重を移動してください。頭は必ず下を向いた状態を保ち、リラックスした状態で行いましょう。

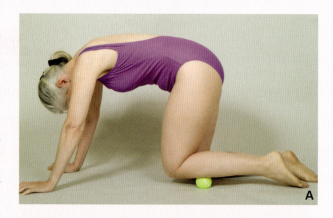

ストレッチ

■前脛骨筋のストレッチ

① イスに横向きに座り、つま先を後方に向けて足の甲を床につけます。ゆっくりと脚を下げていき、足の甲を床に押しつけて、ストレッチをします（写真B1）。最もよくストレッチできる位置まで、脚の高さを調節してください。

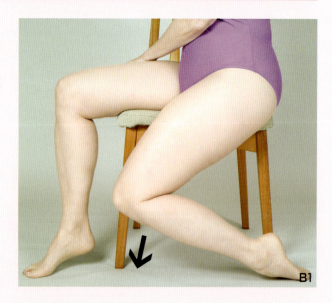

②下腿を反対側の太ももの上に置きます。手で足首とつま先を伸ばし、下腿前面をストレッチします（**写真B2**）。また、つま先を天井や床に向けることで、異なった向きにストレッチができます。最も心地よい角度になるように試してください。

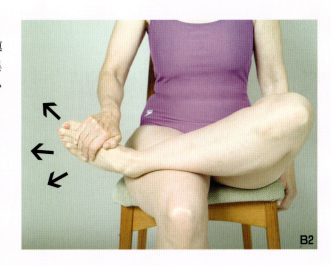

他に確認すべき筋肉

長趾伸筋群（70章）の長母趾伸筋・長趾伸筋、足の浅層筋群（71章）の短趾伸筋・短母趾伸筋、腓骨筋群（64章）の長腓骨筋・第3腓骨筋、長趾屈筋群（61章）の長母趾屈筋、足の深層筋群（72章）の第1骨間筋

> **鑑別診断**
>
> セルフケアを行っても症状が改善しない場合は、腱膜瘤、コンパートメント症候群、前脛骨筋に症状を生じる腰椎ヘルニアである可能性があります。これらの可能性を除外するために、医療機関を受診する必要があります。また、L5や踵骨のアライメント異常の可能性を除外するために専門医の診察を受けましょう。

70 長趾伸筋群

長母趾伸筋、長趾伸筋

　長母趾伸筋は、腓骨と第1趾の先端に付着しています。長趾伸筋は、脛骨と腓骨の両方と4本の趾骨の先端に付着しています。歩行時、両筋肉は踵の接地直後に過度に底屈することを防止し、次の一歩を前に出すときにつま先が引っかからないようします。また、両筋肉には背屈する作用があります。

解剖図

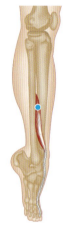

長母趾伸筋

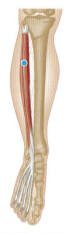

長趾伸筋（前面図）

　長趾伸筋の慢性的な緊張は、鷲爪趾や槌趾になる可能性があります。また、長趾屈筋群（61章）の長趾屈筋と虫様筋の持続的な緊張は、足に痛みを生じる可能性があるため、平坦な場所では長趾伸筋に負荷がかかるような前方への加重を避け、足を持ち上げて歩きましょう。なお、サイズのあわない靴を履いていると、虫様筋が萎縮したり、子どもの場合は足の発達を妨げたり、鷲爪趾や槌趾などになる可能性があります。

　コンパートメント症候群である場合は、すぐに医療機関を受診してください（55章を参照）。また、負荷がかかりすぎることで緊張・短縮したふくらはぎの筋肉は、前部コンパートメントの筋力低下を起こす原因の1つとなります。ふくらはぎの治療で効果が認めらた場合は、前部コンパートメント症候群により、トリガーポイントが形成された可能性が高いので、次回の治療ではトリガーポイントを確認しましょう。

　長趾伸筋に存在するトリガーポイントによる痛みは、足骨の滑膜関節からの痛みと誤診される可能性があります。そのため、足骨の滑膜関節からの痛みと診断された場合は、トリガーポイントを確認する必要があります。

一般的な症状

- 長母趾伸筋のトリガーポイントからの関連痛は、第1趾表面の付け根と先端、足首や下腿前面に放散する。
- 長趾伸筋のトリガーポイントからの関連痛は、主に足の甲と第2趾から第4趾の先端上、足首の前面と下腿前面の下半分に放散する。
- 歩行時、踵の接地後に母趾球に強い衝撃を感じたり、足の筋力が低下したような感じがする。
- トリガーポイントは、就寝時や長時間趾を背屈させたときに下腿前面に痙攣を生じる。
- 子どもは、この痛みを「成長痛」として経験する。
- 長趾伸筋は、深腓骨神経を絞扼する可能性があるため、下腿前面の筋力低下を引き起こし、足を背屈することができなくなる。

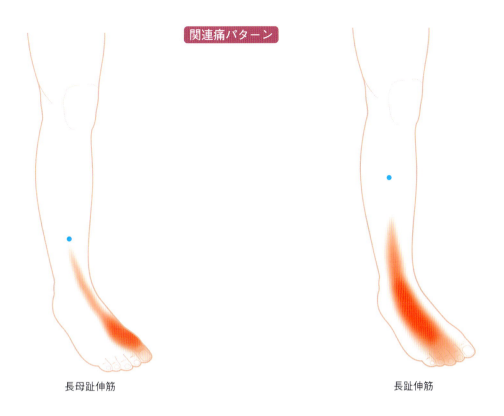

関連痛パターン

長母趾伸筋　　　　　　　　　　　長趾伸筋

トリガーポイントの原因・持続因子および解決策

原因・持続因子1

■ **下肢に障害を受けた**
　つまずく、転ぶ、ボールをけるときに地面に足趾を引っかける、筋肉に直接的な外傷を受ける、下肢の骨が疲労骨折するなど。

■ **足の動きが制限されている**
　腓腹筋（58章）とヒラメ筋（59章）が緊張すると、アキレス腱の緊張が生じ、足の動きが制限される。

■ **長時間足が背屈や底屈した状態になっている**
　アクセルペダルの角度が水平または垂直に近い状態の車を運転する、足を少し後ろに引いた状態でイスに座る、高いヒールの靴を履く、つま先を伸ばしたまま寝る、骨折あるいは捻挫後にギプスや副子をつけるなど。

解決策

■ 車のアクセルペダルの角度が水平または垂直に近い状態の場合は、適切な位置になるように調整しましょう。クルーズコントロール（車速設定装置）を使用すると、足の負荷が軽減します。また、30〜60分おきに休憩をとりましょう。
■ ヒールが低く、幅が広くて平らな靴を履きましょう。また、身体にあった矯正装具を購入しましょう。
■ 寝るときは、足関節を約90°に保ち、つま先を膝のほうに向けないようにしましょう。また、この姿勢を維持するために、足の下に枕を入れましょう。
■ 下腿は、暖かい物で覆って保温しましょう。また、隙間風が入らないようにしましょう。必要ならば下肢の近くに暖房器具を置き、冷たい床から足を守りましょう。
■ 足首の可動域が小さい（動きが制限される）場合は、可動域を大きくするために専門医の診察を受けましょう。また、足首の可動域が大きすぎる（動きすぎる）場合は、くるぶしを覆う靴を選び、足底板や深いヒールカップなどの矯正装具で足を固定しましょう。

原因・持続因子2
■ 過度な運動を行う
　凸凹のある地面で、不慣れなウォーキング、ジョギング、ランニングを行うなど。

解決策
■ トリガーポイントが不活性化するまでは、平坦な場所でウォーキングやジョギングをしましょう。運動は短い距離から始め、徐々に距離を延ばしていきましょう。また、これらの運動のかわりにボートを漕いだり、泳いだり、自転車に乗るなどをしてもよいでしょう。

原因・持続因子3
■ 栄養に問題がある
■ L4神経根症、L5神経根症、前部コンパートメント症候群である

解決策
■ 栄養の問題を解決するためには、3章を参照してください。
■ 腰部あるいは下肢に痛みがある場合は、専門医の診察を受けましょう。

セルフケアテクニック

腓骨筋群（64章）、足の浅層筋群（71章）の短趾伸筋、足の深層筋群（72章）の骨間筋にトリガーポイントが存在すると、足の甲、足趾、足首に関連痛が放散し、長趾伸筋のトリガーポイントからの関連痛と誤診されやすいので、これらの筋肉も確認する必要があります。また、足の浅層筋群の短母趾伸筋と前脛骨筋（69章）のトリガーポイントからの関連痛は、長母趾伸筋のトリガーポイントからの関連痛と誤診されやすいので、これらの筋肉も確認する必要があります。

圧迫方法

注意：下肢の治療では、その領域に静脈瘤があると、血栓が心臓や脳に運ばれる可能性があるため、自分では圧をかける治療は行わないでください。また、静脈瘤を避ける必要があるため、鍼灸師やマッサージ師などに治療を依頼しましょう。ただし、ストレッチは、自分で行うことができます。

■ 長趾伸筋の圧迫方法
① 床に四つ這いになり、下腿前面と床の間にテニスボールを入れ、脚の重さで圧をかけます（写真A）。圧を強くする場合は、圧をかけている側に体重を移動してください。また、圧を弱める場合は、反対側に体重を移動してください。
② 下腿の前面外側に圧をかける場合は、下腿を身体の中心に移動させます。また、下腿の下にテニスボールを入れて横向きに寝て、下腿の前面外側に圧をかけます。

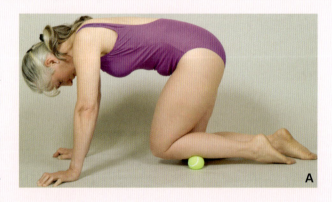
A

ストレッチ

■前脛骨筋のストレッチ
ストレッチの方法に関しては、69章を参照してください。

他に確認すべき筋肉
腓骨筋群（64章）、前脛骨筋（69章）

鑑別診断
変形性脊椎症（OA）やその他の疾患は、長母趾伸筋腱の炎症、筋力低下、筋断裂を生じる可能性があります。そのため、これらの疾患の可能性を除外するために、医療機関を受診する必要があります。

71 足の浅層筋群

短趾伸筋、短母趾伸筋、母趾外転筋、短趾屈筋、小趾外転筋

　短趾伸筋と短母趾伸筋は足の甲にあり、踵骨と腱を介して第1趾から第4趾に付着しています。母趾外転筋、短趾屈筋、小趾外転筋は、全て踵骨とそれぞれの腱を介して足趾に付着しています。これらの足の浅層筋群は、1つの筋群として足趾の動きをコントロールしています。また、1つの筋群として筋肉の柔軟性を保つことにより、衝撃を吸収したりバランスをとると同時に、歩行に必要な固定性や安定性にも作用します。

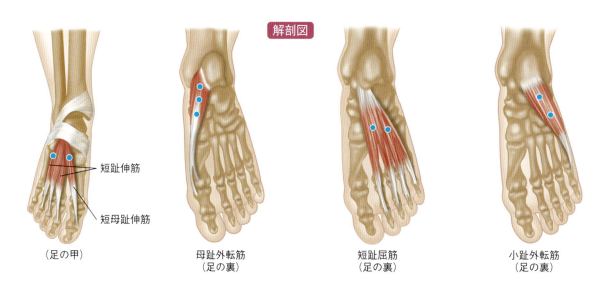

解剖図

短趾伸筋／短母趾伸筋（足の甲）　　母趾外転筋（足の裏）　　短趾屈筋（足の裏）　　小趾外転筋（足の裏）

　他の筋肉の緊張と結び付くと、その緊張とトリガーポイントにより足底筋膜炎を生じる可能性があります（55章を参照）。足底筋膜炎は、腓腹筋（58章）、ヒラメ筋（59章）、母趾外転筋、短趾屈筋、小趾外転筋の緊張が原因で起こり、筋膜が付着する踵骨付近に生じます（足底腱膜炎とも呼ばれます）。

　この状態がさらに進行すると、手術が必要となることもあります。しかし、トリガーポイントを治療すると、外反母趾とそれに続く腱膜瘤の進行を止めたり、その症状を遅らせることができる可能性があります。55章の「外反母趾と腱膜瘤」（p243）を参照して、母趾外転筋のトリガーポイントを必ず治療しましょう。

　足首を捻挫すると、足首の周囲だけでなく、足全体に痛みを感じる場合があります。それは、捻挫だけではなく、足の筋肉のトリガーポイントからの症状も生じているためだと考えれらます。また、足の痛みに加えて下腿や足首に痛みを感じる場合は、下肢あるいは股関節の筋肉のトリガーポイントからの関連痛である可能性が高いでしょう。

一般的な症状

- 短趾伸筋と短母趾伸筋は、足の甲に痛みが放散する。この痛みは主に足の外側上方に生じる。
- 母趾外転筋は、主に足内側の踵上方に関連痛と圧痛が生じ、その痛みは踵上方と後上方に放散する。
- 短趾屈筋は、第2趾から第4趾の裏側の趾球に関連痛と圧痛が生じ、一般的には「靴擦れをした痛み」と感じる。
- 小趾外転筋は、主に第5趾の裏側の趾球に痛みを放散し、足の裏の後方にも痛みが生じる。
- 足を引きずって歩いたり、痛みのために遠くまで歩くことができなくなる。足を使わなくても、深部にうずくような痛みが生じる。
- 母趾外転筋は、後脛骨神経やその2つの枝である内側足底神経と外側足底神経が内側にある足根骨とぶつかって絞扼されることにより、足根管症候群をきたす原因となる。

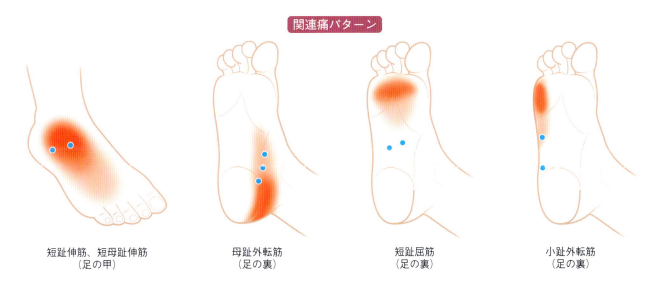

関連痛パターン

短趾伸筋、短母趾伸筋（足の甲） ／ 母趾外転筋（足の裏） ／ 短趾屈筋（足の裏） ／ 小趾外転筋（足の裏）

トリガーポイントの原因・持続因子および解決策

原因・持続因子1

- **足が回内位あるいは回外位である**
  足趾と趾球の周囲を圧迫する靴を履く、足が固定された靴（木靴などのような）を履くなど。
- **母趾外転筋と小趾外転筋にトリガーポイントが存在する**
  第1趾より第2趾が長いため、下腿のロッキングの原因となっているなど。

解決策

- これらの筋肉のトリガーポイントからの痛みは、深部でうずくように感じます。そのため、様々な種類の靴と中敷きを試し、その痛みが軽減するものを探してください。ヒールが高い靴、先が細い靴、靴底に柔軟性がなかったり、滑りやすい靴は避けましょう。また、年齢を重ねるにつれて、足のアーチが崩れてしまうので、年齢にあった靴を買いましょう。古くなった靴は捨て、運動靴のような底が広くてクッション性のあるものを選びましょう。詳細に関しては、2章「履き物」（p18）を参照してください。
- 矯正装具がトリガーポイントを圧迫している場合は、それを不快に感じるかもしれません。しかし、トリガーポイントが不活性化した後も、第2趾が他の趾よりも長い場合は、矯正装具を着用しておくことが症状を継続的に軽減させます。なお、痛みを取り除くためには、トリガーポイントを不活性化することが必要不可欠です。

原因・持続因子 2

■ キャスターが付いているイスに座ったまま足を使って机の近くまで移動する
■ 凸凹のある地面や坂道で、ウォーキングやランニングを行う
■ 足首あるいは足趾を骨折し、ギプスで固定している
■ 足趾を激しく打ったり、ぶつけたり、転んだりすることで怪我をした

解決策

■ イスに乗って移動するのはやめましょう。
■ トリガーポイントが不活性化するまでは、平坦な場所でウォーキングやジョギングをしましょう。運動は短い距離から始め、徐々に距離を延ばしていきましょう。また、これらの運動のかわりにボートを漕いだり、泳いだり、自転車に乗るなどもよいでしょう。

原因・持続因子 3

■ 足関節の可動域が小さすぎたり大きすぎる

解決策

■ 足関節の可動域が小さすぎたり大きすぎる場合は、専門医の診察を受けましょう。また、足関節の可動域が大きすぎる場合は、くるぶしを覆う靴を選び、足底板や深いヒールカップなどの矯正装具で足を固定しましょう。

原因・持続因子 4

■ 血液検査によって痛風と診断された

解決策

■ 痛風の詳細に関しては、4章を参照してください。

セルフケアテクニック

　長趾伸筋群の長趾伸筋（70章）、腓骨筋群（64章）の長腓骨筋・短腓骨筋の関連痛パターンは、短母趾伸筋と短趾屈筋の関連痛パターンと類似しているため、これらの筋肉にトリガーポイントがあるかを確認してください。また、足の深層筋群（72章）の母趾内転筋・骨間筋、長趾屈筋群（61章）の長趾屈筋の関連痛パターンは、短趾屈筋の関連痛パターンと類似しているため、これらの筋肉にトリガーポイントがあるかを確認してください。

圧迫方法

■ 足底筋の圧迫方法

① イスに座り、ゴルフボールの上に足を置きます。様々な部位にゴルフボールを転がし、持続的に圧をかけます（写真A1）。このとき、足のアーチの縁と外側全体に圧がかかるようにしてください。

② 圧を強くする場合は、太ももにもたれかかるように前腕を置いてください（写真A2）。

③ ②よりも強い圧をかける場合は、立ち上がり、ボールの上にのってください（写真A3）。ただし、ボールの上に立つだけで、体重を移動する必要はありません。

④ イスに座り、圧迫する足を反対側の太ももの上に置きます。片手あるいは両手の親指を使ってアーチの内側（床に接しているときは足が触れない部分）を圧迫していきます（写真A4）。

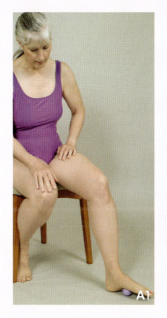
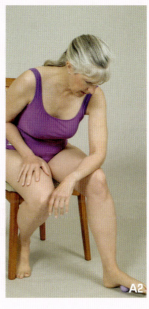
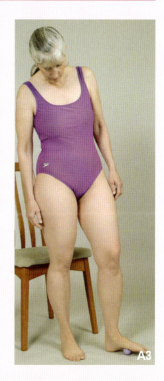
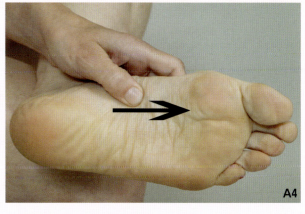

■ 足背伸筋群の圧迫方法

　足の甲の距骨の外側周囲を指で圧迫し、短母趾伸筋と短趾伸筋を治療します（写真B）。

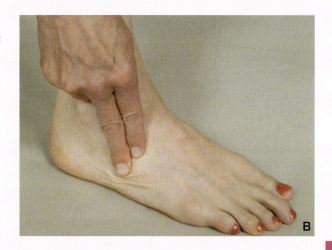

ストレッチ

■ 足趾屈筋群のストレッチ
①片側の膝の上に足をのせ、反対側の手で足首を固定します。
②足をのせた側の手を使って、足全体と足趾を引き上げ、ストレッチを行います（写真C）。なお、入浴時に行うと、その効果が上がります。

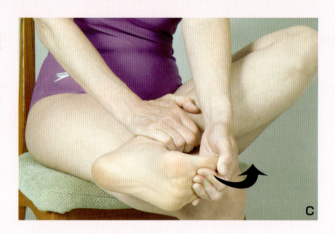

■ つま先のストレッチ
①踵を床につけ、足を伸ばして座ります。つま先を伸ばし、指を丸めると同時に両足を内側に回します（写真D1）。
②足趾を真っ直ぐに伸ばし、膝のほうへ足趾を向けると同時に両足を外側に回します（写真D2）。休憩をとりながら、繰り返し5回行いましょう。

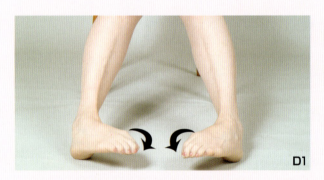 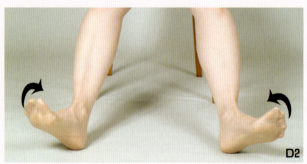

運動

■ 足趾でビー玉を拾い上げる運動
　トリガーポイントが不活性化した時点で、足趾の力と協調運動を高めるために、足趾でビー玉を拾い上げる運動をしましょう。ただし、この運動は1回2〜3分間としてください。痛みが増悪する場合は、時間を短くするか、この運動はやめましょう。

他に確認すべき筋肉

　長趾伸筋群（70章）の長趾伸筋、腓骨筋群（64章）の長腓骨筋・短腓骨筋、足の深層筋群（72章）の足底方形筋・短母趾屈筋・母趾内転筋・骨間筋、長趾屈筋群（61章）の長趾屈筋、腓腹筋（58章）、ヒラメ筋（59章）

鑑別診断

　扁平足、先天性肥大症、剥離骨折、コンパートメント症候群、骨のアライメントのずれなど、構造的に問題がある場合は、それが足の痛みを生じる原因となっている可能性があります。トリガーポイント以外の痛みの原因を確認するために、医療機関を受診する必要があります。

72 足の深層筋群

足底方形筋、短母趾屈筋、母趾内転筋、骨間筋

　足底方形筋は、足の裏の深層に位置する筋肉で、踵骨と足の裏の中央に付着しています。また、短母趾屈筋と母趾内転筋も足の裏に存在し、足根骨と趾骨に付着しています。骨間筋は足の最も深層にあり、中足骨の間に付着しています。

　足の浅層筋群（71章）と同様に、足の深層筋群も、1つの筋群としてつま先を動かしたり、柔軟性を保つことによって衝撃を吸収したり、バランスをとると同時に、歩行に必要な固定性や安定性にも作用します。足の深層筋群は砂のような柔らかい地面を歩くときに、その地形の変化に対応したり、足を固定する作用があります。

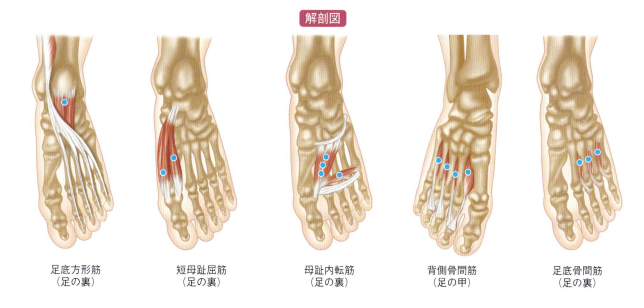

解剖図

足底方形筋（足の裏）　短母趾屈筋（足の裏）　母趾内転筋（足の裏）　背側骨間筋（足の甲）　足底骨間筋（足の裏）

　関節のアライメントがずれて足の筋肉のバランスが崩れると、膝、股関節、骨盤、脊柱に問題が生じることがあります。そのため、足のトリガーポイントを治療したり、関連する持続因子を取り除くことが、身体の様々な部位の問題を解決するために必要不可欠です。

　短母趾屈筋と母趾内転筋は、外反母趾、腱膜瘤に関与すると考えられています（55章を参照）。この状態がさらに進行すると、手術が必要となることもあります。しかし、トリガーポイントを治療すると、外反母趾とそれに続く腱膜瘤の進行を止めたり、その症状を遅らせる可能性があります。

　足底方形筋は、足底筋膜炎を引き起こす原因となっている可能性があります（55章を参照）。

一般的な症状

- 足底方形筋は、踵に関連痛や圧痛が生じる。
- 母趾内転筋の痛みは母趾球に放散され、「フワッとした」しびれた感覚と母趾球上の皮膚が腫脹するような感覚が生じる。
- 短母趾屈筋は、第1趾に近い趾球と第1趾先端の外側に関連痛と圧痛が生じる。また、その痛みは第2趾に放散することがある。
- 骨間筋の痛みは、罹患筋に近い趾下方と趾球に放散される。
- 痛みのために歩行が制限される。
- 短小指屈筋、短母趾屈筋、母趾内転筋に存在するトリガーポイントは、腫脹やしびれに関与する。
- 第1中足骨と第2中足骨の間にある骨間筋（第1趾と第2趾の裏側に付着している筋）は、第1趾にうずくような痛みを生じる。その痛みは足の甲やすねに放散することがある。
- 各骨間筋のトリガーポイントは、槌趾の原因となる可能性がある。特に若い患者では、このトリガーポイントが不活性化すると、その症状が消失することがある。

関連痛パターン

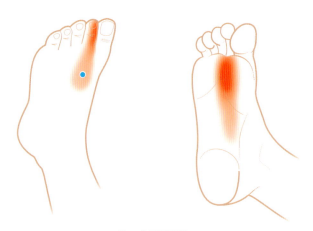

足底方形筋　　　　短母趾屈筋　　　　母趾内転筋

第1背側骨間筋
骨間筋周囲と隣接する足趾への関連痛

トリガーポイントの原因・持続因子および解決策

原因・持続因子

- 足の浅層筋群にトリガーポイントが存在する
- 冷水で足が冷えていたり、冬にぬれた服を着たままでいる

解決策

- 71章の「トリガーポイントの原因・持続因子および解決策」(p311) を確認してください。
- 足を温かくして、服を着がえましょう。

セルフケアテクニック

　足の深層筋群を治療するときは、刺激による筋痙攣を予防するため、最初に短趾伸筋（71章）、長趾伸筋（70章）を治療する必要があります。また、足の深層筋群にあるトリガーポイントは、足に関連痛を誘発する他の筋肉のトリガーポイントと関連していることが多いため、6章「トリガーポイントの発見ガイド」に記載した足の全ての筋肉を確認する必要があります。特に、ヒラメ筋（59章）、腓腹筋（58章）、長趾屈筋（61章）、母趾外転筋（71章）は、足底方形筋と類似した関連痛パターンが生じるため、必ず確認してください。腓腹筋、長趾屈筋、短趾屈筋（71章）のトリガーポイントは、母趾内転筋の関連痛パターンと区別がつかないため、これらの筋肉を必ず確認してください。さらに、前脛骨筋（69章）、長母趾伸筋（70章）、長母趾屈筋群（61章）は、短母趾屈筋の関連痛パターンと区別がつかないため、これらの筋肉を必ず確認してください。

圧迫方法

■ 足底筋の圧迫方法
　圧迫方法に関しては、71章を参照してください。

■ 足の骨間筋の圧迫方法
①先端に消しゴムがついている鉛筆を用意してください。消しゴムで足の甲と足の裏の骨の間を圧迫します。
②圧迫すると同時に、足の中手骨の溝に消しゴムを入れ、前後に動かしてみましょう（**写真A1、A2**）

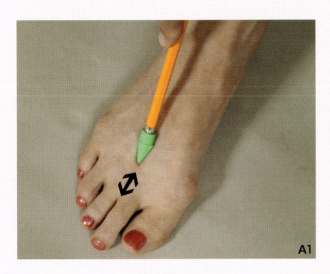
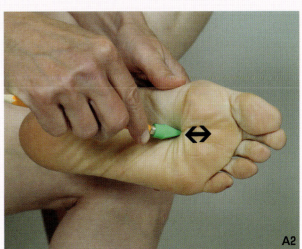

ストレッチ・運動

　足の深層筋群に対するストレッチと運動は、足の浅層筋群と同様の方法で行います。それらの方法に関しては、71章を参照してください。

他に確認すべき筋肉

　ヒラメ筋（59章）、腓腹筋（58章）、長趾屈筋群（61章）の長趾屈筋・長母趾屈筋、足の浅層筋群（71章）の短趾屈筋・母趾外転筋、前脛骨筋（69章）、長趾伸筋群（70章）の長母趾伸筋

鑑別診断

　セルフケアを行っても症状が改善しない場合は、足の疲労骨折、アライメント異常、短母趾屈筋腱が付着する種子骨（第1趾の付け根の趾球にある小さい骨）の損傷である可能性があります。これらの可能性を除外するために、医療機関を受診する必要があります。

　第1趾の関節炎に関連した足の内在筋に痛みがある場合は、痛風の検査を行いましょう。検査結果に問題がない場合は、トリガーポイントが持続因子となっている可能性があるので、トリガーポイントの治療を行いましょう。

参考文献

Balch, J. F., & Balch, P. A.: 2000. *Prescription for Nutritional Healing: A Practical A–Z Reference to Drug-Free Remedies Using Vitamins, Minerals, Herbs, and Food Supplements*. New York: Avery.

DeLaune, V.: 2008. *Trigger Point Therapy for Headaches and Migraines: Your Self-Treatment Workbook for Pain Relief*. Oakland: New Harbinger Books.

DeLaune, V.: 2010. *Trigger Point Therapy for Foot, Ankle, Knee and Leg Pain: A Self-Treatment Workbook*. Oakland: New Harbinger Books.

Issbener, U., Reeh, P., and Steen, K.: 1996. Pain due to tissue acidosis: A mechanism for inflammatory and ischemic myalgia? *Neuroscience Letters*, 208: 191-194.

Niel-Asher, S.: 2008. *The Concise Book of Trigger Points, second edition*. Chichester: Lotus Publishing.

Partanen, J., Ojala, T. A., and Arokoski, J. P. A.: 2010. Myofascial syndrome and pain: A neurophysiological approach. *Pathophysiology*, doi:10.1016/j.pathophys.2009.05.001.

Shah, J. P., Danoff, J. V., Desai, M. J., Parikh, S., Nakamura, L. Y., Phillips, T. M., & Gerber, L. H.: 2008. Biochemicals associated with pain and inflammation are elevated in sites near to and remote from active myofascial trigger points. *Archives of Physical Medicine and Rehabilitation*, 89: 16-23, doi:10.1016/j.apmr.2007.10.018.

Simons, D. G., Travell, J. G., & Simons, L. S.: 1999. *Myofascial Pain and Dysfunction: The Trigger Point Manual. Vol.1, The Upper Extremities, 2nd ed*. Baltimore, MD: Lippincott, Williams & Wilkins.

Simons, D. G., Travell, J. G., & Simons, L. S.: 1992. *Myofascial Pain and Dysfunction: The Trigger Point Manual. Vol.2, The Lower Extremities*. Baltimore, MD: Lippincott, Williams & Wilkins.

索 引

あ行

- 悪循環 …… 42
- 足の深層筋群 …… 243, 263, 270, 304, 308, 313, 315
- 足の浅層筋群 …… 243, 264, 270, 304, 308, 310, 317
- 圧痛 …… 12, 40
- アライメント異常 …… 28
- アルコール …… 22, 23, 24, 26, 29, 31, 34, 69
- アルコール依存症 …… 20, 21, 225
- アレルギー …… 32
- 胃癌 …… 133
- 胃食道逆流炎 …… 125
- 衣服 …… 17
- 烏口腕筋 …… 122, 207, 208, 213, 215
- うつ …… 20, 22, 23, 30
- うつむいた姿勢 …… 52
- 栄養吸収障害 …… 20
- 栄養不足 …… 19, 20
- 会陰横筋 …… 161
- 円回内筋 …… 215, 228
- 炎症 …… 10
- 横隔膜 …… 51, 131, 136, 137, 151
- オゾン発生器 …… 32

か行

- 回外筋 …… 166, 192, 213, 220, 222, 234, 237
- 外側広筋 …… 248, 275, 277, 285, 298
- 外側コンパートメント …… 244, 281
- 外側上顆炎 …… 123, 193
- 外側翼突筋 …… 75, 80, 87, 89
- 外反母趾 …… 243, 268, 310, 315
- 外閉鎖筋 …… 148
- 顎関節症 …… 53, 77
- 顎二腹筋 …… 66, 80, 88, 92
- 下後鋸筋 …… 51, 55, 101, 110, 183
- 滑液包炎 …… 276
- 活動性トリガーポイント …… 13, 41
- カフェイン …… 26, 29, 34
- 下双子筋 …… 148
- カリウム …… 25, 29, 33
- カルシウム …… 24
- 肝炎 …… 133
- 間欠性跛行 …… 160, 258
- 関節炎 …… 66, 152, 193, 221, 224
- 眼輪筋 …… 76
- 関連痛 …… 12
- 寄生虫感染症 …… 31
- 球海綿体筋 …… 161
- 急性感染症 …… 21
- 胸郭出口症候群 …… 122, 166, 176, 179, 180, 189, 193, 194, 203, 215, 232, 242
- 頬筋 …… 76
- 胸筋（大胸筋）のストレッチ …… 96
- 胸骨筋 …… 71, 122, 124, 203
- 胸最長筋 …… 97, 112, 117, 176
- 胸鎖乳突筋 …… 31, 34, 51, 53, 59, 66, 67, 74, 79, 84, 88, 90, 100, 122, 125, 136, 166, 196, 203
- 狭心症 …… 122, 125, 202
- 胸腸肋筋 …… 97, 112, 176, 183
- 強直性脊椎炎 …… 103

胸腰部傍脊柱筋群	29, 51, 66, 97, 115, 123, 131, 136, 156, 176, 183, 248, 274
棘下筋	59, 66, 109, 122, 165, 166, 169, 170, 178, 206, 212, 230, 249
棘上筋	59, 165, 166, 167, 172, 179, 206, 210, 213, 220, 230, 249
棘上筋腱炎	123, 189, 203, 210, 235
筋細胞	10
筋線維	10
筋肉	10
筋肉の治療	42
筋疲労	12
筋紡錘	10
筋紡錘説	10
筋力低下	12
脛骨骨膜ストレス症候群	244
経済的生活困難者	20
頚半棘筋	60, 80
頚板状筋	60
頚部多裂筋	60
怪我	27
肩甲下筋	122, 165, 166, 169, 172, 177, 183, 188, 197
肩甲挙筋	59, 66, 71, 104, 109, 165, 166, 196
肩甲肋骨症候群	109
腱板損傷	165
腱板断裂	169, 173, 179, 186, 207
肩峰下滑液包炎	123, 189, 210
腱膜瘤	243, 268, 310, 315
咬筋	59, 71, 72, 80, 82, 88, 91, 93
広頚筋	71, 76
後頚筋群	51, 54, 60, 79, 88, 100, 106, 115, 166, 199, 249
後脛骨筋	244, 264, 265, 270, 282
硬結	12, 133

甲状腺	33
高性能エアフィルター	32
後頭下筋群	60, 74, 100, 106, 115
後頭筋	59, 76
後頭前頭筋	59, 76, 85
後頭神経痛	59
広背筋	100, 109, 122, 136, 147, 165, 166, 169, 172, 180, 188, 192, 197, 207, 210, 241
後部コンパートメント症候群	258
肛門括約筋	161
肛門挙筋	152, 161
高齢者	20
股関節内転筋群	117, 131, 249, 289, 293, 295, 301
五十肩	118, 165, 177, 180, 187
骨間筋	270, 304, 308, 313, 315
骨盤底筋群	152, 161
コンディショニング運動	12, 41
コンパートメント症候群	244, 258, 305, 314

さ行

再発性ヘルペス感染症	31
索状硬結	11, 12
坐骨海綿体筋	161
鎖骨下筋	118, 166, 197, 230
サブスタンスP	11
サプリメント	19
三角筋	122, 166, 169, 172, 199, 203, 204, 213, 230
三角筋下滑液包炎	169, 189, 207, 213
三叉神経痛	71
塩	25
歯科	31, 43
指関節屈筋群	228, 242
指関節伸筋群	166, 215, 217, 224, 241

子宮内膜症	103	上腕筋	166, 193, 199, 213, 215, 221, 224, 233, 237
示指伸筋	217	上腕骨外側上顆炎	221, 224
歯周病	75	上腕三頭筋	140, 166, 179, 182, 188, 190, 199, 207, 213, 221, 224, 226, 232, 241
指伸筋	166, 199, 217, 232	上腕二頭筋	166, 172, 193, 207, 211, 215, 221, 224
姿勢	16	上腕二頭筋滑液包炎	213
持続因子	13	上腕二頭筋腱炎	123, 203, 207, 213, 235
膝窩筋	244, 248, 250	上腕二頭筋長頭腱炎	173, 183
膝窩嚢胞	264	食道炎	125
斜角筋	71, 79, 84, 100, 106, 109, 122, 136, 166, 176, 194, 202, 206, 215, 220, 230, 237, 241	腎盂腎炎	112
尺側手根屈筋	228	深後部コンパートメント	244
尺側手根伸筋	199, 217	深指屈筋	228
斜頚	71	シンスプリント	244, 259, 265, 268, 302
尺骨神経障害	176, 183, 186, 232, 242	腎臓結石	103, 133, 147
収縮	10	身体図	44
重症筋無力症	147	身体力学	16
重病者	20	膵炎	133
手関節屈筋群	215, 228, 242	水腎症	112
手関節伸筋群	192, 199, 215, 217, 224, 230, 237, 241	錐体筋	126
熟眠困難	29	睡眠障害	29
手根管症候群	210, 215, 221, 232, 235, 238	頭痛	54
授乳期間	20	ストレッチ	41, 95
小円筋	122, 165, 169, 172, 178, 184, 188, 192, 249	スポーツ	17, 42
消化機能障害	20	精神的要因	30
小胸筋	51, 59, 88, 173, 200, 215, 230, 241	脊髄腫瘍	147
小胸筋の緊張	216	脊柱管狭窄	28, 66, 103, 152, 276
上後鋸筋	101, 136, 174, 182, 192, 220, 230	セルフケア	39
小指外転筋	239	セロトニン	11
小趾外転筋	243, 253, 259, 270, 310	線維筋痛症	103, 123, 133
小指伸筋	217	前鋸筋	51, 106, 122, 133, 134, 139, 183, 230
小殿筋	115, 152, 156, 160, 256, 262, 271, 282, 289	前脛骨筋	244, 256, 264, 282, 302, 308, 317
上双子筋	148	浅後部コンパートメント	244, 259
静脈血栓症	258, 264	潜在性トリガーポイント	13

浅指屈筋	228
仙腸関節炎	280
前頭筋	76
前部コンパートメント	244, 284, 302, 306
前立腺炎	103
僧帽筋	55, 71, 74, 81, 96, 101, 106, 109, 122, 136, 166, 169, 183, 197, 213
足根管症候群	270
足底筋	248, 251, 258, 259, 313
足底筋膜炎	243, 253, 259, 310, 315
足底方形筋	245, 253, 259, 263, 314, 315
側頭筋	59, 71, 72, 80, 82, 93
側頭腱炎	75
側頭動脈炎	75
側弯	28
鼠径ヘルニア	133

た行

第3腓骨筋	264, 281, 304
大円筋	122, 172, 182, 187, 192, 197, 207
大胸筋	57, 88, 96, 118, 125, 139, 172, 197, 202, 207, 230, 241
大頬骨筋	76
帯状疱疹	136
大腿筋膜張筋	117, 160, 271, 275, 277, 289, 293
大腿四頭筋	156, 248, 263, 275, 279, 285, 293, 298
大腿直筋	115, 156, 279, 285, 293
大腿二頭筋	246, 250
大腿方形筋	148
大殿筋	115, 152, 153, 160, 164, 248, 274, 279
大転子滑液包炎	276, 280
大動脈瘤	103, 147
大内転筋	117, 295
タバコ	26
多発性硬化症	147
多裂筋	97, 117, 145, 176
短趾屈筋	243, 253, 259, 270, 310, 317
短趾伸筋	304, 308, 310, 317
胆石症	147
短橈側手根伸筋	217
短内転筋	117, 289, 295
短腓骨筋	244, 267, 281, 313
短母趾屈筋	243, 270, 314, 315
短母趾伸筋	304, 308, 310
知覚異常性大腿神経痛	280
恥骨筋	117, 293, 299
中間広筋	117, 285
肘筋	166, 190
虫垂炎	103, 133
中枢性感作	11
中殿筋	115, 145, 152, 156, 157, 248, 271, 279, 289, 297
肘頭部滑液包炎	176, 193
長趾屈筋	244, 267, 268, 306, 313, 317
長趾屈筋群	244, 264, 267, 268, 304, 306, 313, 318
長趾伸筋	244, 256, 264, 284, 304, 306, 313, 317
長趾伸筋群	244, 256, 264, 270, 284, 304, 306, 313, 318
長掌筋	215, 224, 225, 230
長橈側手根伸筋	166, 192, 217, 237
長内転筋	117, 289, 295
長腓骨筋	244, 267, 275, 281, 289, 304, 313
長母指屈筋	228
長母趾屈筋	243, 244, 267, 268, 304
長母趾伸筋	244, 264, 304, 306, 317
腸腰筋	101, 113, 147, 156, 249, 279, 289, 293, 301
腸腰靭帯	141
椎間板ヘルニア	28, 39, 66, 103

痛風	34, 312, 318
低血糖症	34
鉄	25
テニス肘	166, 193, 222
手の骨間筋	238, 239
てんかん	133
頭最長筋	60
橈側手根屈筋	228
疼痛性チック	71
頭半棘筋	60
頭板状筋	60, 166, 199
動脈硬化症	258
ドケルバン病	221, 224, 238

な行

内側広筋	285, 293
内側上顆炎	123, 193
内側翼突筋	75, 80, 85, 86, 91
内閉鎖筋	148, 161, 249
尿管逆流症	112
尿路感染症	31
人間工学	14
妊婦	20

は行

肺癌	123
履き物	18
パソコンの位置	14
薄筋	289, 295
バッグ	17
白血病	103
パッド	29
ハムストリングス	115, 156, 246, 258, 271, 288
鍼治療	34
半月板損傷	252, 291
半腱様筋	246
瘢痕組織	27
半膜様筋	246
尾骨筋	152, 161
腓骨筋群	244, 264, 267, 275, 281, 291, 304, 308, 313
ヒスタミン	11
ビタミンB_1	22, 33
ビタミンB_{12}	22
ビタミンB_6	22
ビタミンC	21
ビタミンD	23
ビタミン類	21
非定型顔面痛	71
腓腹筋	243, 244, 248, 250, 253, 259, 304, 310, 317
ヒラメ筋	243, 244, 249, 256, 259, 288, 310, 317
不安	30
腹横筋	126, 139
腹式呼吸	51
腹斜筋	126
腹直筋	117, 126, 139, 156, 183, 249
副鼻腔炎	31
双子筋	148
腹筋群	51, 117, 126, 136, 139, 147, 156, 183
ブラジキニン	11
閉塞性動脈硬化症	160
ベジタリアン	20
ベッド	16
ヘッドホン	15
変形性膝関節症	249
変形性脊椎症	103, 238, 309
扁平足	314

ベーカー嚢胞	252, 258, 264
ページェット病	103
縫工筋	279, 289, 292
母趾外転筋	243, 253, 259, 310, 317
ホジキン病	103
母指対立筋	215, 230, 235, 236, 241
母指内転筋	215, 230, 235, 236, 241
母趾内転筋	243, 270, 313, 315
補聴器	18

ま行

マグネシウム	24
枕	15
麻薬使用者	20
慢性感染症	32
慢性痛	11
水	25
ミネラル	24
眼鏡	18
メニエール病	71

や〜わ行

癒着性関節包炎	179

葉酸塩	23
腰腸肋筋	97
腰方形筋	101, 106, 113, 141, 159, 249, 274, 279
ランバー・サポート	15
リウマチ性多発筋炎	75
梨状筋	148, 159, 164, 248, 275
リフト	29
リュックサック	17
菱形筋	59, 107, 122, 136, 176, 188
肋間筋	51, 133, 137
肋間神経痛	123
腕橈骨筋	166, 192, 199, 215, 217, 230, 235, 237, 242

アルファベット

C5からC8の神経根症	123, 221
C5神経根症	173, 199, 207, 213, 224, 232, 235
C6神経根症	173, 189, 199, 224, 235, 242
C7神経根症	125, 136, 173, 176, 179, 183, 189, 193, 203, 210, 232
C8神経根症	136, 176, 186, 203, 232, 242
L4神経根症	280
S1神経根症	258, 264
T1神経根症	232, 242

監訳をおえて

　ある調査では、国内において慢性的な痛みに苦しむ患者さんは、約2,800万人（人口の23％）も存在するといわれており、その半数は腰部に何らかの症状を訴えていることが報告されています。また、そのうち約70％の患者さんが現在の治療に不満を抱いており、その理由として、「症状が変化しない」や「納得のいく原因が見つからない」などを挙げています。このように、たいへん多くの患者さんが慢性痛に苦しんでいるにも拘わらず、その期待に添えるような治療を行えていないのが実情です。

　一方、慢性的な痛みの原因に筋肉が関与することが報告され、近年注目されるようになっています。筋肉の痛みが注目されるようになった理由は、①痛みが原因部位よりも遠隔部に誘発されるため痛みの原因がわかりにくいこと、②筋肉の痛みを見つけるための検査が確立していないなどの特徴があるにも拘わらず、現行の医学教育で筋肉の痛みを取り上げることがほとんどないことにあると思われます。そのため、医療従事者はもちろんのこと、患者さん自身も、慢性痛の原因の1つである筋肉の痛みについて学習し、対応していかなければなりません。しかしながら、筋肉の痛みを専門的に学習する教材は、国内にはほとんど存在していませんでした。そこで、海外で筋肉の痛みに関する教科書として一般の方々にも幅広く受け入れられている本を探していたところ、本書の原書であるValerie DeLaune著『Pain relief with trigger point self-help』にたどり着きました。本書の大きな特徴は、トリガーポイントの出現部位や関連痛パターンなどの治療に必要な基本情報はもちろんのこと、幅広い視点から筋肉ごとに生活指導などの注意点がまとめられていること、そしてセルフケアに関する様々な方法がまとめられていることです。トリガーポイントに関する書籍は数多く存在しますが、これほど簡潔にまとめられた本は少ないと思います。初めてトリガーポイントを勉強される患者さんや初心者の方だけでなく、すでにトリガーポイントを学習された臨床家の皆さんにも満足いただける内容であると思います。

　なお、本書の翻訳に際しては、原文を忠実に訳すことよりも、読者が読みやすく理解しやすいという視点を第一にしたため、意訳した部分が多く存在します。また、翻訳の内容が一般的に知られている事柄と異なる場合には、関連する文献を参考に内容を一部修正したり、追記を行ったため、原書とは一部異なる部分も存在します。そのため、十分に注意をしたつもりですが、翻訳の不備や訳語の不整合など、お気づきの点があれば忌憚なくご意見をお聞かせいただければ幸いです。

　最後に、本書の共同翻訳者である帝京平成大学ヒューマンケア学部の皆川陽一氏、平成医療学園専門学校の齊藤真吾氏、表紙のイラストを作成いただいた平成医療学園専門学校の内藤由規氏に深謝いたします。また、それぞれの専門的立場から、各項目の翻訳および助言をいただいた梅村勇介氏、太田紋平氏、佐原俊作氏、田中里美氏、南波利宗氏、皆川智美氏、山崎宏美氏、校正にご協力いただいた明治国際医療大学大学院の井上朋子氏、北林知佳氏、佐藤智紀氏、中村沙樹氏、藤本理子氏にも深謝いたします。また併せて、緑書房の羽貝雅之氏、和田博文氏にも大いにお世話になったことを厚く御礼申し上げます。

2015年6月

伊藤和憲

著者プロフィール

Valerie DeLaune（ヴァレリー・デュローン）

1989年、マッサージの学校でスウェーデンマッサージを学び、マッサージの技術を修得。1991年、トリガーポイントと筋膜の治療を組み合わせた神経筋治療教育認証コースに入り、Heartwood Institute で Jeanne Aland に師事し、慢性痛の症状を軽減させる治療を習得する。長年にわたる治療で得た知識を Janet Travell と David Simons の治療方法に加え、セルフケアテクニックを発展させたことが認められ、1999年、鍼灸学の修士号を授与される。以後、トリガーポイントのドライ・ニードルを専門に扱い、中医学を用いて疼痛症候群の治療を行いながら、トリガーポイントに関する書籍を執筆している。

監訳者プロフィール

伊藤和憲（いとう・かずのり）

2002年、明治鍼灸大学（現：明治国際医療大学）大学院博士課程修了。2002〜2008年、同大学の鍼灸学部臨床鍼灸学教室にて助手・助教を務める。2008〜2009年、カナダのトロント大学に留学（Research Fellow）、B J Seslle 教授に師事する。2009〜2015年、同教室の講師・准教授。2015年より明治国際医療大学鍼灸学部臨床鍼灸学講座教授、ならびに、明治国際医療大学附属京都桂川鍼灸院「mythos361」分院長。その間、2006年からは大阪大学医学部生体機能補完医学講座（現：統合医療学寄付講座）の特任研究員、2012年からは厚生労働省地域医療基盤開発推進事業の統合医療における慢性痛研究班（セルフケア・鍼灸）の班長を兼務している。主な著書に『痛みが楽になる トリガーポイント ストレッチ&マッサージ』『痛みが楽になる トリガーポイント 筋力トレーニング』（緑書房）、『症状から治療点がすぐわかる！トリガーポイントマップ』（医道の日本社）、『図解入門 よくわかる痛み・鎮痛の基本としくみ』（秀和システム）、監訳に『ビジュアルでわかるトリガーポイント治療』『子供のためのトリガーポイントマッサージ&タッチ』（緑書房）、その他論文多数。

翻訳者プロフィール

皆川陽一（みなかわ・よういち）

明治鍼灸大学（現：明治国際医療大学）鍼灸学部卒業。明治国際医療大学大学院博士課程修了。現在は帝京平成大学ヒューマンケア学部鍼灸学科助教。専門は、筋痛疾患に対する鍼灸治療の効果、トリガーポイントに関する研究。

齊藤真吾（さいとう・しんご）

明治鍼灸大学（現：明治国際医療大学）鍼灸学部卒業。明治国際医療大学大学院博士課程修了。現在は平成医療学園専門学校鍼灸師科教員。専門は、口腔顔面痛に対する鍼灸治療の効果、鍼通電に関する基礎研究。

トリガーポイント治療 セルフケアのメソッド

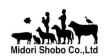

2015年8月10日　第1刷発行Ⓒ

著　者	Valerie DeLaune（ヴァレリー デュローン）
監訳者	伊藤和憲
翻訳者	皆川陽一，齊藤真吾
発行者	森田　猛
発行所	株式会社 緑書房 〒 103-0004 東京都中央区東日本橋2丁目8番3号 TEL 03-6833-0560 http://www.pet-honpo.com
編　集	羽貝雅之，和田博文
編集協力	冬木　裕
カバーデザイン	メルシング
印刷・製本	アイワード

ISBN 978-4-89531-227-1　Printed in Japan
落丁・乱丁本は弊社送料負担にてお取り替えいたします。

本書の複写にかかる複製、上映、譲渡、公衆送信（送信可能化を含む）の各権利は株式会社緑書房が管理の委託を受けています。
[JCOPY]〈(一社)出版者著作権管理機構　委託出版物〉
本書を無断で複写複製（電子化を含む）することは、著作権法上での例外を除き、禁じられています。
本書を複写される場合は、そのつど事前に、(一社)出版者著作権管理機構（電話03-3513-6969、FAX03-3513-6979、e-mail：info@jcopy.or.jp）の許諾を得てください。また本書を代行業者等の第三者に依頼してスキャンやデジタル化することは、たとえ個人や家庭内の利用であっても一切認められておりません。